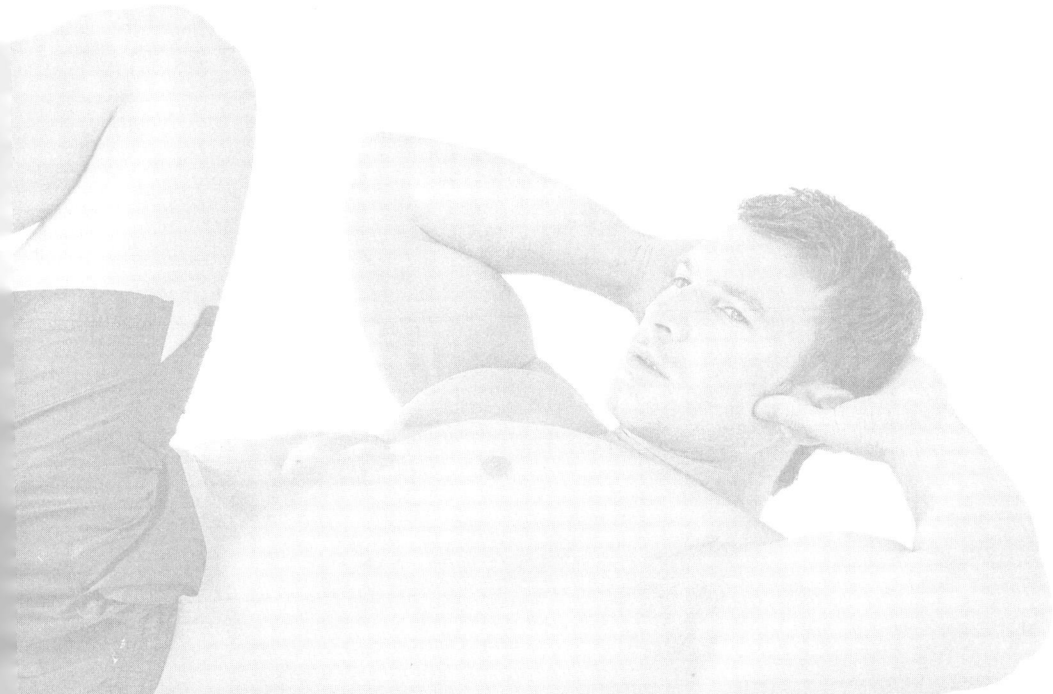

Men'sHealth

ABNEHMEN OHNE GERÄTE

OLIVER BERTRAM

FALKEN.

ISBN 978-3-8068-3605-9

1. Auflage 2015

Redaktionsleitung: Silke Kirsch
Projektleitung: Stefanie Heim
Producing: Bernhard Heun und Clemens Sorgenfrey
Lektorat und Register: Clemens Sorgenfrey
Layout und Satz: Bernhard Heun
Buchdesign: George Karabotsos mit John Seeger Gilman
Bildredaktion: Tanja Zielezniak
Umschlaggestaltung: zeichenpool, München, unter Verwendung eines Fotos von
Südwest Verlag/Kristina Körte, Model: Moritz Tellmann
Litho: Artilitho, snc, Lavis (Trento)
Druck und Verarbeitung: Těšínská tiskárna a.s., Český Těšín
Printed in the Czech Republic

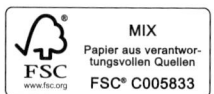

Verlagsgruppe Random House FSC© N001967
Das für dieses Buch verwendete FSC©-zertifizierte Papier *Profisilk* wurde produziert von Sappi Gratkorn.

Bildnachweis Innenteil:
Fotos: Südwest Verlag/Kati Jurischka
mit Ausnahme von: 47, 48, 49, 51 u., 53, 54, 56, 57, 58, 59, 63 o., 66 u., 67, 68, 69, 70 o., 71, 72, 74, 76, 77, 78, 79, 81 u., 83, 84, 85, 87, 88, 89, 90, 91, 92, 92, 93, 94, 95, 96, 97, 100, 105, 106, 107, 108, 111, 112 o., 113, 114 u., 115, 116 o., 120, 121, 122, 123, 124, 127, 129 o., 132 o., 137, 138, 139, 141, 142 u., 148, 149, 150, 151, 152, 153, 156, 157, 158, 159, 163, 164, 166, 168, 169, 171, 172, 175, 176, 177, 178, 180 o., 181, 182 o., 183, 185, 186, 187, 188 o., 189 (Südwest Verlag/Christina Körte)
Model: Moritz Tellmann
Illustrationen: Veronika Moga (Seite 27)

Inhalt

Einleitung

Speck, lass nach: Der Königsweg gegen Körperfett ist Krafttraining! Denn damit nehmen Sie endlich nachhaltig ab, egal ob Sie 50 oder 5 Kilo zu viel mit sich herumschleppen. Und das ohne Geräte, immer und überall, geeignet selbst für absolute Trainingseinsteiger. Diäten und monotones Ausdauertraining? Waren gestern!

Wie Sie Ihre Fettdepots leeren und dank Bodyweight-Training in die Bestform Ihres Lebens kommen, das zeigt dieses Buch im Detail. Willkommen beim perfekten Weg abzunehmen – Tausende von Lesern des Men's-Health-Magazins weltweit haben es bewiesen! Willkommen beim Men's-Health-„Abnehmen ohne Geräte".

Stellen Sie sich vor: Alles, was Sie zum Abnehmen benötigen, tragen Sie in sich! Oder vielmehr: mit sich herum. Die Rede ist von Ihrem Körper. Er ist das beste Trainingsgerät der Welt! Und ab sofort wissen Sie, wie Sie damit umzugehen haben, um Ihr Ziel zu erreichen: Denn das hier vorliegende Men's-Health-„Abnehmen ohne Geräte"-Programm …

- stellt mit über 160 Eigengewichtsübungen in mehr als 50 Workouts und Trainingsplänen gezielt die idealen Bewegungsformen für das Training bei Übergewicht und im Kampf gegen Körperfett vor.
- benötigt keine Trainingsgeräte und ist damit immer und überall durchführbar.
- gibt Ihnen fertige Pläne zum Sofort-Lostrainieren für jedes Abnehmziel und jedes Leistungslevel an die Hand.
- sorgt für eine Reduktion Ihres Körperfetts bei gleichzeitigem Aufbau von Muskelmasse, Ih-

rem größten Stoffwechselorgan und damit wertvollsten Begleiter auf dem Weg in eine schlanke Zukunft.
- pusht gezielt den Stoffwechsel beispielsweise durch intensive Belastungsmomente, die nachgewiesenermaßen einen hohen Ausdauertrainingseffekt haben – mit allen Vorzügen im Kampf gegen Übergewichtskrankheiten wie Bluthochdruck oder Diabetes.
- fügt sich in jedes Zeitbudget, denn manche Workouts kommen mit einer Viertelstunde Trainingszeit aus.
- gibt Ihnen alle wichtigen Infos zur passenden, schmackhaften (und notwendigen!) Umstellung Ihrer Ernährung.

Der Schlüssel zum Abnehmerfolg: Krafttraining

Sie haben diese lästigen Fettpolster satt, wollen endlich wieder selbstbewusst durchs Leben gehen, in den Spiegel schauen und stolz auf sich sein können? Das kriegen Sie

Wie Sie dieses Buch benutzen

Ihr Abnehmprojekt wird fast zu einem Wunschkonzert – immerhin haben Sie mit diesem Buch mehrere Möglichkeiten, es zu verwirklichen.

Der direkte Weg zum Fett-weg-Glück für ganz Ungeduldige: Diese Einleitung lesen, Gewichtsklasse und Leistungslevel bestimmen (siehe die gegenüberliegende Seite) und sofort mit einem fertigen Trainingsplan aus Kapitel 4 beginnen.

Der nicht ganz so direkte, dafür aber perfekte Weg: Sie gehen vorab das Buch der Reihe nach durch. Keine Angst, Sie müssen nicht viel lesen. Diese Einleitung soll Sie ein wenig heißmachen und über das Gesamtkonzept informieren, wie nachhaltiges und gesundes Abnehmen funktioniert. Kapitel 1 erklärt grundsätzliche Dinge in Sachen Training, Kapitel 2 macht das Gleiche zum Thema Ernährung. Schauen Sie in diese Kapitel immer wieder rein – und kopieren Sie zum Beispiel die Lebensmittellisten und hängen Sie sie an Ihren Kühlschrank.

Die Baukasten-Variante für Fortgeschrittene: Wer sich auskennt, kann Trainingspläne an seine Bedürfnisse anpassen und etwa Workouts austauschen. Oder Sie bauen gleich einen eigenen Plan aus dem Workout-Pool in Kapitel 3 zusammen. So oder so: Der Erfolg ist Ihnen sicher – wenn Sie in Bewegung bleiben!

hin – und zwar leichter, als Sie denken! Ein Schlüssel zum Erfolg ist Bodyweight-Training, also das Krafttraining mit dem eigenen Körpergewicht. Das ist auch für Untrainierte und Übergewichtige ideal, denn es schont die Gelenke und ist mit natürlichen Bewegungen leicht zu erlernen. Abnehmen werden Sie damit garantiert, auch wenn Sie zunehmen – an Muskelmasse! Genau das ist das Geheimnis für einen nachhaltigen Schlankheitserfolg auf dem Weg zur Bestform Ihres Lebens. Denn Muskeln beschleunigen den Abbau von Körperfett enorm – abgesehen davon, dass sie Ihrem Körper automatisch männlich-attraktive Konturen geben! Ja, und dann sorgt die zusätzlich aufgebaute Kraft obendrein auch noch dafür, dass Beschwerden aufgrund des Übergewichts etwa im Rücken oder in Gelenken verschwinden.

Feuer frei fürs Fatburning

Alle Krafttrainingseinheiten in diesem Buch sind optimal auf den Abnehmerfolg abgestimmt. Es geht hier nicht um stumpfes Pumpen. Und auch einseitig-ödes Ausdauertraining ist nicht das Thema. Vielmehr sind in vielen Einheiten die Intensitäten so gewählt, dass alle Fatburning-Register gezogen werden, inklusive einer wirkungsvollen Aktivierung des Stoffwechsels sowie dem damit verbundenen höheren Kalorienverbrauch. Selbst Ihre Ausdauer wird durch dieses Training verbessert!

Schon die Übungszusammenstellung ist so gewählt, dass Sie mit nur einer Bewegung enorme

Effekte erzielen können. Führen Sie zum Beispiel einmal entweder zehn Burpees (siehe Seite 71) oder zehn Kniebeuge-Strecksprung-Kombinationenen (siehe Seite 73) schnell aus, dann werden Sie merken, wie Ihre Pumpe geht … Das Ganze passiert zudem, während Sie gleichzeitig Ihre Muskeln aufbauen und erhalten!

So leicht war Abnehmen noch nie

Nur trainieren müssen Sie jetzt selbst – ansonsten ist alles angerichtet: Alle der über 160 Übungen sind in Kapitel 3 detailliert in Wort und Bild beschrieben. Zusätzliche Einstiegsvarianten gibt es fast bei jeder Übung, sodass auch der größte (und schwerste) Einsteiger einen einfachen Zugang findet. Hochintensive Workouts für abgebrühte Abspeckprofis und alle, die vor allem Feinschliff betreiben und endlich mal (wieder) ihr Sixpack freilegen wollen, stehen ebenfalls zur Auswahl. Insgesamt ist das vorgestellte Training also für jedermann durchführbar und zielführend. Und es passt in jeden Zeitplan: Schon 15 Minuten Training pro Einheit (plus Warm-up und Cool-down) reichen – so viel Zeit wird auch Ihr Kalender noch hergeben. Selbst wenn Sie nur an drei Tagen in der Woche Zeit haben, gibt's dafür das passende Training. Übrigens: Alle in Kapitel 4 vorgestellten Trainingspläne ergeben, aneinandergereiht, Workout-Möglichkeiten für über drei Jahre Training. Aber versprochen: Ihre lästigen Fettpfunde sind Sie bereits in einem Bruchteil dieser Zeit los!

Ring frei für Ihr Abnehmprojekt

Der eine von Ihnen will möglicherweise 50 Kilo loswerden, der andere ist nur noch wenige Kilo davon entfernt, sein Sixpack freizulegen: Unterschiedliche Voraussetzungen erfordern unterschiedliche Trainingsstrategien, Workouts, Übungen. Dieses Buch berücksichtigt verschiedene „Gewichtsklassen" – und bietet jeweils passende Workouts und Trainingspläne an. Drei Gewichtsklassen sind im Angebot – ordnen Sie sich einfach anhand Ihres Übergewichts (oder Ihrer Zielsetzung) zu:

Gewichtsklasse 1:
Die Superschwergewichte
Im Boxsport klingt diese Zuordnung beeindruckend und ehrerbietend: Genauso dürfen auch Sie sich fühlen, wenn Sie 20 Kilogramm Übergewicht oder mehr mit sich herumtragen! Denn Ihr Ziel ist wahrlich eindrucksvoll. Erst recht die Ergebnisse, die Sie in einigen Wochen und Monaten präsentieren.

Gewichtsklasse 2:
Die Schwergewichte
Alle Kandidaten, die zwischen 10 und 20 Kilo abnehmen wollen, dürfen in dieser Gewichtsklasse in den Ring steigen. Auch Sie werden eine Menge in Bewegung setzen – und damit ist nicht nur Ihr Körper als Schwungmasse gemeint!

Gewichtsklasse 3:
Die Halbschwergewichte
Hier treten diejenigen Abnehmathleten an, die entweder um die 5 bis 10 Kilo abbauen wollen oder die schon in Richtung Sixpack schielen und an Feinschliff-Training interessiert sind.

Ein paar grundlegende Hinweise:
* Die Gewichtsklassen basieren nicht auf wissenschaftlichen Kriterien. Sie müssen auch keinen BMI oder andere Dinge berechnen. Denn Sie sollen keine Zeit vertändeln, sondern loslegen! Außerdem wissen Sie selbst am besten, in welche Kategorie Sie gehören, wenn Sie auf der Waage oder vor dem Spiegel stehen. Wer unsicher ist, wählt lieber eine „zu schwere" Gewichtsklasse – wechseln können Sie immer.
* Es ist nicht grundsätzlich schädlich, eine „fremde" Gewichtsklasse zu wählen – oder sich aus dem ganzen Gewichtsklassen-Kram nichts zu machen und einfach draufloszutrainieren. Es ist dann nur vielleicht nicht der optimale Weg.
* Sie werden abnehmen – und so in einer neuen Gewichtsklasse landen (abgesehen von allen Halbschwergewichten). In dem Fall bedienen Sie sich gern aus den Workouts und Trainingsplänen der neuen. Schließen Sie Ihren aktuellen Plan aber am besten noch ab.

Gewichtsklasse gefunden? Dann absolvieren Sie noch den kleinen Test (siehe rechts), wählen einen passenden Trainingsplan in Kapitel 4 aus – und schon heißt es: Ring

In guter Leistungsgesellschaft?
Bestimmen Sie Ihr Trainingslevel: Sind Sie Einsteiger oder Fortgeschrittener?

1) Ausdauer
Wie lange können Sie am Stück laufen (alternativ: Rad fahren)?
Einsteiger: <= 30 Minuten (<= 60 Minuten)
Fortgeschrittene: > 30 Minuten (> 60 Minuten)

2) Kraftausdauer Oberkörper
Wie viele Liegestütze (siehe Seite 171) schaffen Sie am Stück?
Einsteiger: <= 15 Stück
Fortgeschrittene: > 15 Stück

3) Kraftausdauer Beine
Wie viele Kniebeugen (siehe Seite 66) schaffen Sie am Stück?
Einsteiger: <= 25 Stück
Fortgeschrittene: > 25 Stück

4) Kraft
Wie viele Klimmzüge (siehe Seite 138) schaffen Sie am Stück?
Einsteiger: <= 2 (Superschwergewichte), <= 4 (Schwergewichte), <= 6 (Halbschwergewichte)
Fortgeschrittene: > 2 (Superschwergewichte), > 4 (Schwergewichte), > 6 (Halbschwergewichte)

5) Trainingserfahrung
Wie viel Zeit haben Sie in den letzten Jahren wöchentlich in Sport und Training investiert?
Einsteiger: <= 2 Stunden
Fortgeschrittene: > 2 Stunden

Auswertung
Ganz einfach: Die Kategorie, in die die meisten Antworten fallen, ist Ihre. Wechseln Sie sie, wenn Sie sich im Training permanent über- oder unterfordert fühlen.

frei für Ihr Abnehmvorhaben! Sie werden sich garantiert (wacker) schlagen, denn der einzige Gegner, gegen den Sie antreten, sind natürlich Sie selbst. Sie haben es in der Hand!

Das Fett-weg-Oktett: acht „Für immer schlank"-Gebote

Sie haben es vernommen: Krafttraining ist der Schlüssel für einen nachhaltigen Abnehmerfolg. Doch auch andere Dinge sind für ein schlankes Leben bedeutsam. Dazu gehören eine ausgewogene, gesunde, eiweißreiche und kohlenhydratreduzierte Ernährung, stoffwechselanregende Ausdauerbelastungen (wie sie in das Training dieses Buches integriert sind) sowie eine grundsätzlich bewegungsorientierte Alltagsgestaltung. Wer sich mit diesen Themen eingehender beschäftigen möchte, dem sei das Buch *Die Men's Health Fett-weg-Formel* vom gleichen Autor empfohlen.

Um Ihnen den Weg in eine schlanke Zukunft zu erleichtern, finden Sie hier die wertvollsten Fett-weg-Gebote, die bei der Umsetzung Ihres Abnehmvorhabens helfen und die Sie gewinnbringend anwenden können, während Sie nach Plan trainieren.

Fett-weg-Gebot 1: An Muskelkater ist noch niemand gestorben. An Bewegungsmangel sehr viele

Jeder Schritt zählt. Schon mal gehört? Egal, denn Sie können es nicht oft genug lesen: *Jeder Schritt zählt!* Wirklich jeder. Wenn Sie das verinnerlichen, erübrigen sich viele andere Fragen. Warum? Darum: Fehlernährung, Bewegungsmangel und Übergewicht sind in Deutschland Todesursache Nr. 1! Jeder sechste Todesfall ist darauf zurückzuführen. Wollen Sie auch in diese Statistik einfließen? Anstatt zu grübeln: „Ich müsste mal wieder …" oder „Ich könnte vielleicht …", *machen* Sie einfach was! Irgendwas. Zum Beispiel eine Übung oder ein Workout aus diesem Buch. Vergessen Sie auch Aussagen wie „Weniger als 30 Minuten Training am Stück bringt nichts". Alles Quatsch. Bewegen Sie sich! Und wenn es für zehn Sekunden ist. Kommen Sie in Bewegung und bleiben Sie in Bewegung. Auch im Alltag – siehe Gebot 8.

Das Gleiche gilt für Ihre Ernährung: Jede kleine Veränderung der Essgewohnheiten zählt. Im Schnitt verdrückt jeder Deutsche rund 32 Kilogramm Süßwaren und Knabberkram pro Jahr. Im Durchschnitt. Sie liegen wahrscheinlich drüber … Egal: Wenn Sie davon nur ein Zehntel weglassen, sind das immer noch 3,2 Kilo weniger. Zum Beispiel 32 100-Gramm-Tafeln Schokolade, die jeweils wenigstens 500 Kilokalorien, zusammen also 16 000 Kilokalorien enthalten – die Sie sparen. Das entspricht über zwei Kilo Körperfett, die Sie nur durch das Weglassen eines Zehntels Ihres Knabberkonsums loswerden könnten.

Fett-weg-Gebot 2: Der erste Schritt ist immer der schwerste

Das Training selbst ist nicht wirklich anstrengend. Anstrengend ist, damit anzufangen! Denn Lesen allein macht leider nicht schlank.

Was hindert Sie daran, auf der Stelle zehn Liegestütze zu machen? Ihre Umgebung? Ihr Outfit? Ihr Schamgefühl? Ihre Bequemlichkeit? Oder nichts? Na, dann los! Schwierig, oder? Das Problem ist: Sie haben es sich in Ihrem Leben sehr behaglich eingerichtet. Alles, was Sie tun (oder lassen: etwa sich bewegen oder gesünder essen), ist zur Gewohnheit geworden. Und diese Gewohnheit gilt es zu durchbrechen. Darum ist der erste Schritt immer der schwerste. Und die darauffolgenden Schritte sind ebenfalls nicht ganz einfach. Denn auch sie fühlen sich eine Zeit lang immer wieder wie erste Schritte an. Doch mit jedem Anders-Machen, jedem Training oder Bewusster-Essen schleifen Sie neue Verhaltensweisen ein. Nach spätestens drei bis vier Monaten haben Sie es geschafft und Ihr neues, gesundes, schlankes Leben verinnerlicht. Dann sind Sie unzufrieden, wenn Sie *nicht* trainieren können. Versprochen!

Es lohnt sich allemal: Mit rund 15 Minuten zusätzlicher Bewegung am Tag verlängern Sie Ihr Leben statistisch gesehen um etwa drei Jahre! Erzählen Sie das gerne weiter, denn momentan treibt jeder zweite Deutsche kein bisschen Sport und nur jeder Achte bewegt sich überhaupt genug, damit solche positiven gesundheitlichen Effekte eintreten können.

Fett-weg-Gebot 3: Kommt Zeit, geht Fett

Schritte umzusetzen ist wichtig. Aber es sollen Schritte bleiben. Schritte, die Ihr Körper mitgehen kann. Schritte, die in die richtige Richtung führen. Das tun sie aber nur, wenn Sie sich Zeit lassen. Deshalb: Haben Sie Geduld!

Übertreiben Sie es nicht mit der Unterversorgung und übertreiben Sie es nicht mit dem Training. Wichtig ist, dass Sie in Sachen Ernährung Ihre Energieaufnahme (= Kalorienaufnahme) moderat reduzieren und in Sachen Bewegung Ihren Energieverbrauch erhöhen. Ihr Körper braucht Zeit zur Anpassung. Wenn Sie sanft abnehmen, nehmen Sie gesund ab. Sie nehmen viel wahrscheinlicher gezielt an Körperfett ab. Und Sie werden vor dem gefürchteten Jo-Jo-Effekt (siehe Seite 24) bewahrt.

Fett-weg-Gebot 4: Verlieren Sie Körperfett, nicht Körpergewicht

Wie bitte? Ist das nicht ein und dasselbe? Keineswegs. Denn: Ihr Körpergewicht schließt neben Fett auch andere Dinge ein. Und die können (Knochen, Organe etc.) oder wollen (Muskelgewebe, Wasser) Sie nicht abbauen.

Zwei Arten des Abnehmens können Sie also unterscheiden:

Die radikale (Diät-)Methode, bei der Sie im Körper rücksichtslosen Kahlschlag betreiben. Das Ergebnis: kurzfristiger Gewichtsverlust. Das macht keinen Spaß, ist quälend anstrengend und hat mittelfristig mehr negative Folgen, als dass es Sie schlank werden lässt. Mit Radikalkürzungen nehmen Sie

26 fette Argumente für das Abspecken
Hilfestellung für Ihre Motivation: Hier sind die 26 besten Gründe, sofort mit Bodyweight-Training abzunehmen! Wer mit dem Men's-Health-Programm „Abnehmen ohne Geräte" abspeckt, der …

- baut Fett ab, strafft dadurch seinen Körper.
- baut Muskeln auf, modelliert dadurch eine attraktive Erscheinung.
- verjüngt seine Körperstrukturen und gewinnt einige Lebensjahre hinzu!
- entlastet sein Herz.
- senkt das Risiko, an Krebs zu erkranken.
- reduziert erheblich das Risiko, an Diabetes zu erkranken.
- reinigt seine Blutgefäße und verringert so das Risiko, an koronaren Herzerkrankungen wie Arteriosklerose zu erkranken.
- senkt das Risiko, einen Herzinfarkt oder einen Schlaganfall zu erleiden.
- normalisiert die Blutzucker- und Insulinwerte.
- verbessert seine Cholesterinwerte.
- aktiviert im Knochenmark die Bildung von Zellen, die im Körper geschädigte Gefäße reparieren – eine echte Verjüngungskur!
- fördert sein Immunsystem.
- lässt den Körper vermehrt Enzyme produzieren, die im Kampf gegen schädliche freie Radikale helfen.
- fördert die Durchblutung und optimiert die

vielleicht schneller auf der Waage ab. Aber das, was Sie verlieren, ist auch viel Körpergewicht aus Wasser und Muskelmasse – und Letztere ist, Sie wissen es bereits, Ihr bester Freund auf dem Weg in eine schlanke Zukunft.

Die zweite Art des Abnehmens ist die in diesem Buch propagierte schonende Methode. Mit ihr nehmen Sie vielleicht nicht ganz so schnell ab, da Sie Ihre Muskelmasse (die etwas schwerer als Fett ist) bewahren und ausbauen. Aber Sie greifen gezielt das Körperfett an. Und das ist das, was überflüssig ist, unattraktiv und ungesund. Die Krönung: Dauerhaft schlank zu *bleiben*, geht nur mit dieser schonenden Fett-weg-Methode.

Fett-weg-Gebot 5: Es geht nicht ums Abnehmen. Es geht darum, Ihren Körper zu veredeln

Muskelaufbau? Warum sollten Sie überhaupt etwas aufbauen, wo Sie eigentlich abnehmen wollen? Das klingt zunächst paradox. Aber es gibt eine Erklärung: Es geht Ihnen im Grunde gar nicht ums Abnehmen. Worum es Ihnen tatsächlich geht: Sie wollen gut aussehen, fit und erfolgreich sein! Ihr Wunschziel ist also ein veredelter Körper, ein besseres Leben.

Und genau deshalb lautet der Kern Ihrer Abnehmstrategie: Führen Sie regelmäßiges Krafttraining durch! Steigern Sie die Qualität Ihrer Körperzusammensetzung: mehr Muskeln, weniger Fett. Denn Sie wissen ja inzwischen, dass Muskelmasse eine Art Verbrennungsmotor ist, der Ihren Körper davor bewahrt, zusätz-

liches Fett anzusetzen. Oder dafür sorgt, es schneller loszuwerden.

Auf dieses Ziel ist das Men's-Health-„Abnehmen ohne Geräte"-Programm ausgerichtet. Es vereint die Vorzüge von Krafttraining mit der Wirkung von Ausdauerbelastungen. Warum das wichtig ist? Eine Studie hat es gezeigt: An der Ball State University in Muncie, Indiana, haben Wissenschaftler Männer auf unterschiedlichen Wegen abnehmen lassen. Eine Gruppe bekam einfach weniger zu essen, eine zweite Gruppe führte zusätzlich Ausdauertraining durch und die dritte Gruppe absolvierte Ausdauer- und Krafttraining bei reduzierter Kost. Am Ende nahmen alle im Schnitt etwa neun Kilogramm ab. Aber was nahmen sie ab? Die Gruppe ohne Training verlor nur sechs Kilo Fett, dafür rund drei Kilo Muskelmasse. Bei der Ausdauergruppe war das Verhältnis immerhin bei sieben Kilo Fett zu zwei Kilo Muskelmasse. Nur die Abnehmkandidaten, die Kraft- und Ausdauertraining durchführten, verloren fast ausschließlich Körperfett und keine Muskelmasse. Ein perfekter Veredelungsprozess!

Fett-weg-Gebot 6: Nehmen Sie Ihrem Körper nichts weg. Geben Sie ihm etwas Besseres

Für Ihre Ernährung gilt ebenfalls: Die Qualität verbessern statt (nur) die Quantität kappen! Ihre Strategie sollte sein, den Körper zu bereichern, nicht einzuschränken. Verbessern Sie Ihr Leben mit einer gesunden, ausgewogenen Ernährung. Und zwar ohne zu hungern!

Denn Hungern macht letztes Endes fett! Die wichtigsten Tipps (mehr zum Thema Ernährung in Kapitel 2 ab Seite 24):

- Reduzieren Sie moderat die tägliche Kalorienmenge.
- Entsorgen Sie Dickmacher. Greifen Sie zu gesunden Alternativen, vor allem zu natürlichen Lebensmitteln wie Gemüse, magerem Fleisch, Fisch.
- Essen Sie mehr Eiweiß und weniger Kohlenhydrate.
- Pflegen Sie Hauptmahlzeiten, schränken Sie das Snacken ein.
- Trinken Sie viel Wasser.

Fett-weg-Gebot 7: Verlieren Sie Körperfett, nicht Lebensqualität

Zufriedenheit macht schlank! Verzicht nicht. Zugegeben, im Abnehmen steckt schon so was wie „Wegnehmen". Aber Sie haben gesehen, dass es letztlich gar nicht ums Abnehmen geht, sondern um Bereicherung: Entdecken und bewahren Sie den Spaß an Bewegung, an der Vielfalt einer rundum gesunden Ernährung, an Ihrer neuen Lebenseinstellung. Sie „müssen" gar nichts. Sie „können", „dürfen" und „wollen" vielmehr. Denken Sie nicht in Verzicht, Druck, Leid. Ihre Schlagworte lauten: Bereicherung, Eigenverantwortung, Lebensfreude. Belohnen Sie sich regelmäßig auch für kleine Erfolge – und wenn es mal wieder einen kleinen Sündenfall bedeutet.

Seien Sie dann nachsichtig mit sich: Ausrutscher sind okay, kleine Sünden gehören zur Lebensqualität dazu. Verbieten Sie sich nichts

kategorisch, was Sie besonders schätzen. Arbeiten Sie mit Ihrem Körper, nicht gegen ihn! Niemand ist übergewichtig wegen eines Stücks Schokolade oder ein paar Chips. Der viel zitierte Speck-weg-Spruch stimmt: Sie werden nicht zwischen Weihnachten und Neujahr dick, sondern zwischen Neujahr und Weihnachten! Bleiben Sie motiviert und beständig am Ball! Die Früchte, die Sie bei dieser Strategie ernten, sind: Selbstbewusstsein, Vitalität, Wohlbefinden, Lebensqualität. Ach ja, und natürlich ein schlanker Körper!

Fett-weg-Gebot 8: Ein bewegter Körper setzt kein Fett an

Sie sind ein Held (und auf bestem Wege, Ihr Ziel zu erreichen), wenn Sie es schaffen, den Trainingsplan umzusetzen. Ein Superheld mit absoluter Abnehm-Erfolgsgarantie sind Sie, wenn Sie zusätzlich Ihr Leben auch im Alltag aktiv gestalten. Denn: Ein Körper in Bewegung setzt kein Fett an! Nehmen Sie sich einfach vor, sich jeden Tag mehr als bisher zu bewegen. So bringen Sie auch den Stoffwechsel auf Touren. Das muss gar nicht viel sein: Eine Viertelstunde – oder dreimal fünf Minuten am Tag – hat selbst im Spaziertempo schon positive Effekte auf Ihre Gesundheit und ist eine Etappe in Richtung Ihres Abnehmziels. Am besten legen Sie jetzt das Buch zur Seite und drehen eine Runde um den Block, bevor Sie sich dann in Kapitel 1 grundlegende Infos zum Training und in Kapitel 2 wertvolle Hinweise zur Ernährung holen.

Sauerstoffversorgung im Körper.
- lässt sein Knochengewebe dichter und widerstandsfähiger werden – eine gute Prophylaxe gegen Osteoporose.
- optimiert seinen Stoffwechsel.
- verbessert seine Körperhaltung.
- entlastet seinen Rücken und grundsätzlich die Gelenke im Körper, sodass Beschwerden zurückgehen.
- erleichtert jede Bewegung im Alltag – auch das bedeutet mehr Lebensqualität.
- steigert seine Kraft, seine Ausdauer und wird auch sonst rundum leistungsfähiger in allen Bereichen.
- verbessert das Zusammenspiel verschiedener Muskeln und dadurch die Feinmotorik.
- beugt Beschwerden und Verletzungen vor, weil der Körper beweglicher und agiler ist.
- baut Stress ab und wird dadurch ausgeglichener.
- fühlt sich wacher und voller Energie.
- steigert sein Selbstbewusstsein.
- passt endlich wieder in die alten Klamotten – oder in kleinere Größen.

Kapitel 1

Trainings-Basics für den Abnehmerfolg

Ihr Einsatz soll sich vollends auszahlen und deshalb bekommen Sie in diesem Kapitel Tipps für Ihr optimales Abnehmtraining. Denn eins ist klar: Wer einen 50-Zentimeter-Bizeps aufbauen will, muss anders trainieren als jemand, der ausdauernder werden will. Und Sie als Abnehmkandidat sollten wiederum einen anderen Weg einschlagen. Welchen – das lesen Sie hier.

In diesem und im folgenden Kapitel lernen Sie, wie Ihr Körper tickt. Und zwar sowohl als Trainingsgerät als auch als Abspeckobjekt. Dieses Kompaktwissen wird Ihnen künftig dabei helfen, Ihren Körper in optimaler Weise zu bewegen, mit Nährstoffen zu versorgen und insgesamt Ihr Leben so zu gestalten, dass Sie nachhaltig abnehmen und für immer schlank bleiben.

Wie bereits erwähnt: Ihr Körper ist ein effektives Trainingsgerät. Wie praktisch ist das denn: Dieses tolle Tool ist immer „am Mann" und es wird von Tag zu Tag besser, je häufiger Sie trainieren. Vor Freude dürfen Sie gleich mal auf der Stelle 15 Hock-Streck-Sprünge absolvieren (alle Superschwergewichte machen alternativ lieber Kniebeugen)! Los geht's!

Anatomie für Abspecker

Was steckt eigentlich in Ihnen, von den etwas zu prall gefüllten Fettdepots einmal abgesehen? Drei Dinge lassen sich identifizieren, die den Großteil Ihres Körpergewichts ausmachen und Ihre äußere Erscheinungsform bestimmen:

- das erwähnte Körperfett
- das Skelett mit allen Knochen
- die Muskulatur

Das Körperfett

Dieses weiche Wabbelgewebe ist von der Natur als überlebenswichtiges Tool vorgesehen: als Energiespeicher für schlechte Zeiten. Damit ist nicht ein Sofa-Abend ohne Käseflips gemeint, weil die im Supermarkt leider aus waren. Es ist ein jahrtausendealtes Speicherprogramm Ihres Körpers, ein Relikt aus unwirtlichen Stein-,

Eis- und Sonst-was-Zeiten, das Sie heute noch mit sich herumtragen. Die Fettdepots sind sozusagen körpereigene Batterien der Urzeit. Und Fett ist ein hervorragender Energieträger: Ein Kilo Körperfett hat einen Energiewert von etwa 7000 Kilokalorien. Wenn Sie 90 Kilo wiegen und einen Körperfettanteil von 20 Prozent haben, kommen Sie auf 18 Kilo Körperfett und damit auf einen Energiespeicher von über 120 000 Kilokalorien. Davon könnten Sie einige Wochen lang hungernd in einer Höhle liegen, bis das nächste Mammut vorbeikommt. Aber diese Zeiten sind ja vorbei. Genauso wie die Sofa-Abende mit Käseflips!

Sie sind Fettzellen-Milliardär

Wie viele Fettzellen Sie im Körper haben, ist genetisch bedingt und nicht veränderbar. Nicht erschrecken: An die 200 Milliarden Fettzellen werden es schon sein – das schätzt die Literatur. Und je mehr Übergewicht Sie haben (oder gehabt haben), desto mehr werden es! Das ist wirklich gemein: Denn loswerden können Sie die Dinger nie mehr. Und auch nicht umwandeln: Kein Training der Welt macht aus einer Fett- eine Muskelzelle.

Das ist aber alles nicht dramatisch: Denn was dicke von schlanken Menschen vor allem unterscheidet, ist nicht die Zahl der Fettzellen, sondern wie stark diese mit Fett gefüllt sind. Und das liegt in Ihrer Hand: Wer (dauerhaft) zu viel isst, bläst Fettzellen auf ein Vielfaches ihrer ursprünglichen Größe auf. Wer dagegen weniger isst, lässt sie schrumpfen.

Und was wandert nun in eine Fettzelle? Etwa nur Fette? Nein, das ist ein verbreiteter Trugschluss. Ihr Körper ist in der Lage, aus anderen Nährstoffen lagerfähiges Körperfett zu machen. Vor allem sind es Kohlenhydrate, etwa aus Zucker oder Weißmehl. Mehr zum Thema, welche Nährstoffe und Lebensmittel das Potenzial haben, Ihren Körper zu verfetten, und welche Sie bedenkenlos essen können, ohne dass diese Sie je dick machen werden, finden Sie im Ernährungskapitel ab Seite 24.

Gute Fette, schlechte Fette

Fett ist alles andere als überflüssig: Es hat zum Beispiel polsternde Schutzeigenschaften. Aus diesem Grund steckt es überall im Körper – auch in der Muskulatur, in der sich Fettzellen zwischen Muskelzellen tummeln. Fett wird als Baustoff für Körperzellen genutzt und dient als wichtiger Energieträger für längere Ausdauerleistungen. Und es bindet und verarbeitet über die Blutfette die fettlöslichen Vitamine A, D, E und K.

Insbesondere bei starkem Übergewicht kann Fett aber auch lebensgefährlich werden: Gemeint ist das viszerale Fett, das in der Bauchhöhle zwischen inneren Organen wie Leber und Nieren abgelagert wird und den Bauch nicht nur zu einer unansehnlichen Fettkugel aufbläht, sondern auch Krankheiten wie Diabetes, Bluthochdruck oder Arteriosklerose provoziert und das Schlaganfall- und Herzinfarktrisiko signifikant erhöht. Der Zusammenhang ist augenscheinlich: Vier von fünf

Trainings-Basics

Umfangreiches Diabetesrisiko

Ihr Bauchumfang ist ein wertvoller Gradmesser: Er gibt Auskunft darüber, ob Sie wegen Ihres Übergewichts ein erhöhtes Risiko haben, Krankheiten wie Diabetes, Arteriosklerose oder einen Schlaganfall zu erleiden. Ab 94 Zentimetern ist das Risiko bereits klar gegeben, bei über 102 Zentimetern eine Erkrankung sehr wahrscheinlich.

Um den Umfang zu ermitteln, stellen Sie sich mit freiem Oberkörper gerade auf und schlingen an der dicksten Stelle des Bauches ein Maßband um Ihren Leib. Der Bauchnabel ist keine gute Orientierung, da er je nach der ihn umgebenden Speckschicht höher sitzt oder tiefer hängt. Besser: Suchen Sie die Mitte zwischen dem Rippenbogen (das ist die unterste knöcherne Kante der Rippen beziehungsweise des Brustkorbs) und dem Beckenkamm (das ist die oberste knöcherne Kante des Beckens). Führen Sie die Messung vor dem Frühstück durch und atmen Sie locker aus, während Sie das Maßband ablesen.

Diabeteserkrankungen treten bei Menschen mit einem Bauchumfang von über 94 Zentimetern auf (zur Messung siehe links)! Wenn das kein Abspeckgrund ist …

Die Knochen

Ihr Skelett, das sind mehr als 200 Knochen, bildet das Grundgerüst für Ihre Körperform. Der Aufbau dieses knöchernen Stützapparats und die Position und Ausrichtung von Gelenken geben vor, wie wir Menschen uns bewegen können. Praktischerweise hat sich die Natur dabei an den Gegebenheiten auf unserem Planeten orientiert. So haben wir Zweibeiner beispielsweise im Laufe der Evolution gelernt, uns gegen die Schwerkraft aufrecht zu halten. Dabei verrichtet die Wirbelsäule wertvolle Dienste.

Es soll ja immer noch Menschen geben, die ihr Übergewicht auf „schwere Knochen" schieben. Netter Versuch: Das Skelett macht nur rund ein Achtel Ihres Körpergewichts aus. Individuelle Unterschiede sind gering, und das Gewicht der Knochen können Sie weder durch Hungern noch mit Training wirklich ändern.

Die Muskeln

Um die Knochen herum positionieren sich mehr als 600 Muskeln, die das Skelett zum Leben erwecken und bewegen. Jeder Mensch hat die gleichen Muskeln (von anatomischen Anomalien abgesehen). Nur sind sie bei dem einen mehr, beim anderen (und Ihnen womöglich) weniger trainiert. Alle Muskeln zusammen ergeben etwa 40 Prozent Ihres Körpergewichts.

Im Schnitt wohlgemerkt: Durch Krafttraining können Sie Muskelmasse nachhaltig steigern! Wenn Sie hingegen keinerlei Krafttraining machen, schrumpft die Muskulatur auf das notwendige Minimum. Und bereits ab einem Lebensalter von 30 Jahren (!) beginnt der Körper auch noch automatisch, Muskulatur abzubauen: pro Lebensjahrzehnt etwa drei Kilogramm. Allein deshalb ist es eine gute Idee, Krafttraining in Ihr Leben zu integrieren. Und es gibt noch mehr Gründe für die Pflege und den Ausbau Ihrer Muskeln.

Muskeln sehen gut aus

Das Muskelkleid ist das attraktivste, das Sie anlegen können. Denn wer einen austrainierten Körper hat, sieht immer kernig und ansehnlich aus. „Gut gebaut" – für dieses erstrebenswerte Attribut ist Ihre Muskulatur verantwortlich.

Muskeln machen schlank

Muskelgewebe ist der Fettverbrenner Nummer 1! Denn es ist rund um die Uhr aktiv. Egal, ob ein Muskel etwas zu tun hat oder nicht: Er steht permanent unter Spannung, damit er auch jederzeit in Bereitschaft ist, wenn's drauf ankommt. Um diese Grundspannung, auch Grundtonus oder Muskeltonus genannt, aufrechtzuerhalten, verbraucht Ihr Muskelgewebe permanent Energie (also Kalorien). Je mehr Muskelmasse Sie besitzen, desto mehr zusätzliche Energie verbraucht Ihr Körper. Bei jedem Kilogramm mehr Muskeln kommen immerhin gut 50 Kilokalorien pro Tag hinzu.

Das sind im Jahr knapp 20 000 Bonus-Kilokalorien – das Äquivalent von drei Kilogramm Fettgewebe. Mehr Muskelmasse bedeutet somit dreierlei: Sie nehmen schneller ab, halten leichter Ihr Gewicht und können mehr essen, ohne zuzunehmen.

Insgesamt verbrennen alle Muskeln Ihres Körpers im Schnitt etwa ein Viertel der Energie, die Ihr Körper insgesamt umsetzt. Das ist mehr, als Sie durch ambitioniertes Training verbrauchen können. Aus diesem Grund ist das energiehungrige Muskelgewebe Ihr bester Freund beim Abnehmen.

Muskeln halten Sie warm

Wussten Sie, dass Muskeln Ihren Körper mit Wärme versorgen? Tatsächlich ist Ihr Muskelgewebe ein wahres Wärmekraftwerk. Das hat etwas mit der eben beschriebenen Dauerspannung zu tun. Denn in diesem Prozess erzeugt das aktive Muskelgewebe Wärme. Wärme, die Sie auch in kälteren Umgebungen am Leben hält und dafür sorgt, dass Ihr Körper sich immer mit einer benötigten Temperatur von rund 36 Grad wohlfühlen kann.

Dass die Muskelspannung für die Wärmeerzeugung verantwortlich ist, spüren Sie zum einen, wenn Sie trainieren: Irgendwann fangen Sie an zu schwitzen – ein Ausdruck steigender Körpertemperatur. Zum anderen ist die Wärmefunktion der Muskeln spürbar, wenn Sie frieren, die Körpertemperatur also abzusinken droht. Dann dreht die Muskulatur auf: Sie führt schnelle Zusatzkontraktionen durch, die die Wärmeleistung des Muskelgewebes erhöhen – was Sie als Zittern wahrnehmen.

Muskeln schützen innere Organe

Ein gutes Beispiel dafür ist die Bauchmuskulatur. Sie ist vorn am Körper dort positioniert, wo die Rippen aufhören, wo der Rumpf also keine knöcherne Absicherung hat. Die darunterliegenden Organe wären ohne einen adäquaten Muskelpanzer schutzlos Stößen und Schlägen etc. ausgeliefert.

Muskeln halten Sie am Leben

Abgesehen vom Herzen, Ihrem mit Abstand wichtigsten Muskel, gibt es auch noch andere Kandidaten, die Sie am Leben halten, zum Beispiel die Atemhilfsmuskeln im Rumpfbereich, die die Atmung unterstützen – denn die Lunge selbst ist kein Muskel, kann sich somit nicht allein mit Luft füllen oder diese wieder ausstoßen.

Muskeln schützen Ihre Knochen und Gelenke

Viele Gelenke sind massiv von Muskelkraft abgesichert. Das Schulterhauptgelenk etwa hat kaum eine knöcherne Gelenkführung. Die Kraft der umgebenden Muskulatur sorgt dafür, dass Sie sich nicht jedes Mal die Schulter auskugeln, wenn Sie gegen einen Türrahmen laufen – oder Ihr Chef Ihnen im Überschwang kräftig auf die Schulter klopft.

Und wenn Sie sich mal vertreten, brechen Sie sich auch nicht gleich das Knie – was ohne die sofort automatisch eingreifende Muskulatur passieren könnte.

Trainingslehre für Abnehmathleten

So viel zur Anatomie, so viel zu Ihrem Körper als Abnehmobjekt. Nun geht es um Ihren Körper als Trainingsgerät, das Sie gewinnbringend im Kampf gegen überflüssige Pfunde einsetzen werden. Ergänzend zu den Workouts und Trainingsplänen in den Kapiteln 3 und 4 erfahren Sie hier nochmals grundlegend, wie viel, wie oft, wie lange, mit welcher Intensität Sie eigentlich trainieren sollten, um Ihren Speckpanzer zu sprengen.

Wie geschaffen fürs Abnehmen

Kraft-, Ausdauer-, Fitnesstraining – was bedeutet das eigentlich? Wer sich damit beschäftigt, kommt zu der Frage: Was kann der Körper leisten? Außer Fett anzusetzen und dick zu werden …

Hier ist die gute Nachricht: Ihr Körper macht, was Sie wollen! Wenn Sie ab sofort jede Woche 500 Kilometer Rad fahren, werden Sie ausdauernder. Wenn Sie (immer mehr) Klimmzüge und Liegestütze durchführen, wird Ihr Oberkörper fester und muskulöser. Wenn Sie die Übungen, Workouts und Pläne dieses Buches absolvieren (und Ihre Ernährung anpassen, siehe nächstes Kapitel), werden Sie fitter, kräftiger, ausdauernder – und Ihr Fett los! Was andererseits passiert, wenn Sie nichts tun und sich gehen lassen, den Beweis haben Sie schon angetreten: Ihre Erscheinungsform wird schlaff, dicklich, ausbaufähig.

Die Trainingswissenschaft unterscheidet fünf grundlegende sogenannte motorische Fähigkeiten: Kraft, Ausdauer, Beweglichkeit, Schnelligkeit und Koordinationsvermögen. Zählen Sie alle Fähigkeiten zusammen und Sie erhalten den Grad Ihrer Fitness. Wer abnehmen will, muss nun nicht zwangsläufig in dem ein oder anderen Bereich besser werden – oder gar in allen. Doch es trifft sich gut: Das Training der beiden wichtigsten konditionellen Fähigkeiten, Kraft und Ausdauer, ist zufällig wie geschaffen für Ihre Abnehmambitionen!

Das perfekte Krafttraining

Abnehmorientiertes Krafttraining hat viele Vorteile, wie Sie eben schon bei den Ausführungen zu den Muskeln lesen konnten. Da es zudem auch ordentlich Kalorien verbrennt, ist es zu Recht der zentrale Aspekt dieses Fett-weg-Trainingsbuchs. Wie sieht nun das perfekte Krafttraining für Abspecker aus?

Grundsätzlich sollten Sie beim Training den ganzen Körper berücksichtigen. Für Abnehmkandidaten zahlt es sich zusätzlich aus, wenn sie sich verstärkt die großen Muskelgruppen – Oberschenkel, Gesäß, (oberer) Rücken, Brust – vorknöpfen. Warum? Darum:

- Große Muskelgruppen verbrauchen deutlich mehr Energie als kleinere. Wer die großen ausbaut, sorgt also zügig für einen erhöhten Grundumsatz.
- Große Muskeln bieten das größte Wachstumspotenzial.

Wer sie trainiert, feiert schneller spürbare Erfolge.

- Die großen Muskeln des Oberkörpers, Brust und Rücken, verleihen im trainierten Zustand eine ansehnliche, kräftige Statur. Dabei schaffen sie es, sogar ein kleines Bäuchlein zu kaschieren. Und unten herum gilt: Der Gesäßmuskel kann ja eigentlich auch nicht gut genug ausgebildet sein …

- Neueren Untersuchungen zufolge scheint Krafttraining Proteinstoffe zu aktivieren, die Fett genau dort verbrennen, wo Muskeln gefordert werden. Und in großen Muskelgruppen ist verstärkt Fett eingelagert. Mit diesem Wissen kann es natürlich nicht schaden, auch die Bauchregion gleich ins Training mit einzubeziehen.

Ideale Krafttrainingsformen zum Abnehmen

Die besten Ansätze der Trainingsgestaltung für Abspecker sind in den Workouts und Trainingsplänen dieses Buches verarbeitet. Die folgende kurze Übersicht hilft Ihnen, Ihre Trainingsplanung eines Tages selbst in die Hand nehmen zu können:

Stationstraining

Der Klassiker: Mehrere Sätze einer Übung absolvieren, dann zur nächsten Übung übergehen.

Zirkeltraining

Klassiker Nummer 2: Alle Übungen nacheinander ohne Pause absolvieren; davon dann bei Bedarf mehrere Durchgänge.

Sequenztraining

Abwechselnder Mix aus Kraftübungen und Ausdauersequenzen. Siehe die Workouts ab Seite 154.

Pyramidentraining

Wachsende oder sinkende Wiederholungszahl von Satz zu Satz. Beispiel: 12, 10, 8, 6 oder 6, 8, 10, 12 Wiederholungen oder auch 15, 10, 5, 5, 10, 15 Wiederholungen.

Training mit Pausenreduktion

Von Satz zu Satz und/oder Übung zu Übung wird die Pause zwischen den Sätzen immer kürzer, dadurch wächst die Belastung.

Hochintensitäts-Intervalltraining (kurz: HIIT)

Auspowern in maximal 20 Minuten bei toller Abnehmwirkung und Ausdauerverbesserung. Beispiele:

a) 2:1-Intervalle: drei Übungen mit je drei Sätzen à eine Minute Belastung, dazwischen immer 30 Sekunden Pause.

b) Sonderform Tabata-Training: 8 x 20 Sekunden volle Belastung, dazwischen immer 10 Sekunden Pause. Etwa mit vier Übungen nacheinander.

c) Leiter-Prinzip. Ein Beispiel: Vier Übungen nacheinander ohne Pause für je 60, dann 50, 40, 30 und 20 Sekunden ausführen. Dazwischen immer nur 20 Sekunden Pause.

Metabolische Aktivierung

Achtung: nur für Profis! Mindestens ebenso intensiv wie HIIT, nur ganz ohne Pause (Dauer: drei bis fünf Minuten). Beispiele:

Trainings-Basics

High-Tension-Spannung für den Alltag

Hochspannung können Sie auch in den Alltag einbauen. Zum Beispiel so: einen oder mehrere Muskeln für 5 bis 15 Sekunden fest anspannen, kurz lösen, dann das Ganze noch zweimal. Decken Sie auf diese Weise im Laufe der Zeit immer wieder den ganzen Körper ab.

a) vier Minuten lang vier Übungen à 20 Sekunden im Wechsel ohne Pause.
b) drei Minuten lang so viele Wiederholungen einer Übung wie möglich.

Verbundsätze

Manchmal auch als Supersätze bezeichnet: Hier verknüpfen Sie zwei Übungen zu einer Einheit und absolvieren diese direkt nacheinander. Zwei anspruchsvolle Beispiele: Liegestütze plus Klimmzüge, Kniebeugen plus Step-ups.

Superslow-Training

Hierbei führen Sie extrem langsame Wiederholungen aus (wenigstens 20 Sekunden, geht nur bei nicht explosiven Übungen), die eine ungewohnte, teils anstrengendere und meist gelenkschonendere Form des Trainings ergeben.

High-Tension-Training

Zusätzliches dauerhaftes Anspannen der Muskeln während eines Satzes – ohne zu verkrampfen.

Training mit Zielvorgabe

Sie nehmen sich eine relativ hohe Anzahl an Wiederholungen pro Übung vor, etwa 30 oder 50. Diese absolvieren Sie in möglichst wenig Sätzen. Pausieren Sie, wann immer nötig.

„Grease the Groove"-Training

Ein absoluter Abspecktipp für alle! Nehmen Sie sich vor, an einem Tag eine sehr hohe Wiederholungszahl einer Übung zu absolvieren. Beispiel: 100 Liegestütze. Diese verteilen Sie nach Belieben: zehn nach dem Aufstehen, zwei vor dem Duschen, zwei vorm Schuhanziehen … probieren Sie es aus!

Fünf Gründe, warum auch Ausdauertraining beim Abnehmen hilft

Ausdauertraining hilft ebenfalls im Kampf gegen Pfunde: Es bringt den Körper anhaltend auf hohe Touren und verbraucht dabei jede Menge Energie. Sie bringen den Stoffwechsel in Schwung – und der ist verantwortlich für die Energie- und Nährstoffverwertung. Die Abspeckvorteile des Ausdauertrainings im Überblick:

- Ausdauertraining verbraucht auch bei moderater Belastung bereits einige Hundert Kalorien pro Stunde. Diese Energie muss Ihr Körper irgendwo her-

holen – etwa aus den ungeliebten Speckrollen, wenngleich das verzögert passiert.
- Das Training erzeugt (wie Krafttraining) einen Nachbrenneffekt des Stoffwechsels: Dieser ist Stunden nach der Einheit noch verstärkt aktiv, sodass Sie auch in dieser Zeit mehr Energie verbrauchen als ohne vorheriges Training.
- In Ihrem Körper sind rund um die Uhr zwei Stoffwechsel aktiv: einer, der Kohlenhydrate verbrennt, und einer, der Fett verbrennt. Beim Ausdauertrai-

ning erfolgt die Energiegewinnung zu einem größeren Anteil als sonst über den Fettstoffwechsel. Die benötigte Energie zieht der Körper dann aus Fetten, die zum Beispiel im Blut enthalten sind. So steigt die Wahrscheinlichkeit, dass später aus den Fettdepots verstärkt Fett abgezogen wird.

- Fett wird bei steigender Ausdauerbelastung zur wichtigeren Energiequelle. Regelmäßig betrieben, regt Ausdauertraining die Bildung von Enzymen an, die zur Nutzung von Fett als Energieträger notwendig sind. Mit dem Mehr an Enzymen beschleunigen Sie also die Fettverwertungsfähigkeiten des Körpers mittel- und langfristig.
- Regelmäßiges Ausdauertraining führt zur Bildung neuer Zellkraftwerke in den Muskelzellen, den sogenannten Mitochondrien. In diesen findet die Energiegewinnung der Zelle statt. Wer mehr von ihnen hat, kann mehr Energie verfeu-

ern. Das ist gut, um Fett loszuwerden. Ausdauerathleten haben bis zu doppelt so viele Mitochondrien in jeder Muskelzelle als Untrainierte.

All diese Vorteile gelten nicht nur für das „klassische" Ausdauertraining, also Laufen, Radfahren oder Schwimmen über einen längeren Zeitraum am Stück, sondern auch für die kardiovaskulären Belastungen, die bei den in diesem Buch vorgestellten Krafttrainingseinheiten auftreten. Dazu zählen vor allem das Sequenztraining (siehe Kapitel 3.5 ab Seite 154) sowie wiederholte schnelle Ausführungen von intensiven Bewegungen (etwa als HIIT oder Hochintensitäts-Intervalltraining, besonders in der speziellen Ausführung namens Tabata, siehe Seite 17), die bei vielen Workouts angeboten werden. Beide Trainingsformen ergänzen den Krafttrainingsanteil um die Vorzüge des Ausdauertrainings – und fertig ist das perfekte Abnehmtraining!

Kraft- und Ausdauertraining richtig kombiniert
Kein Problem, wenn Sie sich dafür entscheiden, klassische „längere" Ausdauereinheiten durchzuführen! Das wird Ihren Gewichtsverlust beschleunigen. Allerdings sollten Sie diese Einheiten dann an einem Tag durchführen, an dem kein Krafttraining auf dem Plan steht – so wie beispielsweise die optionale Sonntagsausdauereinheit, die in den Plänen ab Seite 190 vorgesehen ist.
Wenn Sie aus Zeitmangel partout beides an einem Tag durchführen müssen, so scheint es mit dem Ziel Abnehmen von Vorteil zu sein, erst die Ausdauereinheit zu absolvieren, da ein vorangestelltes Krafttraining einen negativen Einfluss auf den Anteil der Fettverbrennung haben kann. Hier fehlen aber noch weitere Erkenntnisse.

Trainings-Basics für Ihren Fett-weg-Erfolg

Egal ob Kraft- oder Ausdauertraining – einige grundlegende Prinzipien gelten für jede Form von Training. Hier sind die wichtigsten Fakten, mit deren Hilfe Sie optimal abnehmen und dauerhaft fit und schlank bleiben werden.

Trainingsgebot 1: Ohne Schweiß kein Preis
Schön, Ihr Körper passt sich also allem an, was Sie mit ihm machen.

Das funktioniert aber nur, wenn er auch merkt, was Sie wollen. Zum Beispiel, dass Sie ab sofort fitter werden und Körperfett abbauen wollen. Dazu müssen Sie Ihre Komfortzone zumindest ein klein wenig verlassen und Ihren Körper mit Belastungen konfrontieren, die er nicht gewohnt ist. Die Wissenschaft spricht vom Trainingsreiz. Ob Sie einen solchen Reiz setzen oder nicht, merken Sie ganz

Toben Sie sich gerne zusätzlich in einem Sport aus, der Ihnen richtig Spaß macht. Die Bewegung hilft in jedem Fall beim Abnehmen. Das einzige Problem ist möglicherweise Ihr Übergewicht, das Ihre Gelenke belastet. Das betrifft vor allem alle Ballsportarten, die viele Stopp-Dreh-Bewegungen mit sich bringen. Doch es gibt gute Alternativen – eine Auswahl geeigneter Sportarten (Energieverbrauch in einer Stunde bei spürbarer Intensität für einen 1,80 Meter großen 80-Kilo-Mann):

Bergsteigen/Klettern
500 – 700 Kilokalorien

Boxen (Training)
600 – 800 Kilokalorien

Eishockey
400 – 800 Kilokalorien

Inlineskaten/Schlittschuhlaufen
300 – 700 Kilokalorien

Nordic Walking/Wandern
300 – 500 Kilokalorien

Radfahren bis 30 km/h
400 – 800 Kilokalorien

Radfahren 30 – 40 km/h
800 – 1200 Kilokalorien

Rudern
500 – 800 Kilokalorien

Schwimmen
400 – 800 Kilokalorien

Skilanglauf
500 – 1000 Kilokalorien

schnell: Sie fangen an zu schwitzen, Sie atmen schwerer, eventuell beginnen auch die Muskeln zu brennen, ja möglicherweise haben Sie tags darauf sogar Muskelkater – das ist alles prima! Wenn Sie irgendwann in Ihrem Abnehmprojekt einmal keines dieser Symptome mehr bei oder nach einer Einheit spüren, sollten Sie mehr Power ins Training legen.

Trainingsgebot 2: Immer schön mit der Ruhe

Das wird Ihnen gefallen: Die Erholungszeit nach einer Einheit ist ebenso wichtig wie das Training selbst! Denn Ihr Körper ist nach dem Training (verständlicherweise, werden Sie keuchend sagen, während Sie sich erschöpft auf den Knien abstützen) erst einmal am Ende. Die beanspruchte Muskulatur ist gereizt, Nährstoffe sind aufgebraucht, Rückstände der Energieverbrennung liegen störend in Ihren Zellen und müssen entsorgt werden – all das braucht nun mal seine Zeit.

Dabei gilt: Je intensiver ein Workout, desto länger braucht der Körper zur Erholung – wie viel, zeigt die Tabelle auf Seite 21.

Ihr Einsatz in allen Ehren, aber tun Sie sich selbst einen Gefallen: Trainieren Sie nicht jeden Tag, und auch nicht übertrieben hart oder viel! Das wird Sie schnell müde, mürbe und missmutig machen. Sie werden dann einer dieser vielen Abbrecher, die übermotiviert starten, bald darauf aber schon gefrustet aufgeben (vielleicht kennen Sie das von einem Ihrer früheren Abnehmversuche).

Einsteiger sind also hiermit gewarnt: Gehen Sie es lieber ruhiger an, dafür mit mehr Spaß, Glücksgefühlen und auf lange Sicht denselben, nein größeren Erfolgen!

Absolvieren Sie die in diesem Buch vorgestellten Workouts *allerhöchstens* in dieser Häufigkeit:

- 15-Minuten-Workouts: maximal täglich (= sieben Einheiten pro Woche)
- 30-Minuten-Workouts: nach spätestens zwei Tagen Training einen Tag Pause (= maximal fünf Einheiten pro Woche)
- 45-Minuten-Workouts: nach jedem Tag Training einen Tag Pause (= maximal vier Einheiten pro Woche)
- 60-Minuten-Workouts oder länger: nach jedem Tag Training ein bis zwei Tage Pause (= maximal drei Einheiten pro Woche)

Sicher werden Sie (wie in den vorgegebenen Trainingsplänen in Kapitel 4) verschieden lange Workouts miteinander kombinieren wollen. Dann lautet die Faustregel: In jeder Woche trainieren Sie wenigstens zwei Tage nicht. Bewegung ist an den freien Tagen natürlich erlaubt, etwa spazieren gehen oder locker Rad fahren.

Zwei Dinge, die für Ihre grundsätzliche Fitness ideal sind:

- Führen Sie möglichst nicht das gleiche Workout an aufeinanderfolgenden Tagen aus.
- Warten Sie mit dem nächsten Training aber nicht zu lange: Bei den hier zum Abnehmen

WIE VIEL REGENERATIONSZEIT BENÖTIGEN ABNEHMKANDIDATEN NACH EINEM WORKOUT?			
Workout	Pause, bevor Sie das gleiche Workout noch einmal ausführen	Pause vor einem anderen leichten und/oder kurzen Workout	Pause vor einem anderen intensiven Workout
15-Minuten-Workout	ideal: 1 Tag notwendig: keine	ideal: keine notwendig: keine	ideal: 1 Tag notwendig: keine
30-Minuten-Workout	ideal: 1 Tag notwendig: keine	ideal: 1 Tag notwendig: keine	ideal: 1 Tag notwendig: keine
45-Minuten-Workout	ideal: 2 Tage notwendig: 1 Tag	ideal: 1 Tag notwendig: keine	ideal: 2 Tage notwendig: 1 Tag
60-Minuten-Workout oder länger	ideal: 2 Tage notwendig: 1 Tag	ideal: 1 Tag notwendig: keine	ideal: 2 Tage notwendig: 1 Tag

vorgestellten Workouts ist es nicht notwendig, länger als 72 Stunden Pause einzulegen.

Trainingsgebot 3: Nach dem Workout ist vor dem Workout

Ja, ja, jeder Schritt zählt … Und ein Schritt ist besser als keiner. Allerdings – Sie haben es sich wahrscheinlich schon gedacht – reicht ein einmaliges Workout nicht aus, um plötzlich schlank zu sein. Der Weg zum Erfolg führt über wiederholtes, regelmäßiges Training. Als Abspecker sollten Sie wenigstens drei-, besser vier- oder fünfmal pro Woche trainieren, und wenn es auch mal nur eine kleine Radtour ist – oder ein eingeschobenes 15-Minuten-Workout. Um abzunehmen und dann schlank zu bleiben, sollten Sie sich etwa zwei Stunden pro Woche zusätzlich durch Training fordern und auch ansonsten lernen, Ihr Leben aktiv zu gestalten (siehe das Fett-weg-Gebot 8 auf Seite 11).

Trainingsgebot 4: Da geht doch noch was

Es wird Sie sehr erfreuen zu spüren, wie Ihr Körper immer leistungsfähiger wird. Glückwunsch dazu! Dann ist es aber auch an der Zeit, Ihre Trainingsbelastung anzupassen, also zu steigern. Ansonsten fühlt sich Ihr Körper nicht mehr gefordert, das Training wirkt nicht mehr, wie es wirken könnte und sollte. Die Trainingspläne in Kapitel 4 berücksichtigen das und nutzen vier gängige Methoden der Belastungserhöhung, bei denen im Laufe der Zeit

a) der Anspruch sowohl von Übungen als auch von Workouts sukzessive steigt,
b) die Bewegungsausführungen an Intensität zunehmen,
c) die Zahl der Trainingseinheiten anwächst und
d) schließlich auch die Gesamttrainingszeit immer länger wird.

Sicherheitsregeln für Ihr Fett-weg-Training

Im Prinzip ist das Training mit dem eigenen Körpergewicht eine sichere Sache. Doch insbesondere Einsteigern und Übergewichtigen –

Pausenlos abnehmen

Eine weitere Möglichkeit, Ihr Abnehmprogramm zu tunen: Knöpfen Sie sich die Pausen zwischen den Sätzen und Übungen vor. Zwei Pausenfüller:

• Pausenreduktion: Auf Seite 17 schon als Trainingskonzept beschrieben, wirkt das Kürzen von Pausenzeiten zwischen Sätzen und Übungen (bitte nicht von Regenerationszeiten nach einem harten Training!) immer Wunder.
• aktive Pausen: Eine sehr hilfreiche Methode, insbesondere das Abnehmen zu beschleunigen, sind aktive Pausen. Das heißt: Nicht rumstehen und auf den nächsten Satz warten, sondern in Bewegung bleiben. Zum Beispiel hin und her gehen, leicht auf der Stelle hüpfen oder die Arme kreisen lassen. Versuchen Sie, das locker in jeder Trainingseinheit umzusetzen.

Möglich ist auch, die Pausen mit ganz einfachen Übungen zu füllen oder mit Übungen für gänzlich andere Muskelgruppen. Ein Klassiker für die Pausenfüllung ist Wadentraining, zum Beispiel indem Sie wiederholt auf die Zehenspitzen gehen.

Trainings-Basics

So sind Sie heiß aufs Training

Ein kurzer Einblick in das, was Sie mit dem Aufwärmen im Körper alles erreichen:

Das Warm-up verbessert entscheidend die Durchblutung der beanspruchten Muskulatur. Die Leber setzt zusätzliches Blut frei, sodass Sauerstoff und Nährstoffe besser im Körper verteilt werden können. Die gesteigerte Blutversorgung lässt auch Muskelfasern und Sehnen geschmeidiger arbeiten, das Verletzungsrisiko sinkt. Gleichzeitig regt das Warm-up die Produktion von Gelenkflüssigkeit an, die in den Gelenken für wahrlich reibungslose Bewegungsabläufe sorgt. Es verbessert die Übertragung von Nervenimpulsen, mit denen das Gehirn die Muskulatur steuert. Auch das Zusammenspiel verschiedener Muskeln funktioniert besser. Schließlich aktiviert das Aufwärmen den Stoffwechsel, regt die Ausschüttung von Hormonen an und setzt Sie auch mental in „Einsatzbereitschaft" – alle drei Faktoren sind für eine erhöhte Leistungsfähigkeit von Bedeutung.

und umso mehr übergewichtigen Einsteigern – wird das Training zunächst ungewohnt vorkommen und vor die ein oder andere Herausforderung stellen. Gut, dass die folgenden Sicherheitsregeln Sie vor Wehwehchen bewahren.

Check-up beim Arzt durchführen

Wer sich noch nie intensiv bewegt hat, extremes Übergewicht hat oder sogar gesundheitlich vorbelastet ist: ab zum Arzt für einen Gesundheits-Check! Denn mit Risiken und Krankheiten durch Übergewicht (Bluthochdruck, Diabetes bis hin zum Herzinfarkt) ist nicht zu spaßen!

Grenzen selbst stecken

Halten Sie sich nicht sträflich an Vorgaben, wenn Sie damit Probleme haben. Legen Sie bei Bedarf Pausen ein, trainieren Sie langsamer etc. Ob Sie in einem Satz 20 oder nur zwei Burpees schaffen, ist erst einmal völlig uninteressant! Das Training sollte Sie nur in jedem Fall (siehe das Trainingsgebot 1 auf Seite 19) fordern. Unterm Strich gilt: Ob Sie Erfolg beim Abnehmen haben, hängt nicht vom strikten Befolgen einzelner Trainingsdetails ab, sondern davon, dass Sie Ihr Bestes geben!

Nichts übertreiben

Das Beste zu geben, heißt aber nicht, Gesundheit oder Spaß beim Training über Bord zu werfen. Also: Selbst wenn Sie schnell Fuß fassen, übertreiben Sie es nicht beim Abnehmplan-Upgrade. Steigern Sie sich nach und nach. Die Faustregel dazu: maximal zehn

Prozent Steigerung alle zwei bis drei Wochen.

Auf den Körper hören

Angeschlagen? Egal, ob Sie eine Erkältung ausbrüten, am Vorabend zu tief ins Glas geschaut oder nur so einen schlechten Tag haben: Hören Sie auf Ihren Körper und schonen Sie sich bei Bedarf. Versuchen Sie dabei, Ihr Training nicht (ganz) ausfallen zu lassen. Nehmen Sie die Intensität raus, suchen Sie sich ein leichtes Workout oder gehen Sie spazieren. Alles ist besser, als nichts zu tun.

Mit einem Warm-up beginnen

Vor jedes Training gehört ein Aufwärmprogramm! Insbesondere für Übergewichtige ist das Warm-up Pflicht. Warum? Es ist der Schutz schlechthin vor Verletzungen! Bei hohem Körpergewicht sind Sie anfälliger für Verletzungen, etwa an Gelenken. Aufwärmen macht Sie zudem leistungsfähiger. Und wer intensiver trainieren kann, nimmt schneller ab.

Das Warm-up sollte wenigstens fünf, besser zehn Minuten dauern und möglichst den ganzen Körper mit allen Gelenken aktivieren. Das Warm-up sollte wenigstens fünf, besser zehn Minuten dauern und möglichst den ganzen Körper mit allen Gelenken aktivieren. Mehr Infos für das perfekte Warm-up finden Sie auf Seite 44.

Bewegungen sauber ausführen

Achten Sie stets auf eine saubere Bewegungsausführung! Trainieren Sie immer nur so schnell und intensiv, dass jede Wiederholung sauber sitzt. Vor allem bei ungewohnten oder grundsätzlich schwierigeren Bewegungen. Ein paar Sicherheitshinweise:

- Bewahren Sie im Stand stets eine gerade, aufrechte Haltung und achten Sie auch sonst darauf, den Rücken gerade zu halten. Spannen Sie dazu den Rumpf an, indem Sie den Bauchnabel durchgängig (aber nicht krampfhaft) einziehen, und halten Sie die Schulterblätter tendenziell hinten unten. Das Atmen dabei nicht vergessen.
- Die Knie bleiben im Stand immer leicht gebeugt. Das schützt die Kniegelenke und entlastet die Bandscheiben.
- Vermeiden Sie unkontrolliert-abrupte Bewegungen und den Einsatz von Schwung. Werden Muskeln von einer Belastung überrumpelt, kann es zu Verspannungen, Zerrungen oder Schlimmerem kommen. Bewegen Sie sich lieber zu langsam als zu schnell, gerade bei großer Belastung (etwa am tiefsten Punkt eines Liegestützes).
- Führen Sie keine Drehungen auf einem belasteten Bein aus.
- Richten Sie Ihre Gelenke sauber aus: Bei einem Liegestütz etwa stehen Schulter, Ellenbogen und Handgelenk senkrecht untereinander (es sei denn, die Übung gibt explizit etwas anderes vor). Bei Übungen im Stehen wie Kniebeugen arbeiten Hüft-, Knie- und Fußgelenke in eine Richtung. Die Fußstellung gibt die Richtung

vor, das Knie zeigt also zu den Zehen.
- Bei Kniebeuge-Bewegungen schieben Sie immer aktiv das Gesäß nach hinten, bevor Sie die Knie tiefer beugen. So vermeiden Sie, dass die Knie zu weit nach vorn wandern (Faustregel: nur so weit nach vorn wie die Fußspitzen).
- Bei Ausfallschritten denken Sie nach unten: Machen Sie den Schritt, dann gehen Sie mit dem Körper nach unten, anstatt ihn nach vorn (oder hinten) hinterherzuschieben.
- Bei Zugübungen wie Klimmzügen halten Sie Arme, Schultern und Rumpf von Beginn an durchgehend unter Spannung. Schlaffes Abhängen ist Gift für die Schulter-, Ellenbogen- und Handgelenke.
- Schonen Sie auch im Stütz Ihre Handgelenke: Nutzen Sie zum Beispiel für Liegestütze eine weiche Unterlage (Handtuch, Kissen, Matte, Rasen). Halten Sie ansonsten die Handgelenke immer möglichst gerade.
- Ihr Kopf sollte stets in der Verlängerung zur Wirbelsäule sein. Zerren Sie auch nie mit den Händen an ihm, beispielsweise bei Crunches. Legen Sie die Finger lieber locker an die Schläfen oder halten Sie die Arme vor der Brust.
- Sie wollen mit den Händen Richtung Boden? Stützen Sie sich ab, wenn Sie sich um mehr als 30 Grad vorbeugen. Noch besser: Erst mit geradem Rücken in die Knie gehen – das schont Ihre Wirbelsäule.

Das Atmen nicht vergessen

Wer viel Gewicht mit sich herumschleppt, kommt leicht ins Japsen und Prusten. Vor allem bei Anstrengungen. Nicht dass Sie beim Training gleich ersticken würden, aber für eine optimale Sauerstoffversorgung (und damit Leistungsfähigkeit) lohnt es sich, wenn Sie immer wieder auf Ihre Atmung beim Training achten. Jeder muss seine eigene passende Atmung umsetzen, deshalb sind die folgenden Hinweise als Anregung zu sehen.

Den größten Fehler, den Sie machen können (insbesondere als Bluthochdruck-Kandidat!), ist, den Atem anzuhalten. Sorgen Sie dafür, dass Ihr Atem irgendwie durchgehend fließt. In der Regel geht das am besten so: Sie atmen aus, wenn Sie einen Widerstand überwinden, und ein, wenn Sie dem Widerstand nachgeben. Bei komplexen Übungen (wie Burpees, siehe Seite 71) oder Haltepositionen (wie dem Unterarmstütz, siehe Seite 59) atmen Sie möglichst ruhig und regelmäßig, zur Not auch etwas „hechelnd" (aber bitte nicht hyperventilieren!).

Kapitel 2

Ernährungs-Basics für den Abnehmerfolg

In diesem Kapitel bekommen Sie jede Menge Futter und erfahren, wie leicht es ist, auch in Sachen Ernährung von „fett" auf „fit" umzuschalten. Selbst wenn Sie ein paar ungesunde Dinge von Ihrer Liste streichen müssen – insgesamt geht es um eine Bereicherung Ihres Lebens! Versprochen: Sie werden nie hungern. Sie werden abwechslungsreicher essen. Sie werden lernen, dies bewusst zu tun. Und Sie werden sich eines Tages fragen, warum Sie damit nicht schon viel früher angefangen haben. Auf geht's, das bewusstseinserweiternde Basiswissen-Büfett ist eröffnet!

Erstaunlich, wie viel Energie viele Menschen dafür einsetzen, um radikale Diäten durchzuziehen, in der Hoffnung, ungeliebtes Körperfett möglichst schnell und für immer loszuwerden. Und dabei jede Menge Leid, Verzicht und Hungergefühle in Kauf nehmen. Gefühle, die ihnen für die Zukunft jede Form der Ernährungsanpassung verleiden. Vielleicht sind Sie auch schon mal in diese Falle getappt. Denn Diäten (oder das, was landläufig damit bezeichnet wird, nämlich eine radikale Einschränkung beim Essen und Trinken) sind eine Falle! Weil sie in Ihnen eine starke Abneigung gegenüber Veränderungen erzeugen. Weil sie Ihnen und Ihrem Körper etwas wegnehmen – aber nichts geben. Und weil sie den gefürchteten Jo-Jo-Effekt nach sich ziehen.

Schluss mit Diäten, Schluss mit Verzicht, Schluss mit Jo-Jo!

Irgendwie klingt er niedlich und auch so dynamisch: Der Jo-Jo-Effekt kann doch gar nicht schlimm sein. Tatsächlich werden Sie an ihm nicht sterben. Das ist aber auch schon das einzig Positive daran. Was steckt hinter diesem Phänomen? Es ist Ihr Körper – und die Tatsache, dass der sich sehr effizient an einen Nahrungsmangel (wie bei Diäten) anpassen kann. Nur leider ganz anders, als Ihnen lieb ist. Das liegt daran, dass er seit Anbeginn genetisch darauf programmiert ist, Energie zu speichern und sehr, sehr sparsam damit umzugehen. Denn: Ohne Energie kein (Über)Leben.

Was passiert nun bei einem heftigen Nahrungsentzug wie einer Diät? Ihr Körper wird eine sofortige Inventur durchführen: Was steht ihm als Energie noch zur Verfügung und wo kann er Energie einsparen, um sich auf die entstandene Mangelsituation einzustellen? Auch wenn er sich von etwas Körperfett natürlich trennen muss, wird er vor allem alles über Bord werfen, was Energie frisst und gerade nicht benötigt wird. Und was frisst Energie? Und wird gerade nicht benötigt, wenn Sie kein begleitendes Training durchführen? Genau – die Muskulatur.

Reine Diäten sorgen also dafür, dass Ihr Körper Muskulatur abbaut. Schlimm genug, denn die wollen Sie ja gar nicht verlieren. Doch es kommt noch ärger: Mit dem Verschwinden von Muskulatur sinkt Ihr Grundumsatz, also die Menge an Energie, die Ihr Körper täglich zum Lebenserhalt verarbeitet.

Das Ende vom Lied: Nach der Diät kommt Ihr Körper mit weniger Energie aus als vorher. Das heißt: Mit derselben Menge an Essen, die Sie vorher nicht dicker gemacht hat, nehmen Sie nun zu! Und zwar vor allem an Fett – der Jo-Jo-Effekt beginnt seine verhängnisvollen Kreise zu ziehen. Und wird von nachfolgenden Diätversuchen immer weiter verstärkt. Die ernüchternde Bilanz einer herkömmlichen Diät sieht also nach einiger Zeit so aus: Sie haben weniger Muskeln, mehr Körperfett und wiegen mehr als vorher. Decken wir darüber den Speck-Mantel des Schweigens …

Was lernen Sie daraus? Wer seinen Körper liebt, der schiebt – und zwar Diäten weit von sich! Das Men's-Health-Programm „Abnehmen ohne Geräte" entzieht dem Jo-Jo-Effekt die Basis, denn es fordert und fördert von Anfang an und zu jeder Zeit Ihre Muskulatur. Krafttraining gibt dem Körper das Signal: „Hoppla, die Muskeln werden alle gebraucht – auf keinen Fall abbauen!" Und dann wird der Körper verstärkt Fette aus den Depots ziehen müssen.

Passend dazu bekommen Sie auf den folgenden Seiten eine Anleitung, wie Sie Ihr Essen zukünftig moderat (und eben nicht radikal) anpassen, wie Sie immer satt werden, wie Sie Ihren Körper mit mehr lebenswichtigen Nährstoffen versorgen und wie Sie sich allein durch Ihre Ernährung schon fitter denn je fühlen werden.

Was ist die optimale Abnehmernährung?

Okay, Diäten sind schon mal nicht der Bringer. Was dann? Wer sich mit der Thematik des Abnehmens beschäftigt, wird auf unterschiedliche Ernährungsweisen stoßen: Die Paleo-Ernährung zum Beispiel, also das Essen der Steinzeitmenschen aus Fleisch, Nüssen, Samen und Beeren, aber ohne von Menschenhand erzeugte Lebensmittel. Oder die vegane und die vegetarische Ernährung. Zu jeder Form werden Sie Leute finden, die beto-

Ernährungs-Basics

nen, wie gut diese beim Abnehmen helfe. Und Sie werden Leute finden, die zu jeder dieser Ernährungsformen erklären, wie unsinnig und wirkungslos sie sei.

Die Wahrheit liegt wie immer dazwischen. Wirkliche Gewissheiten für Ihr Abnehmprojekt gibt es nur drei:

1) Ob Sie ab- oder zunehmen, ist vor allem eine Frage der Energiebilanz. Dahinter steckt ein simples Rechenmodell: Sie nehmen Energie in Form von Speisen und Getränken zu sich und Sie verbrauchen Energie für lebenserhaltende Prozesse, für die Arbeit des Gehirns und für jede Form von Bewegung (inklusive Training). Die grundlegende, zugespitzt formulierte Wahrheit lautet (mehr dazu auf Seite 28):

Wer mehr Energie zuführt als verbraucht, nimmt zu. Wer weniger Energie zuführt als verbraucht, nimmt ab.

2) Wichtig ist auch der Gehalt an Inhaltsstoffen, die in einem Lebensmittel stecken. Bei einigen Lebensmitteln setzen Sie gefühlt

schon beim Aufreißen der Tüte Fett an, denn sie liefern enorm viel Kalorien (und sonst nichts), ohne satt zu machen. An anderen Lebensmitteln mit hohem Wasser- und Ballaststoffgehalt beispielsweise können Sie sich dagegen quasi besinnungslos essen, ohne ein Gramm zuzunehmen. Die wieder zugespitzt formulierte Regel (vergleichen Sie dazu auch die Lebensmittel-Tabellen auf den Seiten 36 und 37):):

Vitaminarme, von Menschenhand erzeugte, komprimierte Lebensmittel machen dick. Vitaminreiche, natürliche, großvolumige Lebensmittel nicht.

3) Jeder Körper tickt anders. Die brutale Wahrheit ist:

Die einen Menschen können so viel essen, wie sie wollen, und nehmen nicht zu. Die anderen setzen schon beim Verkosten Speck an.

Dahinter steckt der Stoffwechsel, also die Fähigkeit des Körpers, Nährstoffe zu verarbeiten. Und die ist so individuell wie Ihr Fingerabdruck.

Der Stoffwechsel: Ihre ganz persönliche Fatburning-Maschine

Federführend für das Energiemanagement im menschlichen Körper ist der Stoffwechsel. Weder der Muskelaufbau noch der Fettabbau sind ohne ihn denkbar. Ihr Stoffwechsel verteilt und verwertet alle Nährstoffe, die Sie ihm

zuführen. Und wie Sie eben gelesen haben, erfüllt er diese Aufgabe bei den einen (eher schlanken) Menschen hochgradig engagiert, bei den anderen hingegen (und zu denen gehören Sie möglicherweise) eher träge.

Essen Sie noch oder verstoffwechseln Sie schon?

Auch wenn Sie Ihren genetischen Stoffwechsel nicht ändern können: Sie können etwas dafür tun, dass er schneller läuft. Diese Kniffe bringen ihn auf Trab:

- Gehen Sie täglich an die frische Luft.
- Bewegen Sie sich jede Stunde wenigstens für fünf Minuten. Auf- und Abgehen reicht schon.
- Trainieren Sie regelmäßig, wenigstens dreimal pro Woche.
- Nehmen Sie drei Hauptmahlzeiten ein und stellen Sie das Snacken zwischendurch weitestgehend ein.
- Versorgen Sie sich täglich mit ausreichend Eiweiß.
- Essen Sie täglich frisches Obst und Gemüse.
- Setzen Sie scharfe Gewürze und Lebensmittel (Chili, Pfeffer etc.) ein. Die heizen Ihrem Stoffwechsel ein. Sie sind doch sicher auch schon mal ins Schwitzen gekommen nach einem scharfen Bissen, oder?
- Trinken Sie nur in Maßen Alkohol.
- Stellen Sie das Rauchen unbedingt ein.
- Pflegen Sie Ihren Schlaf.
- Gehen Sie ab und an in die Sauna, am besten mit anschließendem Wechselbaden.

Grob lassen sich drei Stoffwechseltypen unterscheiden, die zumeist in drei verschiedenen Körperbautypen in Erscheinung treten. Die Übergänge sind fließend, aber eine Zuordnung kann Ihnen trotzdem helfen, Ihren Stoffwechsel zu bewerten und Ernährung sowie Training optimal darauf abzustimmen.

Die drei Stoffwechseltypen

Der endomorphe Typ

- hat oft einen breiten Körperbau und fällt zumeist in die *Kategorien Superschwergewicht oder Schwergewicht.*
- hat durchaus Muskeln vorzuweisen. Diese sind aber nicht definiert, sondern wirken eher massig, da das Muskelgewebe mit Fett durchsetzt ist.
- nimmt leicht zu, wird Körperfett aber nur schwer wieder los.
- hat insgesamt einen trägen Stoffwechsel.
- Ernährungshinweis: Mehr als bei den anderen Stoffwechseltypen ist es für endomorphe Menschen wichtig, Kohlenhydrate nur in Maßen zu sich zu nehmen.
- Trainingshinweis: Es unterstützt Ihre Ambitionen, wenn Sie das vorliegende Krafttrainingsprogramm mit zusätzlichen reinen Ausdauereinheiten anreichern.

Der mesomorphe Typ

- hat grundsätzlich eine gute Veranlagung bei einem zumeist athletischen, muskulösen Körper mit breiter Brust und breitem Kreuz. Mesomorphe Männer sind häufig in der *Gewichtsklasse Schwergewichte, seltener Halbschwergewichte*

oder Superschwergewichte anzutreffen.

- nimmt relativ schnell zu, baut bei entsprechendem Training auch zügig Muskelmasse auf.
- nimmt im Gegenzug auch relativ schnell wieder ab.
- hat einen engagiert-zügigen Stoffwechsel.
- Ernährungshinweis: Ausgewogene Ernährung ist wichtig. Halten Sie darüber hinaus die Kohlenhydratzufuhr aber immer dann in Grenzen, wenn Sie „auseinanderzugehen" drohen.
- Trainingshinweis: Ergänzen Sie Ihr Krafttraining mit gelegentlichem Ausdauersport, wenn das Abnehmen einmal ins Stocken gerät.

Der ektomorphe Typ

- ist eher schlank gebaut, hat zumeist nur einen geringen Körperfettanteil und ist somit ein Kandidat für die *Kategorie Halbschwergewicht.*
- kann verhältnismäßig viel essen, ohne wirklich in die Breite zu gehen.
- baut ausgesprochen schwer Muskelmasse auf.
- hat einen schnellen Stoffwechsel, der für einen relativ hohen Grundumsatz sorgt.

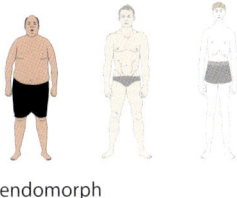

endomorph

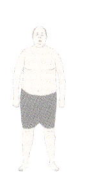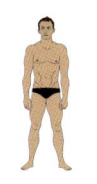

mesomorph

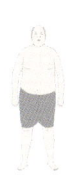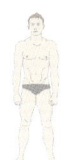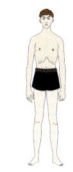

ektomorph

Ernährungs-Basics

Was Sie sonst noch so schlucken

Neben den Makronährstoffen Eiweiß, Kohlenhydrate und Fett liefert Ihnen Ihre Nahrung noch einiges mehr – eine kurze Erläuterung zur Grafik gegenüber:

• Vitamine, Mineralstoffe etc. sind wichtige kalorienfreie Nährstoffe. Zur Versorgung reicht es in der Regel, wenn Sie sich ausgewogen mit natürlichen, frischen Lebensmitteln ernähren.
• Ballaststoffe sättigen, gehören zu einer gesunden Ernährung dazu und helfen sogar beim Abnehmen. Auch sie kommen in frischen, natürlichen Lebensmitteln und Vollkornprodukten vor.
• Wasser ist lebenswichtig und gehört jeden Tag auf den Tisch. Es hat null Kalorien, hilft im Gegenteil sogar dabei, Energie zu verbrennen.
• Aromastoffe etc. machen zwar nicht dick, aber ernähren Sie sich dennoch möglichst ohne künstliche Zusatzstoffe.
• Alkohol ist ein Genussmittel. Reduzieren Sie den Konsum auf ein Minimum – und wenn es nur wegen des hohen Kaloriengehalts ist, der Fetteinlagerungen fördert.

• Ernährungshinweis: Kohlenhydrate sind eher erlaubt als bei anderen – und vor einem Krafttraining als Snack nützlich, weil sie die Wirkung des Trainings unterstützen.
• Trainingshinweis: Zusätzliches Ausdauertraining ist nicht notwendig beziehungsweise sogar hinderlich, wenn Sie Muskeln aufbauen wollen.

Die Energiebilanz

Als Energiemanager führt der Stoffwechsel Buch über Einnahmen (Essen, Trinken) und Ausgaben (Bewegung und sonstiger Energieverbrauch). Im Zusammenhang mit Lebensmitteln hat sich die Energieeinheit Kalorien (eigentlich richtiger: Kilokalorien) durchgesetzt. Keine Angst, Sie sollen nicht mit dem Zählen anfangen. Aber es hilft doch ungemein zu wissen, wie viel Energie Ihr Körper eigentlich so verbraucht, um besser abschätzen zu können, was Sie zu sich nehmen dürfen, ohne zuzunehmen.

Ganz grob können Sie bei Ihrem Körper mit einem täglichen Energiebedarf von einer Kilokalorie pro Kilogramm Körpergewicht und Stunde rechnen. Sie wiegen 90 Kilo? Dann sind das 90 x 24 = 2160 Kilokalorien Tagesbedarf. Hinzu kommt verbrauchte Energie für jede Art von Arbeit, Bewegung etc. Dafür können Sie grob

ein Viertel draufschlagen, landen dann beim genannten Beispiel etwa bei 2600 Kilokalorien.

Demgegenüber steht nun alles, was Sie essend und trinkend zu sich nehmen. Unterm Strich gibt es für diese Rechnung zwei Möglichkeiten:

1) Werfen Sie mehr Energie (Kalorien) als nötig ein, nehmen Sie eher zu. Dies ist der anabole Stoffwechselzustand oder schlicht eine positive Energiebilanz. Wer in diesen Phasen ordentlich Krafttraining durchführt, wird Muskelmasse aufbauen. Wer sich in den Zeiten der Überversorgung dagegen nicht oder nur wenig bewegt, setzt Fett an.
2) Nehmen Sie weniger Energie auf, als Ihr Körper benötigt, nehmen Sie eher ab – dies ist der katabole Stoffwechselzustand oder eine negative Energiebilanz. Das klingt gut für das Abnehmen, allerdings dürfen Sie es nicht übertreiben. Denn, siehe Diäten und Jo-Jo-Effekt: Herrscht eine extreme Mangelversorgung, wird Ihr Körper irgendwann Muskelmasse abziehen müssen. Außerdem werden auch Ihre Muskelaufbaubemühungen im Sande verlaufen, wenn Sie dauerhaft viel zu wenig essen. Dies also nochmals als Plädoyer für ein sanftes, gemäßigtes Abnehmen auf Zeit: Haben Sie Geduld, es lohnt sich!

Essen und Trinken – bis das Fett verfliegt

Jetzt geht es ans Eingemachte. Und um die Wurst. Einfach um

alles, was bei Ihnen tagtäglich auf dem Teller (und im Glas) landet.

Die Zusammensetzung von Lebensmitteln

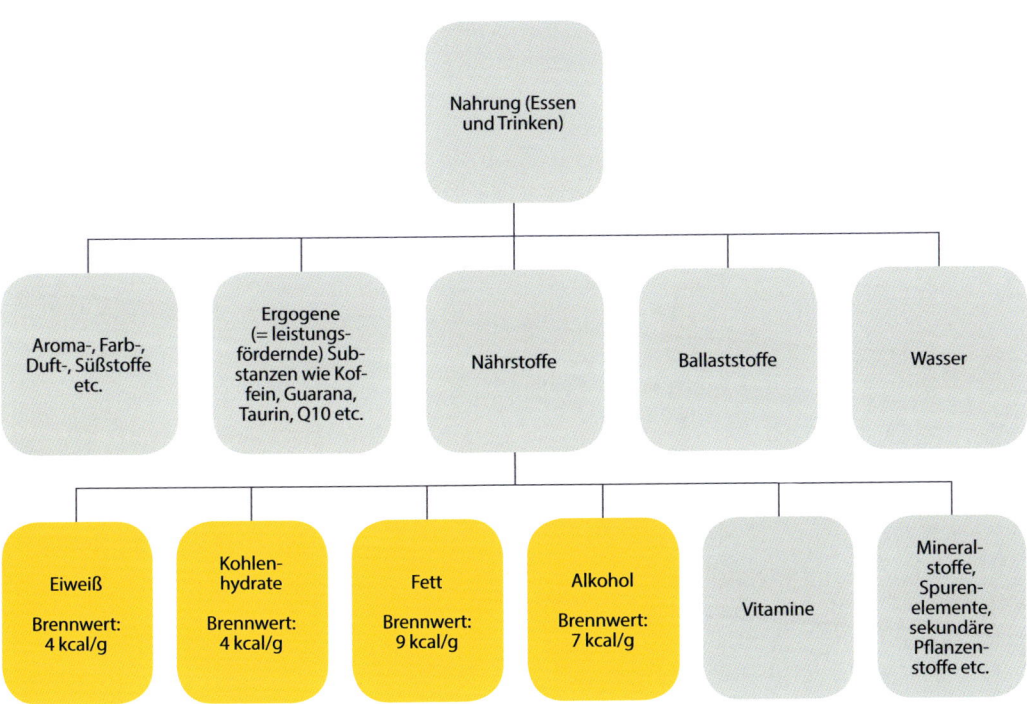

Besser: was da landen sollte. Haben Sie eigentlich ein Bild davon, was in unserer Nahrung steckt? Noch nicht? Hier ist es:

Für Sie als angehender Freund des gepflegten Fettverlusts stehen vor allem die energiereichen Nährstoffe, auch Makronährstoffe genannt, im Fokus (in der Grafik oben gelb markiert): Eiweiß, Koh-lenhydrate, Fett und Alkohol. Energiereich heißt: Sie enthalten Kalorien. Wie viel je Gramm, sehen Sie in der Grafik. Ob Schwarzwälder Kirschtorte oder Schwarzbrot, ob Zucchini oder Zuckerwatte: Ein Gramm Kohlenhydrate beziehungsweise Eiweiß hat immer vier Kilokalorien, ein Gramm Fett immer neun.

Makronährstoff Eiweiß: Das „Für immer schlank"-Wundermittel

Sie suchen einen Verbündeten im Kampf gegen die Kilos? Hier haben Sie ihn gefunden: Eiweiß, auch Protein genannt, wird vom Körper weniger als reine Energiequelle verwendet, sondern vielmehr als Baustoff – gerade beim Aufbau neuer Muskelmasse!

Die Pluspunkte von Eiweiß:

- Es wandert nicht in die Fettspeicher, da es für den Körper relativ umständlich ist, aus Eiweiß Energie zu gewinnen.
- Es ist zentraler Baustoff für Reparatur- und Erneuerungsprozesse von Körperzellen – auch von neuer Muskelmasse.
- Eiweiß sättigt – da der Körper vergleichsweise lange dran

knabbern muss, um die Proteine verwerten zu können.

Einzige Einschränkung: Auch den Eiweißkonsum sollten Sie aus gesundheitlichen Gründen nicht übertreiben. Essen Sie am Tag nicht mehr als zwei bis drei Gramm Eiweiß pro Kilogramm Körpergewicht. Und helfen Sie Ihrem Körper bei der Verwertung, indem Sie viel Wasser trinken.

> *Fazit: Sie wollen schlank und/oder muskulös werden? Dann essen Sie Eiweiß, Eiweiß, Eiweiß. Zu jeder Mahlzeit, als Snack gegen Heißhunger – Eiweiß macht nicht dick!*

Makronährstoff Kohlenhydrate: mit Vorsicht zu genießen

Kohlenhydrate sind ein wichtiger Energieträger. Sie kommen vor allem in Zucker und Zuckerprodukten, Getreide, Brot und Backwaren, Teigwaren, Reis, Kartoffeln und Obst vor. Ihr Gehirn arbeitet zum Beispiel mit nichts anderem. Jetzt aber sollte Ihr Gehirn gleich diesen Warnhinweis verarbeiten: Kohlenhydrate sind für Übergewichtige mit allergrößter Vorsicht zu genießen! Denn sie sind die Hauptverursacher Ihrer ungeliebten Speckrollen. Die wichtigsten Gründe, warum (die falschen) Kohlenhydrate dick machen:

1) In Nullkommanichts haben Sie richtig viele davon intus

Vor allem die „schlechten" Kohlenhydrate (vorrangig aus Zucker und Weißmehl, siehe dazu Seite 32) lassen sich prima komprimieren. Als Schokoriegel, Gummibärchen, Erdnusslocken oder Fruchtdrops haben Sie Massen davon binnen weniger Sekunden zu sich genommen.

2) Sie werden von Heißhungerattacken heimgesucht

Die gleichen „schlechten" Kohlenhydrate führen zu Heißhungerattacken. Denn sie treiben den Blutzucker kurz und heftig in die Höhe, der danach ebenso schnell wieder abstürzt. Dieser Absturz schließlich löst das Gefühl des Heißhungers aus.

3) Ihr Körper kann die Massen nicht bewältigen

Wer die Lebensmittel in einem normalen Supermarkt analysiert, könnte auf die Idee kommen, dass der Mensch jede Menge Kohlenhydrate zum Überleben benötigt. Tatsache ist: Die Kohlenhydrat-

29 DER BESTEN EIWEISS-LEBENSMITTEL

Viele dieser Eiweißbomben sind fast frei von Fetten oder Kohlenhydraten und werden nie, nie, niemals dafür sorgen, dass Sie Fett ansetzen. Sie sind grün markiert und als „Notfall"-Snack bei Heißhungerattacken perfekt einsetzbar. Die nicht grün markierten sind ebenfalls sehr eiweißreich, liefern allerdings auch reichlich Fett und/oder Kohlenhydrate – deshalb in Maßen genießen.

Lebensmittel	Eiweiß (g) / 100 g	Kilokalorien / 100 g
Sojaflocken	41	400 (Fett!)
Sojabohnen, getrocknet	36	440 (Fett und Kohlenhydrate!)
Erdnüsse, ohne Schale, ungeröstet	30	570 (Fett!)
Sauermilchkäse (Harzer etc.)	30	130
Roher Schinken, mager	27	140
Steinpilze, getrocknet	27	150
Thunfisch aus der Dose (im eigenen Saft)	26	110
Eiweißbrot	26	250 (Fett und Kohlenhydrate!)
Linsen, rot und getrocknet	26	320 (Kohlenhydrate!)
Pistazien, geröstet	26	620 (Fett!)
Hühnerfleisch, mager (auch: Filet)	24	120
Putenfleisch, mager (auch: Filet)	23	110
Kochschinken (ohne Fettrand)	23	140
Schweinefleisch, mager (auch: Filet)	22	130
Kalbfleisch, mager (auch: Filet)	22	120
Corned Beef	22	140
Mandeln	22	590 (Fett!)
Rindfleisch, mager (auch: Filet)	21	120
Hackfleisch, mager (Rind, auch: Tatar)	21	130
Tofu, geräuchert	20	190 (Fett!)
Meeresfisch, mager (siehe Seite 37)	18	80
Garnelen, tiefgekühlt	18	100
Lachsschinken (ohne Fettrand)	18	115
Cashewkerne	18	580 (Fett!)
Tofu, natur	16	160 (Fett!)
Magerquark	15	80
Körniger Frischkäse (20 % Fett i. Tr.)	13	95 (etwas Fett und Kohlenhydrate)
Haferflocken, kernige	13	370 (Kohlenhydrate!)
Kidneybohnen aus der Dose	8	90 (Kohlenhydrate!)

speicher im Körper sind klein und der Grundbedarf (fürs Gehirn zum Beispiel, siehe oben) ist begrenzt. Da in fast allem, vom Brötchen über Fertigprodukte bis hin zum Naschkram, Kohlenhydrate enthalten sind, ist Ihr Körper ständig damit vollgepumpt.

4) Überflüssige Kohlenhydrate werden zu Fett umgewandelt

Was macht der Körper mit den Massen an Kohlenhydraten? Da ihm nichts anderes übrig bleibt, wandelt er viele flugs in Fett um und schickt sie zum Schlummern in Ihre Fettdepots. Das kann er relativ problemlos – und extra schnell geht es mit den „schlechten" Kohlenhydraten (siehe rechts).

5) Überflüssige Kohlenhydrate beeinflussen den Blutzucker- und Insulinspiegel

Kohlenhydrate gelangen mehr oder weniger schnell ins Blut und schwirren als Blutzucker in der Blutbahn herum. Der Blutzuckerspiegel steigt oder ist dauerhaft erhöht. Ihm folgt der Insulinspiegel – denn das Hormon Insulin reguliert die Kohlenhydratverwertung und -verteilung im Körper und arbeitet daran, die Kohlenhydrate wieder aus der Blutbahn zu entfernen.

6) Der Fettstoffwechsel wird beeinträchtigt

Der so (möglicherweise permanent) erhöhte Insulinspiegel bremst zusätzlich den Fettstoffwechsel aus – und das bedeutet: Der Abbau von Fetten aus den Depots wird deutlich erschwert.

7) Zu viel Körperfett verstärkt das Insulinproblem

Für ganz Dicke kommt es ganz dicke: Ihre Körperfettmengen hemmen die Wirkung von Insulin, das den Blutzucker nicht mehr richtig regulieren kann. Der Blutzuckerspiegel bleibt dauerhaft erhöht und forciert das Risiko für lebensgefährliche Erkrankungen wie Diabetes, Bluthochdruck, Herzinfarkt.

Gute Kohlenhydrate, schlechte Kohlenhydrate

Die Geschichte von den guten und schlechten Kohlenhydraten ist schnell erzählt: Die guten kommen vor allem in Vollkornprodukten und Gemüse vor. Ihr chemischer Aufbau ist recht komplex, sodass Ihr Körper länger braucht, um sie zu verwerten. Das lässt den Blutzuckerspiegel schonend ansteigen und liefert über einen längeren Zeitraum Energie. Lebensmittel mit guten Kohlenhydraten versorgen Sie zudem häufig mit Vitaminen, Mineralstoffen und anderen wertvollen Nahrungsbestandteilen.

Die schlechten Kohlenhydrate hingegen kann der Körper schnell aufbrechen. Sie lassen den Blutzuckerspiegel dabei rasant ansteigen – mit all den genannten Nachteilen. Schlechte Kohlenhydrate stecken zum Beispiel in allen Zucker- und Weißmehlprodukten. Am besten werfen Sie mal einen Blick auf die Liste der Lebensmittel, die Sie dauerhaft aus Ihrem Haushalt verbannen sollten (siehe Seite 36) – dort finden Sie eine ganze Menge Kandidaten.

Natürliche Lebensmittel sind Ihr bester Abnehmpartner!
Eine gute Strategie, um grundsätzlich gesund und figurförderlich zu essen: Greifen Sie zu Lebensmitteln, die grün und/oder gewachsen beziehungsweise gezüchtet und/oder unbehandelt sind – vor allem Gemüse, Salat, Obst, Fisch oder Fleisch. Versuchen Sie dann, Ihre Mahlzeiten zu 80 Prozent mit solchen vitalstoffreichen, frischen, natürlichen Lebensmitteln zu bestreiten. Wer sich daran hält, kann die restlichen 20 Prozent quasi nach Belieben gestalten – ohne dabei die Grundregeln in diesem Kapitel zu missachten, versteht sich.

Zwischen diesen beiden Gruppen stehen Obst und Milch, denn sowohl Fruchtzucker als auch Milchzucker gehen ein wenig schonender mit Ihrem Blutzuckerspiegel um.

Die scheinbar klare Trennung zwischen guten und schlechten Kohlenhydraten ist nur eine Hilfestellung und soll vor allem den unterschiedlich starken Einfluss eines Lebensmittels auf den Blutzucker- und Insulinspiegel verdeutlichen. Dieser Einfluss lässt sich mit dem sogenannten glykämischen Index beziehungsweise mit der glykämischen Last bei Weitem genauer beschreiben.

Glykämischer Index und glykämische Last

Wer mit Blutzucker oder Diabetes zu kämpfen hat, dem werden diese Begriffe geläufig sein: Je höher der Wert des glykämischen Index (kurz: GI oder Glyx) oder der glykämischen Last (kurz: GL), desto größer ist der negative Einfluss auf den Blutzuckerspiegel – und die Wahrscheinlichkeit, dass das Lebensmittel in Ihre Fettdepots wandern kann.

Die glykämische Last ist aussagekräftiger, da der Wert die Kohlenhydratdichte berücksichtigt und somit einen Vergleich auf Gewichtsbasis (zum Beispiel 100 Gramm von X mit 100 Gramm von Y) ermöglicht. GL-Werte unter 10 sind gut, zwischen 11 und 20 okay, über 20 schlecht. Der Wert eines Lebensmittels kann sich während der Zubereitung durchaus verändern. So haben beispielsweise gekochte Möhren einen deutlich höheren Glyx-Wert als rohe, da durch das Erhitzen Zuckermoleküle entstehen – deshalb schmecken gekochte Möhren auch süßer als rohe.

Der Einfluss von kohlenhydratreichen Lebensmitteln auf den Blutzuckerspiegel ist schließlich auch davon abhängig, in welcher Gesellschaft sie sich im Magen wiederfinden. Haben Sie bei der Mahlzeit beispielsweise Ballaststoffe zu sich genommen, bremsen die den Verdauungsprozess und damit den Anstieg des Blutzuckerspiegels ab.

Was Sie bei vermeintlich guten GL- oder GI-Werten nicht aus dem Auge verlieren sollten, sind die Gesamtkalorien eines Lebensmittels. So stehen Bratkartoffeln im GL-Ranking besser da als Salzkartoffeln, obwohl sie einen ausgesprochen hohen Fettgehalt aufweisen und dadurch mehr als doppelt so viele Kalorien haben. Auch Kartoffelchips scheinen laut GL-Wert „gesünder" zu sein als Gummibärchen, obwohl sie auf 100 Gramm 200 Kilokalorien mehr enthalten – und damit (ebenso wie die Gummibärchen) absolutes Gift für Ihr Abnehmvorhaben sind.

> *Fazit: Je mehr Übergewicht Sie haben, desto vorsichtiger sollten Sie mit Kohlenhydraten sein. Ziehen Sie Lebensmittel mit „guten" Kohlenhydraten vor, zum Beispiel Vollkornprodukte und Gemüse, und reduzieren Sie alles, was Zucker und Weißmehl enthält.*

Makronährstoff Fett:
Kalorienreich, aber besser als sein Ruf

Ein Gramm Fett hat mit neun Kilokalorien mehr als doppelt so viel Energie wie Eiweiß oder Kohlenhydrate. Deshalb nutzt der Körper diese Speicherform auch für seine Depots. Das heißt aber nicht, das Nahrungsfett zwingend zu Körperfett wird! Dem Körper fällt es vielmehr eher leicht, die angesprochenen (schlechten) Kohlenhydrate in Fett umzuwandeln. Fett ist grundsätzlich ein wichtiger Bestandteil der Ernährung, denn es ist unter anderem essenziell für die Verwertung von fettlöslichen Vitaminen (A, D, E und K).

Was an Fett für Figurbewusste vor allem gefährlich ist: Es versteckt sich unmerklich in vielen (gar nicht immer nur ungesunden) Lebensmitteln und kann Ihre Kalorienaufnahme im Nu in die Höhe katapultieren. Ein paar Beispiele: 100 Gramm der (sehr gesunden!) Walnüsse enthalten ganze 70 Gramm Fett! – doppelt so viel wie manche Kartoffelchips-Sorten. Fertig-Pesto kommt pro Glas schon mal auf rund 100 Gramm (!) Fett und auch die unscheinbaren Sojaflocken bringen 20 Gramm Fett auf 100 Gramm ins Spiel.

Bei aller Rechnerei: Fett ist nicht gleich Fett!

Auch bei Fetten gibt es gesündere und ungesündere Sorten. Die gesunden sind sogar teilweise essenziell, das heißt, der Körper braucht sie unbedingt, da er sie nicht selbst produzieren kann. So ist es zum Beispiel immer besser, die angesprochenen Walnüsse trotz ihres höheren Fettgehalts den Kartoffelchips vorzuziehen.

Hier sind die drei natürlichen Arten von Nahrungsfett (in vielen Lebensmitteln kommen mehrere Fettsäurearten gemischt vor): gesättigte Fettsäuren, einfach ungesättigte und mehrfach ungesättigte Fettsäuren.

Vorsicht vor Transfettsäuren in Fast Food und Fertigprodukten

Die gesättigten Fettsäuren sind am weitesten verbreitet und finden sich zum Beispiel in Fleisch und Käse, aber auch in sehr vielen industriell hergestellten Produkten. Und in denen schlummert noch eine weitere, fiese Fettvariante. Die Rede ist von den berüchtigten Transfettsäuren (auch Triglyceride genannt), die im Verarbeitungsprozess entstehen und die im Ruf stehen, das schädliche LDL-Cholesterin im Körper zu vermehren und gleichzeitig den Spiegel des gesunden HDL-Cholesterins zu senken. Diese Kombination erhöht das Risiko, an Arteriosklerose zu erkranken und damit einem erhöhten Herzinfarkt- und Schlaganfallrisiko ausgesetzt zu sein. Deshalb sollten insbesondere Übergewichtige die Finger von Transfettsäuren liefernden Lebensmitteln lassen!

Wo kommen die Transfettsäuren vor? In Fertigprodukten wie gesagt (zum Beispiel in Trockensuppen und anderen Fertigmahlzeiten), teilweise auch in Zereali-

DIE VERSCHIEDENEN FETTSÄUREN	
Fettsäure	kommt überwiegend vor in …
Gesättigt	tierischen Produkten wie Fleisch, Wurst, Käse, Butter, aber auch in Kokosfett und anderen gehärteten (Brat-)Fetten, Fertigprodukten, Backwaren und Knabberkram
Einfach ungesättigt	Oliven- und Rapsöl, auch in Nüssen, Samen, Avocados
Mehrfach ungesättigt	Fisch (vor allem in fetteren Sorten wie Lachs, Hering, Forelle, Makrele), Nüssen (vor allem Walnüssen), Ölen (wie Sonnenblumen-, Maiskeim-, Distel-, Lein- und Walnussöl)

en und Müslis mit Fettzusatz wie bei den sogenannten Crunchy-Varianten, in Fast Food, in frittierten Lebensmitteln (Pommes frites, Kartoffelchips etc.), aber auch teilweise in Kuchen, Keksen, Crackern oder Zwieback. Insgesamt sollten Sie die Aufnahme von Transfetten so weit wie möglich meiden und die von gesättigten Fettsäuren eher in Grenzen halten.

Her mit den ungesättigten Fettsäuren!

Lebensmittel mit ungesättigten Fettsäuren dagegen können Sie in der Regel ohne Bedenken verzehren. Vor allem die mehrfach ungesättigten Fettsäuren sind eine echte Bereicherung für Ihre Gesundheit. Bekannte Beispiele sind die Omega-3-Fettsäuren (in Fischen wie Hering oder Lachs) sowie die Omega-6-Fettsäuren (in Walnüssen und vielen Ölen). Sie unterstützen die Pflege und den Aufbau von Körperzellen und können sogar dafür sorgen,

den schädlichen LDL-Cholesterinspiegel zu senken. Apropos Cholesterin: Wenn Sie nicht gerade unter einem völlig überhöhten Spiegel leiden, müssen Sie sich grundsätzlich keine Sorgen darum machen. Das Beste, was Sie tun können, ist, sich regelmäßig zu bewegen, eiweißreich zu essen und vorrangig zu frischen natürlichen Lebensmitteln zu greifen!

Die Drittel-Strategie

Eine einfache Regel zur groben Orientierung: Nehmen Sie zu je einem Drittel gesättigte, einfach ungesättigte und mehrfach ungesättigte Fettsäuren zu sich. Das klappt, wenn Sie überwiegend auf Fertigprodukte, Fast Food, Backwaren, Schokolade und Knabberwaren verzichten, eher fettarm kochen und kalt gepresste Öle bevorzugen. Versuchen Sie zudem, nur die Hälfte Ihres gesamten Fettkonsums mit sichtbaren Fetten (also Ölen, Butter etc.) abzudecken.

Fazit: Fett darf in Maßen auf den Teller. Bevorzugen Sie dabei Lebensmittel mit ungesättigten Fettsäuren und halten Sie sich von Fertigprodukten und Knabberartikeln fern.

Diese dick machenden Lebensmittel bekommen Hausverbot

Kekse   Marzipan   Zucker (weiß und braun, auch Kandis)

Schokolade   Bonbons und Karamellwaren   Kuchen und Torten   Traubenzucker

Gummibärchen   Lakritz   Kartoffelchips   Knabbergebäck

Gebäckwaren wie Berliner, Amerikaner, Rumkugeln etc.   Weingummi etc.   Schaumzucker

Kandierte Früchte   Erdnusslocken   Puffreis

Nuss-Nougat-Creme

Kokosraspeln   Aal   Zuckerrübensirup

Kartoffelpüree-Pulver   Vollfett-Mayonnaise

Sahneeis   Schokoladen- oder Vanillepudding   Sahnekefir

Sahnejoghurt   Obstkonserven (Früchte und Saft)   Götterspeise

Süße Fertignachspeisen (Tiramisu, Mousse au Chocolat, Pudding)

Kaffeesahne

Schlagsahne   Schweineschmalz   Fertiggerichte jeglicher Art

Fertigpizza

Eiernudeln   Cornflakes (vor allem gezuckerte)

Hartweizen-Nudeln   Crunch- und Schokoladenmüslis

Zucker-Zerealien   Weißbrot

Buttertoast   Rosinenbrot

Croissants

Camembert

Blauschimmelkäse   Aufstrichsalate (Fleischsalat, Seelachs-Ersatz etc.)

Doppelrahmkäse   Speck   Fleischkäse

Schmelzkäse mit hohem Fettanteil   Leberkäse

fette Nudelsoßen wie Pesto   süßer Senf

fette Salatsoßen (French, Knoblauch, Sylter Art etc.)   Mango-Chutney

fette Fertigsoßen (zum Grillen wie Cocktailsoße, Knoblauchsoße etc.)

süß-saure Fertigsoßen, Dips etc.   Käse-Dips

Röstzwiebeln

Eistees   Sirup-Getränke   Croûtons

Fruchtnektar   Alkohol, vor allem: Hefeweizen, Liköre, Sahneliköre

Limonaden-Getränke (inklusive Cola – auch die zuckerfreie!)

Diese schlank haltenden Lebensmittel ziehen bei Ihnen ein

magerer Fisch und Meeresfrüchte,
zum Beispiel: Flunder, Garnelen, Hecht, Heilbutt,
Steinbutt, Kabeljau, Rotbarsch, Schellfisch, Scholle, Seelachs, Seezunge,
Tintenfisch, Thunfisch (auch aus der Dose im eigenen Saft), Zander

Vollkornbrot
Pumpernickel
Reiswaffeln

Gemüsebrühe

Hartkäse (bis 10 Prozent Fett absolut)
körniger Frischkäse   Harzer Käse
Magerquark

Walnüsse
Haselnüsse
Erdnüsse (nicht geröstet)
Mandeln   Cashewkerne

mageres Fleisch,
zum Beispiel: Hähnchenbrust, Kalbsfilet,
Putenbrust, Rinderfilet, Schweinefilet

Tomatenmark

Steinpilze
Champignons
Pfifferlinge

Gemüsesaft, zum Beispiel:
Karotte, Tomate oder gemischt

Gewürze, Kräuter

magerer Aufschnitt:
Lachsschinken, Putenbrust und sonstiger fettarmer
Geflügelaufschnitt, gekochter Schinken,
roher Schinken ohne Fett, mageres Mett (Tatar)

Hartkäse
(wie Edamer oder Gouda, fettarm)
Joghurt (fettarm, natur)
Buttermilch (fettarm, natur)

Kohl:
Rosenkohl, Weißkohl, Grünkohl
Wirsingkohl, Blumenkohl
Chinakohl, Brokkoli, Kohlrabi

Zitrone **Knoblauch**   **Wasser**
Ingwer

Kopfsalat   Endiviensalat
Chicorée **Eisbergsalat** Rucola
Feldsalat

Rote Beete
Möhren   Zwiebeln

eingelegte Gurken

Fenchel

Tomaten in der Dose

Tomaten **Auberginen**
Mangold   Rettich
Spinat   Spargel
Paprika Radieschen
Kürbis   grüne Bohnen

Olivenöl, Distelöl, Rapsöl,
Leinöl, Sonnenblumenöl

Gurken   Sellerie

Kaffee
Tee (Früchtetee, Kräutertee, Rooibostee,
schwarzer oder grüner Tee)

Tiefkühlgemüse
(natur, ohne Rahm oder Soße)

Alle Achtung: acht ultimative Ernährungstipps mit Speck-weg-Garantie

Die dürfen Sie getrost verschlingen: Hier kommt die Nachspeise Ihres „Kommen Sie in die Gänge"-Menüs mit den wichtigsten Ernährungsstrategien zum Fettabbau.

Speck-Spreng-Strategie 1:
Die Ernährung anpassen

Wer abnehmen will, muss seine Energiebilanz aufbessern. Das heißt: entweder weniger Kalorien essen oder sich mehr bewegen. In den meisten Fällen ist die Kombination von beidem am vielversprechendsten. Denken Sie daran: Kalorien reduzieren heißt nicht zwingend weniger essen, sondern bedeutet vielmehr, gesündere Sachen zu essen!

Speck-Spreng-Strategie 2:
Eiweiß essen, Kohlenhydrate reduzieren

Dabei gilt – Sie haben es inzwischen mitbekommen: Eiweiß ist spitze fürs Abnehmvorhaben und essenziell für die Muskulatur. Kohlenhydrate dagegen sind so na ja. Deshalb: Erstere aufstocken, Letztere reduzieren (Sie werden davon immer noch genug bekommen). Zur Grobkalkulation: Superschwergewichte und Schwergewichte setzen ihr Essen täglich aus etwa 40 Prozent (guten!) Kohlenhydraten, 30 Prozent Fett und 30 Prozent Eiweiß zusammen (jeweils plus/minus 5 Prozent sind okay). Halbschwergewichte können 50 Prozent Kohlenhydrate sowie je 25 Prozent Fett und Eiweiß zu sich nehmen. Oder

bezogen auf die Stoffwechseltypen (siehe dazu die Seiten 27 und 28): Je langsamer Ihr Stoffwechsel (endomorphe Kandidaten aufgepasst!), desto zurückhaltender sollten Sie mit Kohlenhydraten sein.

Speck-Spreng-Strategie 3:
Geduldig sein

Verändern Sie Ihre Ernährungsgewohnheiten moderat! Lassen Sie sich zum Abnehmen Zeit, bleiben Sie geduldig. Extreme Einschränkungen sind ausdrücklich nicht erlaubt. Denken Sie daran: Wenn Sie über einen längeren Zeitraum gemäßigt abnehmen, so ist die Wahrscheinlichkeit größer, dass Sie auch schlank bleiben – denn Sie haben eher Fett verloren als Muskeln. Und in der Zeit wird sich auch in Ihrem Leben nachhaltig etwas verändert haben. Selbst wenn Sie jede Woche nur 100 Gramm abnehmen: Auch so sind Sie in einem Jahr stolze fünf Kilo los!

Speck-Spreng-Strategie 4:
Sich selbst kennenlernen

Sie sind, was Sie essen. Was sind Ihre Sünden? Führen Sie eine Woche lang ein Ernährungstagebuch, in dem Sie möglichst jeden Bissen festhalten. Danach werten Sie die Infos aus: Von welchen – ungesunden – Dingen essen oder trinken Sie zu viel? Wie viel essen Sie zu den Mahlzeiten, wie oft snacken Sie? Vergleichen Sie Ihre Lebensmittel mit denen auf den Seiten 36 und 37.

Mehr als 1000 Rezepte à la carte
Wenn Sie mögen, können Sie sich inspirieren lassen von der Online-Rezeptdatenbank von Men's Health. Hier finden Sie über 1000 Gerichte für jede Gelegenheit und zumeist mit konkreter Angabe der Kilokalorien- und Nährwerte. Probieren Sie es aus: MensHealth.de/food/rezepte

Speck-Spreng-Strategie 5: Großreinemachen

Jetzt wird ausgemistet: Schmeißen Sie alle Dickmacher raus (siehe Seite 36) und stocken Sie Ihren Vorrat an figurverträglichen Lebensmitteln (siehe Seite 37) auf. Die Mindestanforderung: Streichen Sie wenigstens fünf der im Tagebuch identifizierten ungesunden Lebensmittel aus Ihrem Leben. Zum Ausgleich suchen Sie sich fünf neue gesunde Lebensmittel aus. Das Idealziel: In drei bis sechs Monaten essen Sie möglichst kein Lebensmittel mehr, das auf Seite 36 zu finden ist.

Speck-Spreng-Strategie 6: Satt werden

Sorgen Sie dafür, dass Sie stets satt werden. Die besten Tipps dazu:

- Essen Sie Ballaststoffe. Die stecken vor allem in Gemüse, Obst und Vollkornprodukten. Sie regulieren zusätzlich den Blutzuckerspiegel und fördern die Verdauung.
- Trinken Sie vor jedem Essen ein Glas Wasser. Das füllt den Magen, regt die Verdauung an und belebt.
- Greifen Sie zu großvolumigen Lebensmitteln wie Gemüse, Kohl oder Salat, die nach viel aussehen und im Magen auch ordentlich Platz einnehmen, aber wenig Kalorien haben.
- Essen Sie Eiweiß. Nicht nur, weil das gut für die Muskulatur ist – Fleisch, Fisch & Co. machen auch satt.
- Essen Sie langsam, indem Sie bei jedem Bissen wenigstens 15-mal kauen und das Besteck beiseitelegen.
- Füllen Sie Ihren Teller nicht ganz voll. Steht er leer vor Ihnen, tritt das Sättigungsgefühl schneller ein. Bevor Sie nachschlagen, warten Sie: Nach 15 bis 20 Minuten erst kommt im Gehirn das Signal „Ich bin satt!" an.
- Sparen Sie sich nicht mehr das Leckerste bis zum Schluss auf – das wäre ein falscher Ansporn, den Teller partout leeren zu müssen.

Speck-Spreng-Strategie 7: Wasser trinken

Das hat keine Kalorien (sondern verbraucht sogar noch ein paar), gibt Ihnen ein Sättigungsgefühl und ist immer die bessere Alternative zu allen anderen Getränken. Die Faustregel: 30 Milliliter pro Kilogramm Körpergewicht pro Tag trinken. An Trainingstagen kommt für jede halbe Stunde Training ein halber Liter dazu.

Speck-Spreng-Strategie 8: Zur richtigen Zeit essen

Essen Sie zu den drei Hauptmahlzeiten, dazwischen im besten Fall nichts (außer Wasser oder Tee). Dauerhaftes Snacken hält den Insulinspiegel oben – so werden Sie nie satt. Das Frühstück sollte die meiste Energie liefern, das Mittagessen nährstoffreich sein (Gemüse, Salat, Fleisch oder Fisch) und nicht zu sehr belasten, das Abendessen ist kohlenhydratreduziert und eiweißbetont. Nach 19 oder spätestens 20 Uhr essen Sie am besten gar nichts mehr.

Snack-Attack: Heißhunger-Happen für den Notfall

Wenn der kleine Hunger auf der Matte steht – diese leichten Snacks dürfen eintreten:

- 250 Gramm pure Rohkost: Gurke, Fenchel, Paprika, Tomaten, Möhren, Sellerie etc.
- 100 Gramm Harzer Käse pur
- 100 Gramm Magerquark pur
- 100 Gramm körniger Frischkäse pur
- eine Terrine klare Gemüse- oder Hühnerbrühe
- 150 Gramm saure Gurken
- 1 bis 2 Scheiben roher Schinken, magerer Lachsschinken oder gekochter Schinken
- ein hart gekochtes Ei
- eine Dose Thunfisch im eigenen Saft, pur
- 1 bis 2 Reiswaffeln
- ein Glas Gemüse-, Tomaten- oder Möhrensaft
- ungesüßter Früchte- oder Kräutertee, so viel Sie mögen
- ein Becher schwarzer Kaffee

39

Kapitel 3

Die 27 besten Workouts zum Abnehmen

Willkommen zum Hauptkapitel dieses Abnehm-Trainingsbuchs: Hier finden Sie über 160 Übungen detailliert beschrieben in Wort und Bild, angereichert mit vielen zusätzlichen Einsteigervarianten und Intensivierungstipps. Gähnend leere Fettzellen dank prall gefüllter Workouts: Die Übungen sind sorgsam zusammengestellt in insgesamt 27 Abnehm-Workouts (plus zwei Warmup-Einheiten), welche ideal auf Ihre Fett-weg-Ambitionen getrimmt sind. Diese Workouts wiederum sind zusammengefügt zu fertigen Trainingsplänen im nachfolgenden Kapitel ab Seite 190 – alles zusammen bildet das Kapital, mit dem Sie sofort loslegen können. Versprochen: Für jedes Leistungslevel ist etwas dabei – und für jedes Abnehmziel: egal, ob Sie 50 oder 5 Kilo loswerden wollen. Auf geht's, suchen Sie sich gleich ein passendes Einstiegs-Workout (oder einen passenden Trainingsplan) aus und legen Sie sofort los!

Einfach und effektiv – Mit Fett-weg-Garantie

Alle hier vorgestellten Workouts und Übungen garantieren nicht nur Fettabbau in Vollendung, sondern werden Ihren Körper, Ihre Gesundheit, Ihr ganzes Leben auch in vielerlei anderer Sicht bereichern. Schauen Sie mal, das haben Sie davon:

Große Muskelgruppen sind Fatburn-Profis

In jedem Workout werden Sie Übungen finden, die die großen Muskelgruppen des Körpers fordern: Beine und Gesäß, aber auch Brust, Rücken und Rumpf. Warum ist das gut für den Abnehmerfolg? Aus zweierlei Gründen: Erstens verbrauchen Sie im Training umso mehr Energie, je mehr Muskelmasse Sie in Bewegung setzen. Zweitens bieten die großen Muskeln im Vergleich zu kleineren ein wesentlich größeres Potenzial, schneller und mehr Muskelmasse aufzubauen. Und Sie wissen ja schon aus Kapitel 1 (siehe Seite 14), dass Muskelmasse ein hilfreicher Abnehm-Booster ist: Sie verbrennt rund um die Uhr Energie. Und je höher Ihr Energieverbrauch ist, desto eher nehmen Sie ab beziehungsweise desto eher bleiben Sie schlank. Insgesamt kümmert sich jedes Workout um alle großen Muskelgruppen Ihres Körpers. Auf diese Weise ist sichergestellt, dass Sie zum einen den größtmöglichen Trainingseffekt mit Blick auf Ihre Abnehmambitionen erzielen, zum anderen automatisch Ihren Körper ausgewogen und effektiv austrainieren.

Keine Ausreden mehr dank Übungen ohne Geräte

Alle Übungen in diesem Buch kommen ohne spezielles Trainingsgerät aus. Für die meisten Übungen benötigen Sie überhaupt keinen Gegenstand – außer Ihrem Körper. In einigen wenigen, entsprechend gekennzeichneten Workouts sind zudem Übungen zusammengefasst, bei denen Hilfsmittel aus Alltag und Umgebung zum Einsatz kommen. Diese finden Sie garantiert immer in Reichweite. Da es also mit diesem Buch so einfach ist, immer und überall zu trainieren, und Sie auch für jedes noch so kleine Zeitfenster in Ihrem Kalender ein passendes Workout finden, gilt ab sofort: keine Ausreden mehr!

Eigengewichtsübungen für einen gesunden, rundum beschwerdefreien Körper

Das Training mit dem eigenen Körpergewicht, neudeutsch Bodyweight-Training, hat nicht nur den Vorteil, dass Sie ohne Trainingsgerätschaft auskommen. Eigengewichtstraining ist funktionelles, alltagstaugliches Training: Sie kräftigen Ihren Körper für alle Anforderungen des Lebens und schulen ihn in allen Bewegungsformen, die Sie auch außerhalb des Trainings durchführen. Vor allem verbessern Sie das Zusammenspiel mehrerer Muskelgruppen bis hinein in die unteren Strukturen der Muskulatur. Und damit fördern Sie Ihre „Bewegungsintelligenz". Das alles führt schließlich dazu, dass Sie seltener unter Beschwerden leiden. Sie minimieren Ihr Verletzungsrisiko bei unbedarften Bewegungen im Alltag, stärken Ihren Rücken und sorgen ganz nebenbei für eine gesündere, aufrechtere Körperhaltung – die zusätzlich dazu beiträgt, dass Sie attraktiver erscheinen!

Übungen für jedes Trainingslevel und jede Gewichtsklasse

Egal, wie viel Gewicht Sie auf den Rippen haben. Egal, wie (un)trainiert Sie sind – auch wenn Sie sich noch nie wirklich um Ihre Fitness gekümmert haben: Für jeden gibt es hier passende Übungen, Workouts und Trainingspläne.

Trainingsnovizen und Kandidaten mit sehr großem Übergewicht beginnen mit den leichtesten Workouts, Fortgeschrittene mit den ambitionierteren Programmen. Bei jedem Workout finden Sie Hinweise, für wen es geeignet ist. Darüber hinaus bietet jedes Workout drei Ausführungsmöglichkeiten unterschiedlicher Intensität zur Auswahl: leicht, mittel, anstrengend. Zusätzlich gibt es bei fast allen Übungen leichtere Einstiegsvarianten (siehe die Hinweise zu den Übungen auf Seite 43), bei manchen finden Sie wiederum Tipps zur Intensivierung, falls eine Übung Sie mal nicht mehr ausreichend beansprucht.

Die Workouts

Hinweise zu den Workouts

Es gibt viele Möglichkeiten, die Übungen und Workouts in diesem Buch anzuwenden. Der Königsweg: Sie trainieren nach den fertigen Trainingsplänen in Kapitel 4 ab Seite 190.

Alternativ können Sie natürlich auch auf eigene Faust trainieren. Und entweder jedes Workout immer dann durchführen, wenn Ihnen danach ist, oder aus allen Workouts Ihren eigenen Trainingsplan zusammenstellen. Halten Sie sich dabei aber bitte immer an die Hinweise im Kapitel zur Trainingslehre (ab Seite 19), um ausreichend Zeit ins Abspecktraining zu investieren, den Körper aber auch nicht zu überfordern (und so Übertraining mit Folgen wie Ermattung, Beschwerden oder sogar Verletzungen zu vermeiden).

Ein paar Hinweise für Ihren selbst zusammengestellten Trainingsplan:

- Die nummerierten 15-, 30- und 45-Minuten-Workouts nehmen mit steigender Zahl an Intensität und Komplexität zu. Individuelle Einschränkungen oder Begabungen sind hierbei natürlich noch nicht berücksichtigt. Das heißt: Das 15-Minuten-Abspeck-Workout 1 ist leichter und besser für absolute Neulinge geeignet als beispielsweise das 15-Minuten-Abspeck-Workout 4. Dieses ist wiederum leichter als das 15-Minuten-Abspeck-Workout 5 und so weiter. Dasselbe gilt für die 30-Minuten- und die 45-Minuten-Workouts.
- Bei jedem Workout sind vorweg drei verschiedene Möglichkeiten zur Ausführung aufgeführt, die sich in ihrer Intensität (zum Beispiel durch kürzere oder längere Pausenzeiten) unterscheiden: leicht, mittel, anstrengend. Wer sein Training individuell zusammenstellt, kann selbst entscheiden, was am besten passt. Bei den fertigen Trainingsplänen ab Seite 190 sind bestimmte Intensitäten bereits vorgegeben. Diese dienen zur anfänglichen Orientierung. Wenn Sie sich im Laufe der Zeit verbessern, dann dürfen (und sollten) Sie die nächste Intensitätsstufe zünden. In jedem Fall ist gewährleistet, dass Sie ein und dasselbe Workout auch längere Zeit beim Abnehmen begleiten kann, ohne an Reiz und Wirkung zu verlieren.
- Für alle Workouts gilt: Orientieren Sie sich an den vorangestellten Informationen, für welches Leistungslevel und für welche Gewichtsklasse das jeweilige Workout geeignet ist. Die Einteilung nach Gewichtsklassen berücksichtigt dabei beispielsweise, dass Sprungbelastungen für Menschen mit großem Übergewicht ganz und gar nicht gut für die Gelenke sind. Nehmen Sie als „Superschwergewicht" lieber zunächst mit den passenden Workouts beziehungsweise Trainingsplänen ab, bevor Sie die Übungen der nächsttieferen Gewichtsklasse durchführen.
- Eine Kurzübersicht über die Workouts finden Sie auf den jeweiligen Aufmacherseiten der Workout-Kapitel: Seite 44 (Warm-up-Workouts), Seite 52 (15-Minuten-Workouts), Seite 86 (30-Minuten-Workouts), Seite 118 (45-Minuten-Workouts) und Seite 154 (Sequenztrainingseinheiten von 60 und mehr Minuten).

Hier noch einmal die drei Gewichtsklassen dieses Buches im Überblick:

Als „Superschwergewicht" ordnen Sie sich ein, wenn Sie mehr als 20 Kilo zu viel wiegen. Zu den „Schwergewichten" gehören Sie, wenn Sie zwischen 10 und 20 Kilo abnehmen wollen. „Halbschwergewichte" dagegen tragen weniger als 10 Kilo zu viel mit sich herum und/oder schielen auf die Freilegung ihres Sixpacks.

Hinweise zu den Übungen

Alle Übungen sind leicht verständlich in Wort und Bild erklärt. Zudem gilt:

- Tendenziell sind die Übungen in schwereren Workouts anspruchsvoller als diejenigen in Einsteiger-Workouts. Bei allen Übungen finden Sie zusätzlich einen Hinweis zum Schwierigkeitsgrad: Eine Hantel bedeutet leicht, zwei Hanteln mittel und drei Hanteln schwer. Zu fast jeder Übung gibt es darüber hinaus einen „Hilfe, das schaffe ich nicht!"-Tipp. Dahinter verbergen sich Einstiegsvarianten, die einen leichteren Zugang zur Übung ermöglichen.
- Bei manchen leichten Übungen finden Sie Intensivierungstipps unter dem Stichwort „Hey, das reicht mir nicht!". Mit diesen Varianten können Sie sich in größerem Maß auspowern, wenn Ihnen danach ist.
- Einige wenige, entsprechend gekennzeichnete Workouts enthalten Übungen mit Hilfsmitteln: Hilfreich sind hier ein Handtuch (ein im wahrsten Sinne spannendes Trainings-Tool!), eine Erhöhung oder verschiedene Hilfsmittel aus der Umgebung.

Warum Hilfsmittel, obwohl es im Buchtitel „ohne Geräte" heißt? Die einfache Erklärung: Manche Bewegungsformen wie der Klimmzug beispielsweise, im Übrigen eine astreine Eigengewichtsübung, wären sonst nicht möglich, und es gibt keinen wirklich adäquaten Ersatz für diese Bewegung ohne eine Möglichkeit des Hochziehens. Wenn es nur ums Abnehmen geht, könnten Sie natürlich auf derartige Bewegungen verzichten. Aber Sie wollen ja nicht nur Gewicht loswerden, sondern einen gesunden, rundum ausgewogenen Körper herausarbeiten. Und deshalb ist es gut, sich ab und an die Mühe zu machen und eine Klimmzug-„Stange" zu suchen: Das kann ein fester Ast im Park sein, ein Gerät auf dem Spielplatz, ein Zaun, ein Querbalken oder auch eine Türzarge.

Bei manchen Übungen sorgen Hilfsmittel wie ein Handtuch oder eine Erhöhung in Form von Bett, Stuhl, Tisch, Bank, Stein oder Mauer auch dafür, dass die Übung intensiver wird und Ihr Abnehmprojekt damit noch mehr unterstützt.

In der Regel sollten Sie alle benötigten Hilfsmittel ohne Probleme finden. Einige der Übungen (mit Handtuch, Erhöhung oder kleinen Gegenständen als Gewicht) können Sie aber auch ohne diese Hilfsmittel ausführen.

Jetzt aber ran an den Speck: Blättern Sie um, legen Sie los, machen Sie sich dünn!

Die Warm-up-Workouts

Zeit zum Anglühen – mit diesen beiden Warm-up-Einheiten. Eine davon genehmigen Sie sich, sozusagen als „Gruß aus der Küche", immer vor dem Hauptgang: Ihrem eigentlichen Training.

Warum das Warm-up – gerade für Übergewichtige – so wichtig ist, haben Sie auf Seite 22 in den Trainings-Basics lesen können. Es hat aber obendrein noch einen angenehmen Nebeneffekt: Auch im Warm-up verbrauchen Sie Energie. Es verlängert das Training und vergrößert dessen Wirksamkeit.

Sechs Tipps zum Warmwerden

- Ihr Warm-up-Programm sollte wenigstens zehn Minuten dauern, damit Sie vernünftig in Schwung kommen. In dieser Zeit können Sie verschiedene Elemente miteinander kombinieren: Ideal sind leichte, (kraft-)ausdauerbetonte Übungen und solche, die die großen Gelenke des Körpers mobilisieren – so wie in den beiden hier vorgestellten Warm-ups. Wer mag, kann sich zudem einige Minuten warm laufen oder hopsen. Nützlich ist, sofern vorhanden, ein Springseil.
- Aktivieren Sie beim Aufwärmen den ganzen Körper, in jedem Fall die Muskulatur und die Gelenke, die im Training gefordert werden.
- Das Warm-up soll Ihren Körper aktivieren, Sie aber nicht erschöpfen. Leicht in Wallung und ins Schwitzen kommen dürfen Sie, doch entziehen Sie Ihrem Körper nicht die Power, die er im nachfolgenden Haupttraining bringen soll.
- Beginnen Sie das Training unmittelbar nach der Aufwärmeinheit, spätestens fünf Minuten danach. Ansonsten fahren die eben noch aktivierten Systeme wieder herunter, der Warm-up-Effekt verpufft.
- Sie stehen unter Zeitdruck? Dann lassen Sie eine Übung Ihres Workouts ausfallen – das Warm-up steht in jedem Fall weiter auf dem Programm.
- Zu diesem allgemeinen Warm-up können Sie bei Bedarf, zum Beispiel bei besonders schweren Übungen wie Klimmzügen, ein paar lockere Wiederholungen vor den eigentlichen Sätzen absolvieren, um die Muskulatur direkt auf die Belastung vorzubereiten.

Kommen Sie auch wieder runter

Das Cool-down ist hilfreich für einen optimalen Start in die anschließende wichtige Regenerationsphase. Absolvieren Sie es direkt nach dem Training, ehe Sie auskühlen. Fünf Minuten reichen, in denen Sie einige leichte Übungen aus dem Warm-up-Programm nochmals locker ausführen. So fördern Sie die Durchblutung der Muskulatur und unterstützen die Wiederaufbau-Prozesse in beanspruchten Zellen.

Das Warm-up-Workout 1

Hier ist der erste Vorschlag, wie Sie Ihr Workout einleiten. Legen Sie sich für Übung 5 ein Handtuch bereit. Sie können diese aber auch ohne Handtuch ausführen, ohne den Warm-up-Effekt zu gefährden. Absolvieren Sie alle fünf Übungen nacheinander für jeweils eine Minute. Davon zwei Durchgänge, das macht also zehn Minuten Warm-up insgesamt.

geeignet für	Superschwergewichte	Schwergewichte	Halbschwergewichte
Einsteiger			
Fortgeschrittene			

Hochsprünge aus dem Ausfallschritt

TRAINIEREN Beine, Gesäß und Rumpf.

 A

- Mit links einen weiten Ausfallschritt nach hinten machen. Den linken Arm angewinkelt nach vorn führen, den rechten zurückziehen, als würden Sie lossprinten wollen. Die hintere Ferse ist in der Ausgangsposition angehoben, der Fuß sollte zu Beginn und nach jeder Landung gerade nach vorn zeigen. Den Oberkörper aufrecht halten.

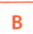 **B**

- Explosiv abdrücken, sodass die Füße sich im Idealfall leicht vom Boden lösen. Gleichzeitig den linken Oberschenkel wie einen Kolben nach vorn schnellen lassen und so weit es geht hochziehen.

- In der Ausgangsposition landen. Nach der halben Zeit die Schrittstellung wechseln.

HILFE, DAS SCHAFFE ICH NICHT!
Sie haben es in der Hand, wie intensiv Sie abspringen. Beginnen Sie mit kleineren Hopsern und steigern Sie sich.

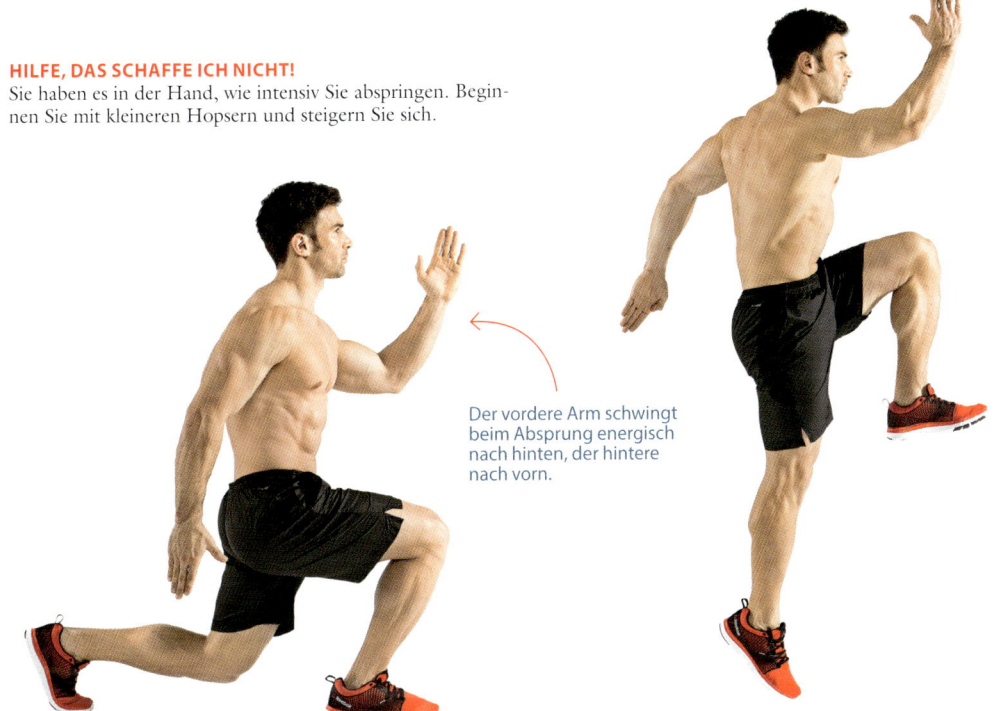

Der vordere Arm schwingt beim Absprung energisch nach hinten, der hintere nach vorn.

Laufvarianten auf der Stelle

TRAINIEREN Beine und Gesäß.

A

- Von Läufern als Warm-up für Fußgelenke und Beine geschätzt: Beginnen Sie, locker auf der Stelle zu laufen. Anfangs immer einen Fußballen auf den Boden drücken. Dann die Füße bei jedem Schritt vom Boden lösen.

- Die Oberschenkel jedes Mal ein bisschen höher ziehen, bis …

B

- … der jeweils angezogene etwa waagerecht steht. Die Hubbewegung des Oberschenkels dann reduzieren, bis Sie wieder in kleinen Bewegungen auf der Stelle laufen. Schließlich …

C

- … für das etwa letzte Drittel der vorgegebenen Zeit die Fersen bei jedem Schritt dynamisch ans Gesäß ziehen.

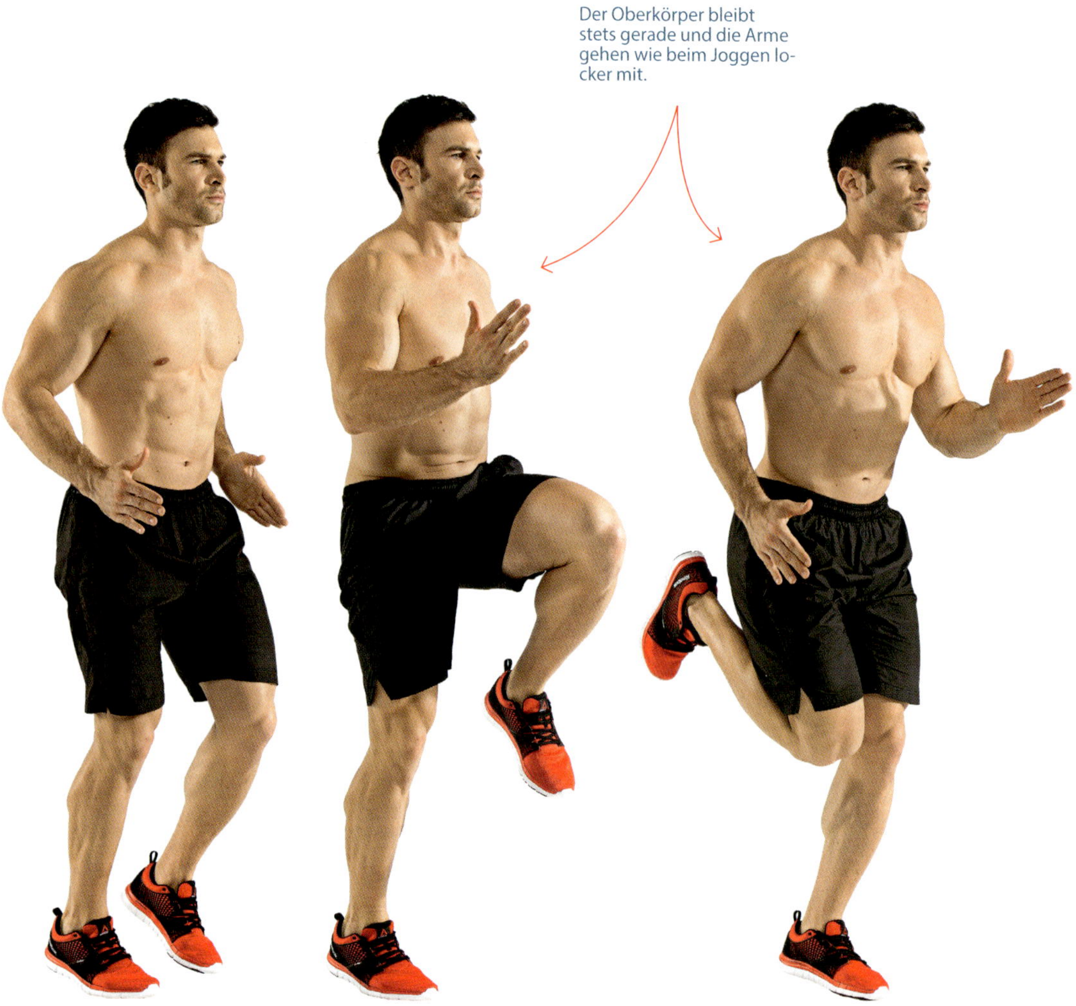

Der Oberkörper bleibt stets gerade und die Arme gehen wie beim Joggen locker mit.

Schattenboxen

TRAINIERT Rumpf und Schultern.

A

- In schulterbreiter Schrittstellung die Knie leicht beugen, der linke Fuß steht vorn. Den Rücken gerade halten, die Hände vor die Brust führen und zu Fäusten ballen.

B

- Mit dem rechten Arm blitzschnell nach vorn schlagen. Dabei die Faust vorschieben, der Arm bleibt auf Schulterhöhe. Der hintere Fuß geht locker mit, der Rumpf dreht beim Schlag leicht nach links.
- Den Arm zügig zurückziehen, dann mit der anderen Hand schlagen. Im hohen Tempo die Arme immer abwechseln.
- Nach der halben Zeit die Beinstellung schnell wechseln.

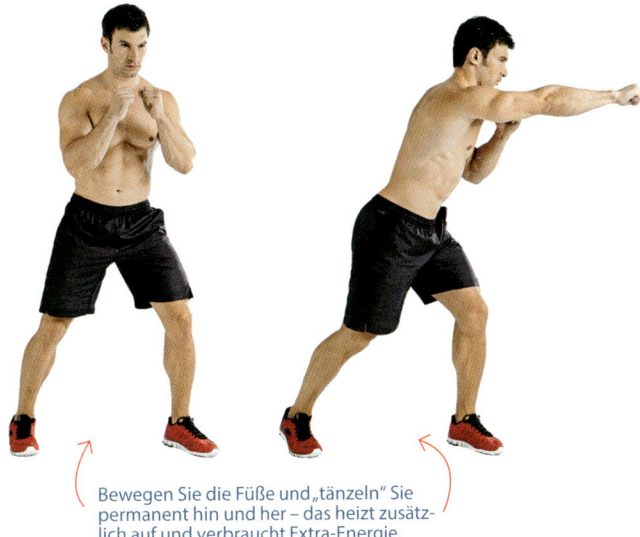

Bewegen Sie die Füße und „tänzeln" Sie permanent hin und her – das heizt zusätzlich auf und verbraucht Extra-Energie.

Schulterkreisen

TRAINIERT die Schultern.

A

- Im aufrechten Stand die Schultern vorschieben, dann im Kreis betont in Richtung der Ohren ziehen. Weiter in einer fließenden Bewegung …

B

- … die Schultern betont nach hinten und nach unten bewegen und so eine möglichst große Kreisbewegung mit den Schultern durchführen.
- Nach der Hälfte der Zeit die Rotationsrichtung wechseln.

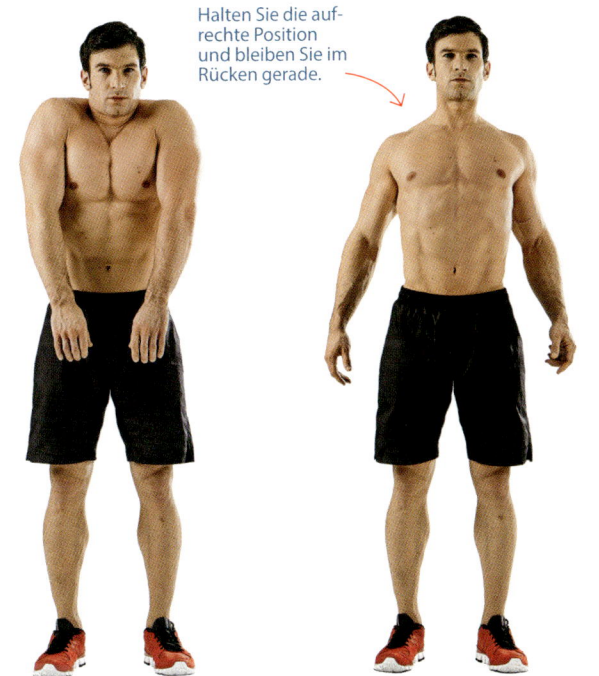

Halten Sie die aufrechte Position und bleiben Sie im Rücken gerade.

Körperdrehungen mit Handtuch

TRAINIEREN Rumpf und Schultern.

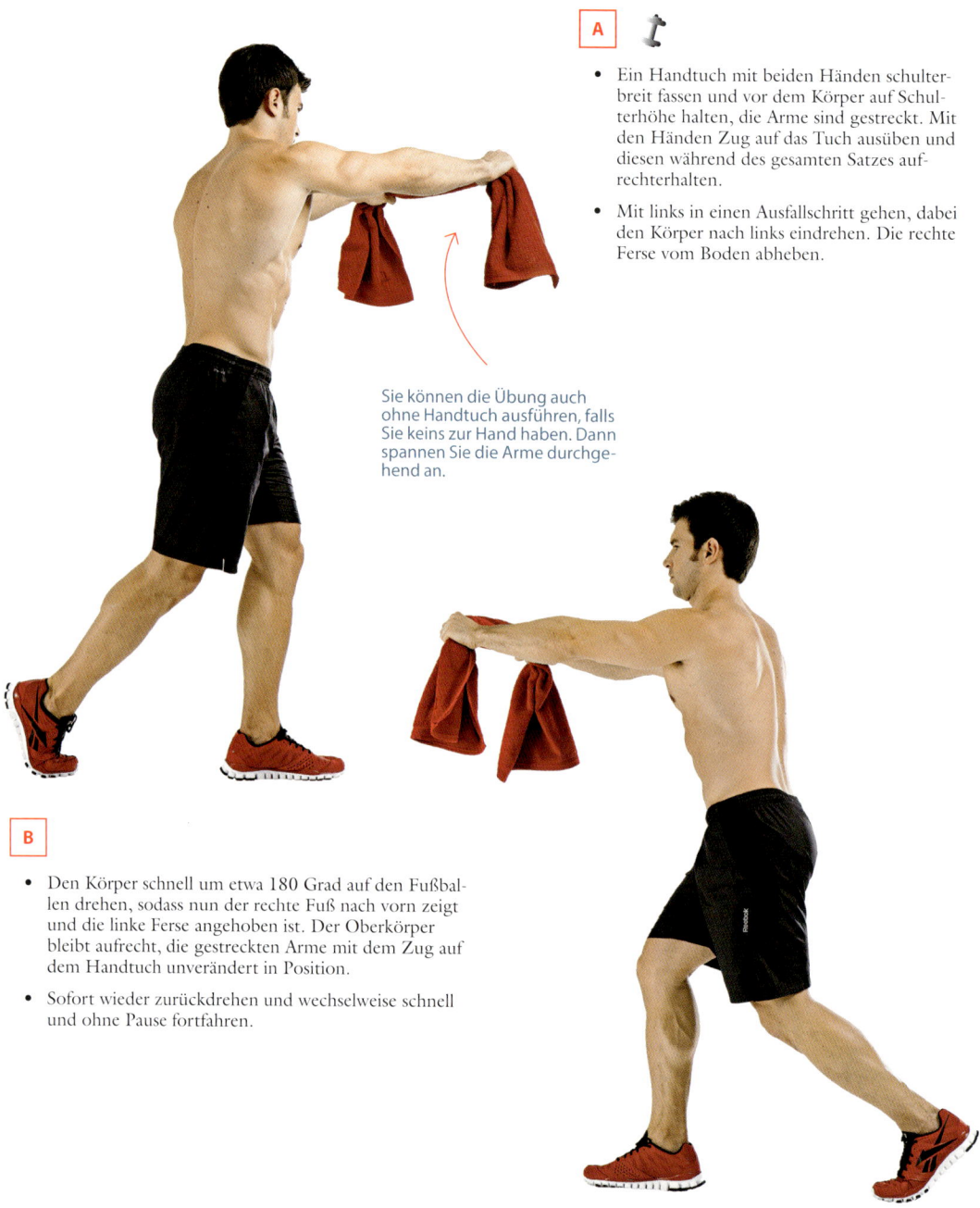

A

- Ein Handtuch mit beiden Händen schulterbreit fassen und vor dem Körper auf Schulterhöhe halten, die Arme sind gestreckt. Mit den Händen Zug auf das Tuch ausüben und diesen während des gesamten Satzes aufrechterhalten.

- Mit links in einen Ausfallschritt gehen, dabei den Körper nach links eindrehen. Die rechte Ferse vom Boden abheben.

Sie können die Übung auch ohne Handtuch ausführen, falls Sie keins zur Hand haben. Dann spannen Sie die Arme durchgehend an.

B

- Den Körper schnell um etwa 180 Grad auf den Fußballen drehen, sodass nun der rechte Fuß nach vorn zeigt und die linke Ferse angehoben ist. Der Oberkörper bleibt aufrecht, die gestreckten Arme mit dem Zug auf dem Handtuch unverändert in Position.

- Sofort wieder zurückdrehen und wechselweise schnell und ohne Pause fortfahren.

Das Warm-up-Workout 2

Wie jede gute Einheit zum Aufwärmen aktiviert dieses Workout alle entscheidenden Gelenke, vor allem Schultern, Becken und Knie, ohne zu überfordern. Absolvieren Sie alle Übungen nacheinander für eine Minute, davon dann zwei Durchgänge. Wechseln Sie von Training zu Training beliebig zwischen den beiden Warm-up-Einheiten.

geeignet für	Superschwergewichte	Schwergewichte	Halbschwergewichte
Einsteiger			
Fortgeschrittene			

Hampelmann

TRAINIERT den ganzen Körper.

- Mit geschlossenen Füßen gerade hinstellen. Die Hände liegen locker seitlich an den Oberschenkeln an.

- Explosiv mit beiden Beinen abspringen und in breiter Grätschposition wieder aufkommen. Gleichzeitig ebenso schnell die gestreckten Arme seitlich über den Kopf reißen.
- Sofort zurück in die Ausgangsposition abdrücken, dann auf Tempo ohne Pause fortfahren.

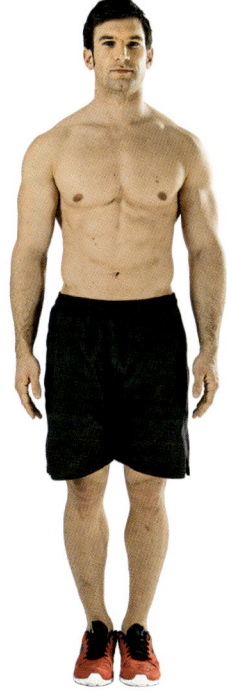

Bleiben Sie vor allem bei der Landung in den Knien stets locker und ganz leicht gebeugt.

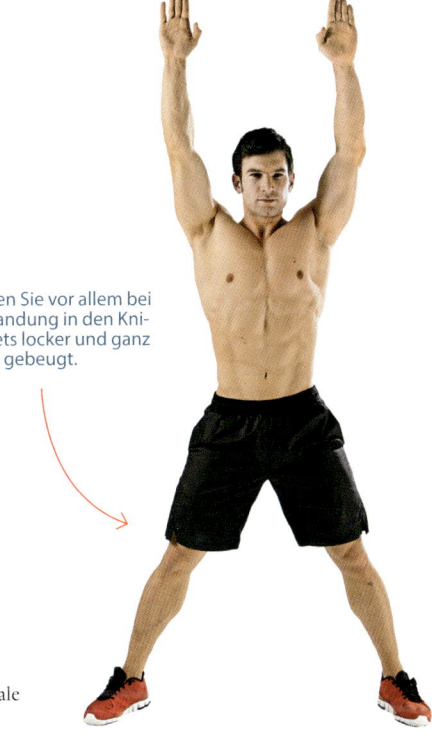

HILFE, DAS SCHAFFE ICH NICHT!
Auch hier können Sie mit kleinen Hopsern starten und die Arme erst einmal auf Schulterhöhe heben, falls Sie der normale Hampelmann anfangs überfordert.

Die Warm-up-Workouts

Armkreisen

TRAINIERT Schultern und Arme.

- Aufrecht hinstellen, die Knie leicht beugen. Die Schulterblätter etwas nach hinten unten ziehen, dann die gestreckten Arme vor dem Körper locker nach oben heben. Mit der Bewegung fortfahren und …

- … so die Arme wieder nach hinten und unten führen. Durchschwingen und in der Folge ohne Pause große, volle Kreise mit den Armen beschreiben.
- Nach der Hälfte der Zeit die Bewegungsrichtung ändern.

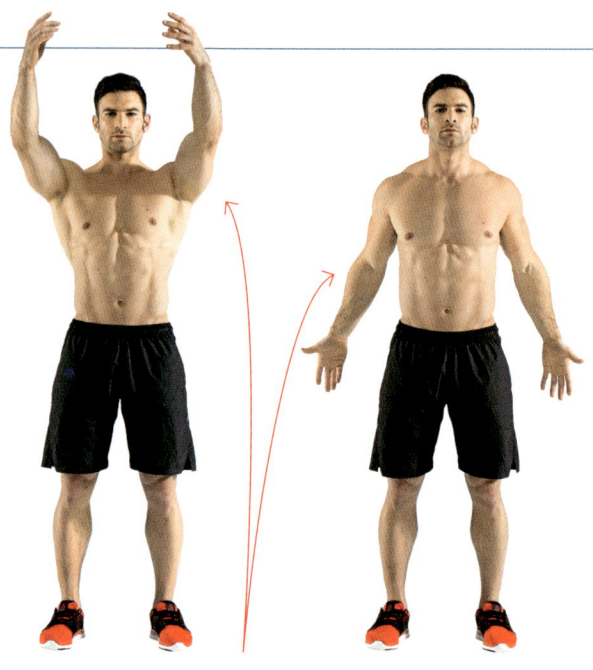

Variieren Sie das Schwingtempo und lassen Sie die Arme auch mal gegenläufig kreisen.

Beckenkreisen

TRAINIERT den Rumpf.

- Locker schulterbreit hinstellen, die Knie leicht beugen und die Hände in die Hüften stemmen.
- Die Hüfte nach rechts rausschieben, dann mit ihr Kreisbewegungen durchführen, indem Sie sie nach vorn kreisen lassen …

- … die linke Seite passieren und hinten den Hüftkreis vollenden. Immer weiterkreisen, nach fünf vollständigen Kreisen die Drehrichtung ändern. Variieren Sie auch die Größe der Kreise, ohne aber zu weit nach außen zu gehen.

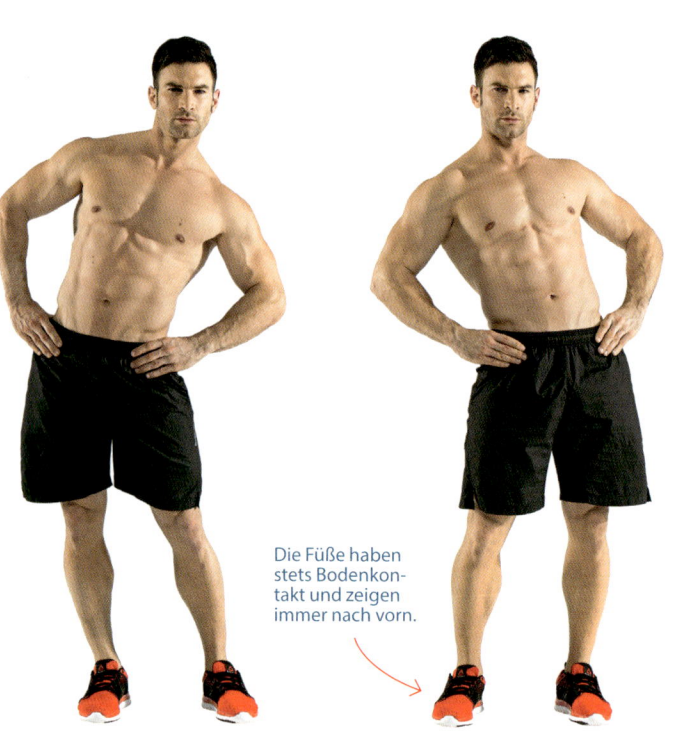

Die Füße haben stets Bodenkontakt und zeigen immer nach vorn.

Sprünge mit Drehungen

TRAINIEREN die Beine.

A

- Aufrecht hinstellen, die Knie leicht beugen. Spannung im Körper aufbauen, dann locker aus den Füßen abdrücken und ein Stück nach links versetzt landen.

B

- Sofort wieder abstoßen und diesmal nach rechts versetzt landen. Ohne Pause zügig fortfahren.

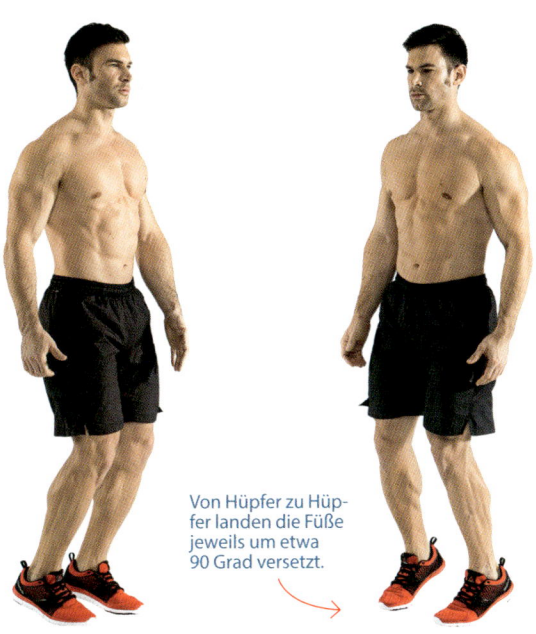

HEY, DAS REICHT MIR NICHT!
Führen Sie die Übung mit fixiertem Rumpf aus: Während der Oberkörper immer geradeaus zeigt, drehen nur Hüfte und Beine mit, wenn Sie mit den Füßen abwechselnd 45 Grad nach links und nach rechts hüpfen.

Von Hüpfer zu Hüpfer landen die Füße jeweils um etwa 90 Grad versetzt.

Hohe Tritte im Gehen

TRAINIEREN Beine und Gesäß.

Versuchen Sie, die Fußspitze bei jeder Wiederholung mit der Hand zu berühren.

A

- Aufrecht hinstellen, die Füße sind hüftbreit auseinander. Die Knie ganz leicht beugen, die Schulterblätter etwas zurückziehen und Spannung im Rumpf aufbauen.

B

- Blitzschnell das rechte Bein gestreckt nach vorn bis auf Brusthöhe führen. Gleichzeitig den linken Arm vorstrecken und mit der Hand in Richtung Fuß gehen. Dabei mit dem Oberkörper immer aufrecht bleiben.

- Zurück in die Ausgangsposition und zügig mit dem linken Bein, danach im Wechsel fortfahren.

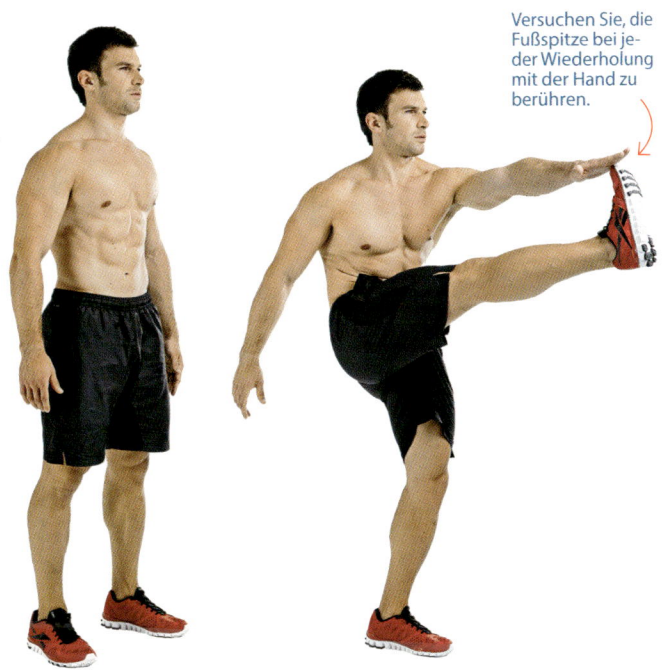

HILFE, DAS SCHAFFE ICH NICHT!
Ziehen Sie anfangs nur das Knie nach oben.

Die 15-Minuten-Workouts

Die kurzen, knackigen Viertelstünder sind ein praktischer Abnehm-Quickie für zwischendurch. Auf den kommenden 33 Seiten finden Sie insgesamt neun dieser 15-Minuten-Workouts. Genießen Sie sie!

Eine gute Nachricht für alle, die ihren eigenen Trainingsplan zusammenstellen: Im Zuge Ihrer Abnehmambitionen können Sie ruhig jeden Tag einen der 15-Minüter durchführen – so kommen Sie alleine dadurch schon auf 105 Minuten Training pro Woche. Ein paar Tipps, wenn Sie nicht nach einem der Trainingspläne ab Seite 190 arbeiten, sondern auf eigene Faust loslegen und mit diesen Kurz-Workouts jonglieren wollen:

• Im Idealfall führen Sie nicht immer dasselbe, sondern verschiedene 15-Minuten-Workouts aus. Zwei unterschiedliche Workouts in der Woche sollten es sein. Wer täglich trainiert, wechselt spätestens an jedem dritten Tag.

• Bei den 15-Minuten-Workouts reichen ausnahmsweise je fünf Minuten Warm-up und Cool-down.

• Wenn Sie gar nicht zu bremsen sind, können Sie auch zwei 15-Minüter am Tag absolvieren: direkt nacheinander beispielsweise oder ein Workout morgens und eins abends. Dabei sollten sich aber nicht zu viele Übungen aus den beiden Einheiten überschneiden.

Die folgende Übersicht zeigt, welches Workout für welche Gewichtsklasse und für welches Leistungslevel geeignet ist:

Übersicht aller 15-Minuten-Workouts

	Superschwergewichte		Schwergewichte		Halbschwergewichte	
	Einsteiger	Fortge-schrittene	Einsteiger	Fortge-schrittene	Einsteiger	Fortge-schrittene
Workout 1, ab Seite 53	🟩	🟩	🟩	🟩	🟩	🟩
Workout 2, ab Seite 57	🟩	🟩	🟩	🟩	🟩	🟩
Workout 3, ab Seite 61	🟩	🟩	🟩	🟩	🟩	🟩
Workout 4, ab Seite 65	🟩	🟩	🟩	🟩	🟩	🟩
Workout 5, ab Seite 69	🟥	🟩	🟩	🟩	🟩	🟩
Workout 6, ab Seite 73	🟥	🟥	🟥	🟩	🟥	🟩
Workout mit Hilfsmitteln aus der Umgebung, ab Seite 77	🟥	🟩	🟥	🟩	🟩	🟩
Workout mit Handtuch, ab Seite 80	🟩	🟩	🟩	🟩	🟩	🟩
Workout mit Erhöhung, ab Seite 83	🟥	🟥	🟥	🟩	🟩	🟩

Das 15-Minuten-Abspeck-Workout 1

Dieses Workout ist genau der richtige Einstieg in das „Abnehmen ohne-Geräte"-Training. Für jedermann, zu jeder Zeit, an jedem Ort. Wann, wo, wie immer Sie wollen: Perfekt ist diese Einheit übrigens auch als kleiner Trainings-„Happen" für zwischendurch!

geeignet für	Superschwergewichte	Schwergewichte	Halbschwergewichte
Einsteiger			
Fortgeschrittene			

AUSFÜHRUNGSMÖGLICHKEITEN		
Intensität	**Trainings-form**	**Ausführung**
Leicht	Stations-training	Von jeder Übung 2 Sätze à 60 Sekunden ausführen: 2 Sätze Übung 1, 2 Sätze Übung 2 usw. Pausen zwischen den Sätzen einer Übung: je 30 Sekunden; Pausen beim Übungswechsel: je 45 Sekunden Bewegungstempo: moderat (nach Belieben zwischen 2 und 5 Sekunden je Wiederholung)
Mittel	Zirkel-training	Alle 5 Übungen direkt nacheinander ohne Pause für jeweils 50 Sekunden (= 1 Durchgang) ausführen; anschließend 90 Sekunden Pause, dann Durchgang 2, wieder 90 Sekunden Pause, dann Durchgang 3 Bewegungstempo: zügig bis moderat (nach Belieben zwischen 1 und 5 Sekunden je Wiederholung)
Anstren-gend	HIIT	Von jeder Übung 5 Sätze à 25 Sekunden ausführen: 5 Sätze Übung 1, 5 Sätze Übung 2 usw. Pausen zwischen den Sätzen einer Übung: je 10 Sekunden; Pausen beim Übungswechsel: je 30 Sekunden Bewegungstempo: hoch (so viele Wiederholungen wie in vorgegebener Zeit möglich)

Kniestöße aus dem Liegestütz

TRAINIEREN den ganzen Körper.

A

- Auf den Boden knien, dann in eine Liegestützposition gehen: Die Arme sind unterhalb der Schultern, der Körper bildet eine gerade Linie.

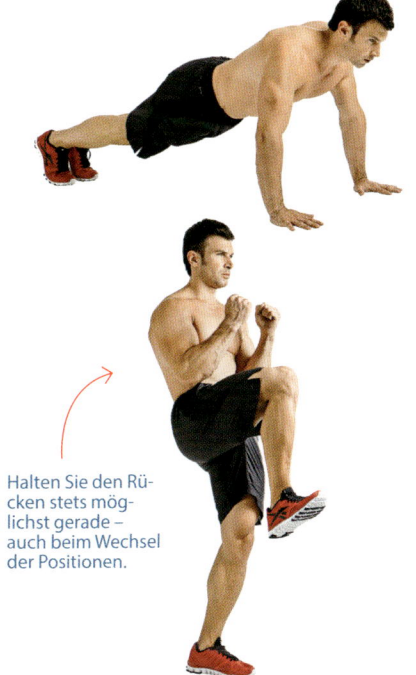

B

- In einem kleinen Sprung beide Knie mit Schwung in Richtung Brust anziehen und die Hände vom Boden lösen, sodass Sie in einer Hockposition landen. Zügig in den aufrechten Stand hochdrücken und das rechte Knie kräftig zur Brust ziehen. Den Bauch dabei aktiv anspannen, zur Unterstützung die Arme anwinkeln.

- Auf gleichem Weg zurück. In der nächsten Wiederholung das linke Knie zur Brust ziehen, dann wechselseitig fortfahren.

Halten Sie den Rücken stets möglichst gerade – auch beim Wechsel der Positionen.

HEY, DAS REICHT MIR NICHT!
Bauen Sie immer einen vollständigen Liegestütz ein, indem Sie den Körper absenken und wieder hochdrücken.

Ausfallschritte

TRAINIEREN Beine und Gesäß.

A

- Die Füße hüftbreit platzieren. Aufrecht stehend den Rumpf aktivieren, indem Sie den Bauchnabel einziehen.

B

- Mit rechts einen weiten Schritt nach vorn machen, dann das rechte Knie so weit beugen, dass der Oberschenkel waagerecht steht und das linke Knie fast den Boden berührt. Die linke Ferse löst sich dabei vom Boden. Zurück in die Startposition drücken, dann einen Schritt mit links machen und wechselweise fortfahren. Den Oberkörper stets aufrecht halten.

HEY, DAS REICHT MIR NICHT!
Es gibt viele Möglichkeiten, diese Übung zu intensivieren. Zwei Beispiele: die Armstellung ändern – zum Beispiel durch Hochstrecken. Oder Zusatzgewicht einbauen – zum Beispiel einen Rucksack aufsetzen.

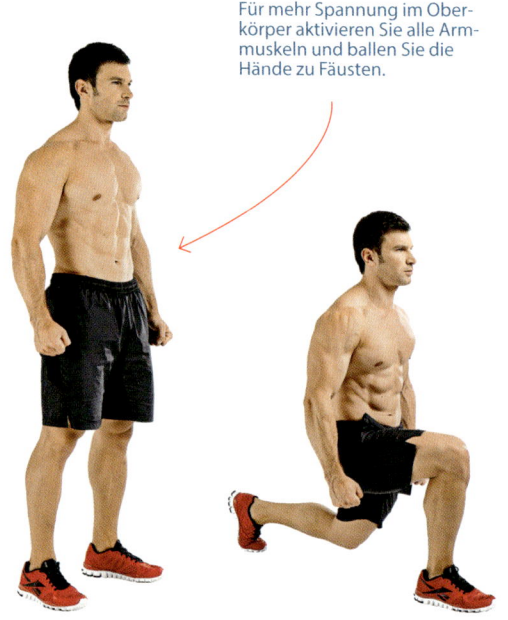

Für mehr Spannung im Oberkörper aktivieren Sie alle Armmuskeln und ballen Sie die Hände zu Fäusten.

Beinschere

TRAINIERT den Rumpf, vor allem den Bauch.

A

- Auf den Boden setzen, die Beine strecken und über dem Boden halten. Zurücklehnen und auf den Unterarmen abstützen.

- Das rechte Bein anheben und über das linke führen. Zeitgleich das linke unter dem rechten hindurchschieben.

B

- Die Beine wieder nach außen bewegen. Das rechte bis dicht über dem Boden absenken, das linke leicht anheben und so die Beine wieder aneinander vorbeischieben.

- Wechselweise fortfahren.

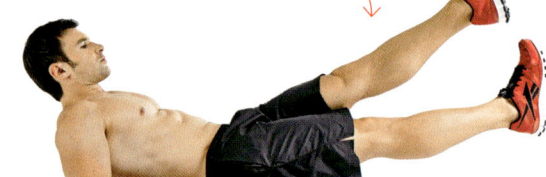

Legen Sie die Beine während des gesamten Satzes nicht ab.

HILFE, DAS SCHAFFE ICH NICHT!
Um die Übung zu vereinfachen, setzen Sie sich etwas aufrechter hin – oder auf einen festen Stuhl.

Seitsprünge im Liegestütz

TRAINIEREN den ganzen Körper, vor allem den Rumpf.

A

- In eine saubere Liegestützposition gehen: Die Hände setzen unterhalb der Schultern auf, der gesamte Körper bildet vom Kopf bis zu den Fersen eine gerade Linie.

- Mit geschlossenen Füßen einen kleinen Hopser nach rechts ausführen.

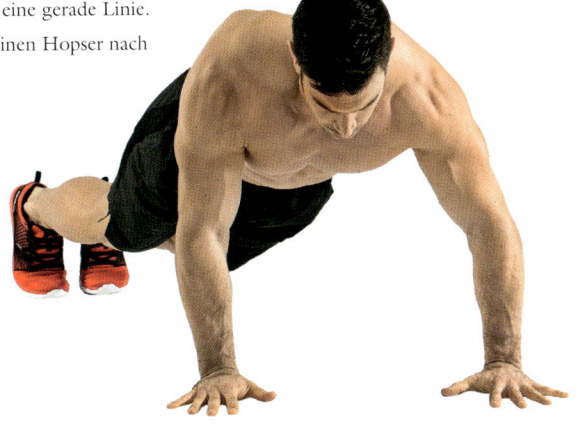

B

- Sofort mit einem etwas größeren Sprung in die andere Richtung abstoßen, sodass die Füße weiter links als zu Beginn landen. Der übrige Körper bleibt unbewegt.

- Ohne Pause gleich wieder zur anderen Seite hüpfen und so wechselweise fortfahren.

Halten Sie die Beine beim Hüpfen gestreckt und die Füße zusammen.

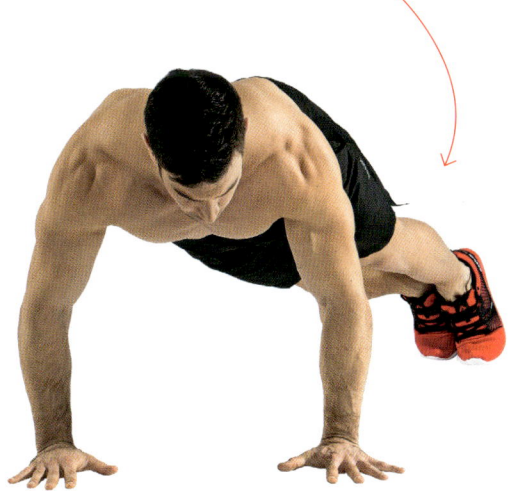

HILFE, DAS SCHAFFE ICH NICHT!
Stützen Sie sich nicht auf dem Boden ab, sondern führen Sie die Übung aufrechter aus, zum Beispiel an der Kante eines fest stehenden Tisches oder an einer Wand.

Rumpfstrecken im Stehen

TRAINIERT den Rumpf.

A

- Im schulterbreiten Stand die Knie ganz leicht beugen. Die Hände zu Fäusten ballen und an die Schläfen legen. Die Schulterblätter zusammenziehen und so die Ellenbogen seitlich nach außen drücken.

B

- Den Oberkörper um etwa 45 Grad vorbeugen. Dabei etwas in die Knie gehen und das Gesäß nach hinten schieben. Der Kopf bleibt in der Verlängerung zur Wirbelsäule, der Rücken unbedingt gerade. Kurz halten, dann wieder aufrichten.

Die Ellenbogen kippen nicht nach vorn.

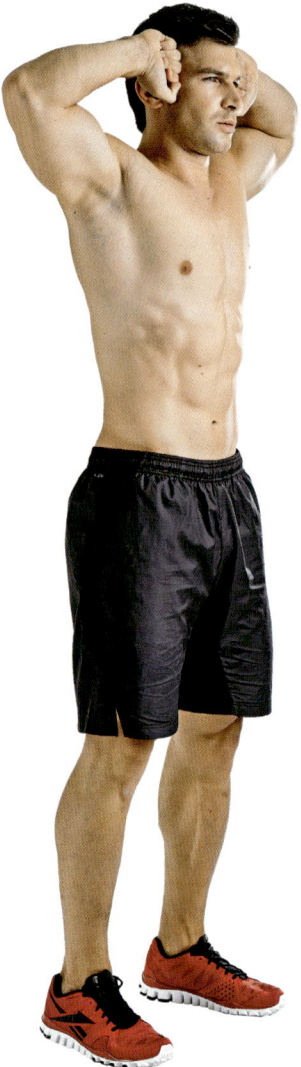

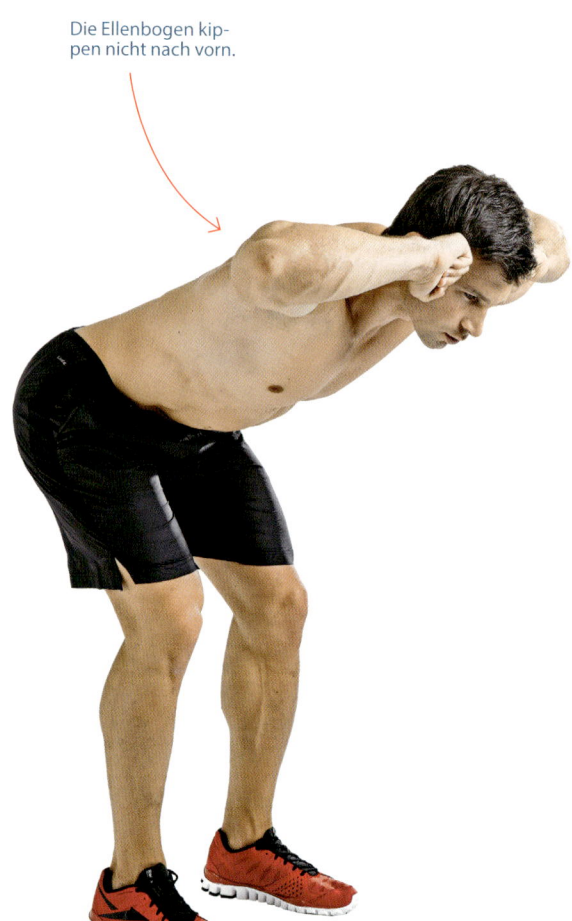

HEY, DAS REICHT MIR NICHT!
Absolvieren Sie die Übung abwechselnd auf einem Bein. Oder setzen Sie als Zusatzgewicht einen Rucksack auf.

Das 15-Minuten-Abspeck-Workout 2

Dieses Workout ist eine tolle Ergänzung zum vorherigen 15-Minuten-Workout 1. Entweder, um mit beiden abwechselnd aufeinanderfolgende Trainingstage zu füllen – oder um mit ihnen ein kombiniertes 30-Minuten-Training zu gestalten!

geeignet für	Superschwergewichte	Schwergewichte	Halbschwergewichte
Einsteiger			
Fortgeschrittene			

AUSFÜHRUNGSMÖGLICHKEITEN		
Intensität	**Trainings-form**	**Ausführung**
Leicht	Stations-training	Von jeder Übung 2 Sätze à 60 Sekunden ausführen: 2 Sätze Übung 1, 2 Sätze Übung 2 usw. Pausen zwischen den Sätzen einer Übung: je 30 Sekunden; Pausen beim Übungswechsel: je 45 Sekunden Bewegungstempo: moderat (nach Belieben zwischen 2 und 5 Sekunden je Wiederholung), Ausnahme Übung 4 (gehaltener Unterarmstütz)
Mittel	Zirkel-training	Alle 5 Übungen direkt nacheinander ohne Pause für jeweils 50 Sekunden (= 1 Durchgang) ausführen; anschließend 90 Sekunden Pause, dann Durchgang 2, wieder 90 Sekunden Pause, dann Durchgang 3 Bewegungstempo: zügig bis moderat (nach Belieben zwischen 1 und 5 Sekunden je Wiederholung), Ausnahme Übung 4 (gehaltener Unterarmstütz)
Anstren-gend	HIIT	Von jeder Übung 5 Sätze à 25 Sekunden ausführen: 5 Sätze Übung 1, 5 Sätze Übung 2 usw. Beim Unterarmstütz (Übung 4) 2 x 90 Sekunden lang halten, nur bei Bedarf kurze Pausen von maximal 10 Sekunden einlegen. Pausen zwischen den Sätzen einer Übung (außer Unterarmstütz): je 10 Sekunden; Pausen beim Übungswechsel: je 30 Sekunden Bewegungstempo: hoch (so viele saubere Wiederholungen wie in vorgegebener Zeit möglich), Ausnahme Übung 4 (gehaltener Unterarmstütz)

Seitliche Shuffle-Schritte

TRAINIEREN Beine und Gesäß.

Achten Sie darauf, dass das Becken immer auf einer Höhe bleibt – nur die Beine bewegen sich.

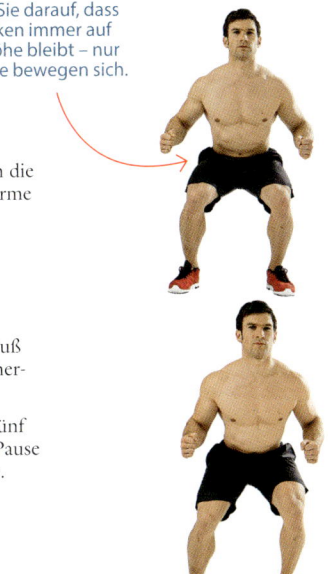

A

- Etwas mehr als hüftbreit hinstellen, das Gesäß nach hinten schieben und in die Knie gehen. Den Oberkörper mit geradem Rücken leicht vorneigen, die Arme angewinkelt neben dem Körper halten.

B

- Mit links einen kleinen, schnellen Schritt zur Seite machen. Den rechten Fuß sofort hinterhersetzen und die breite Hocke der Ausgangsposition wiederherstellen.
- Fünf solcher seitlichen Schritte direkt nacheinander machen, dann sofort fünf seitliche Schritte zurück. Auf diese Weise im Richtungswechsel und ohne Pause fortfahren. Die Knie zeigen immer in die Richtung, in die die Füße zeigen.

HILFE, DAS SCHAFFE ICH NICHT!
Sie können die Belastung über das Bewegungstempo, die Schrittbreite und den Grad der Beugung in den Knien steuern.

Liegestütz-Wechselsprünge

TRAINIEREN den ganzen Körper.

A

- In eine saubere Liegestützposition gehen: Die Arme sind unterhalb der Schultern, der ganze Körper bildet eine Linie.

- Das rechte Knie anziehen und den Fuß unterhalb der Hüfte aufsetzen.

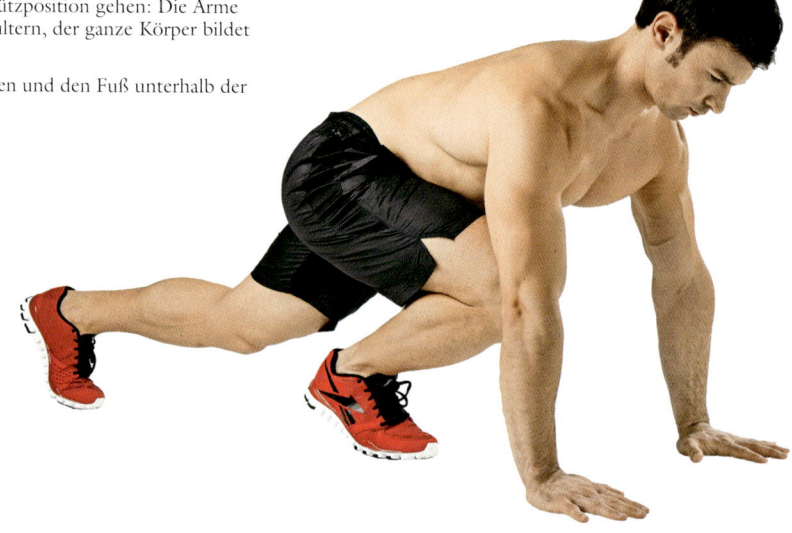

B

- Kraftvoll mit beiden Füßen abstoßen, dabei die Beinstellung wechseln: Das linke Knie anziehen und das rechte Bein strecken.

- Sofort wieder abstoßen und die Beine abermals umsetzen. Dynamisch und ohne Pause im Wechsel fortfahren. Den Rücken immer gerade und den Kopf in der Verlängerung zur Wirbelsäule halten.

Sacken Sie im Becken nicht ab und drücken Sie es auch nicht zur Decke.

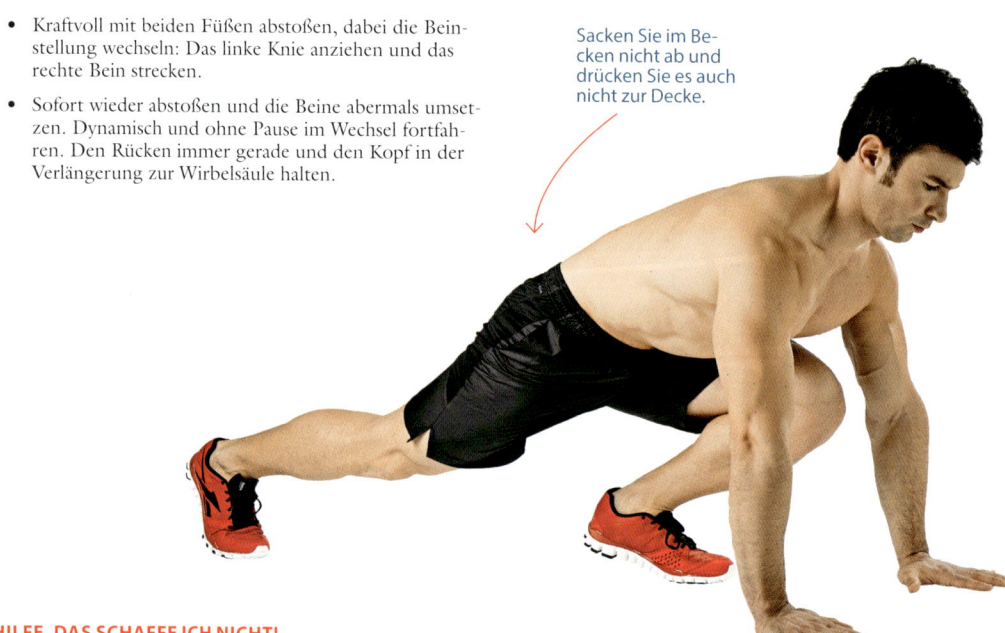

HILFE, DAS SCHAFFE ICH NICHT!
Setzen Sie zwischendurch immer mal wieder die Knie kurz ab.

Kletter-Crunches

TRAINIEREN den Bauch.

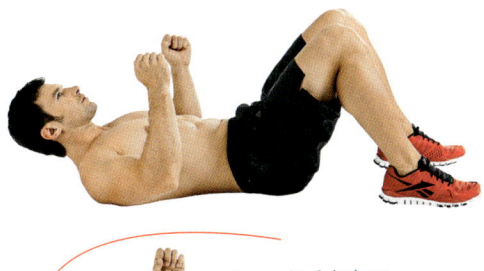

 A

- Rücklings hinlegen, die Füße aufstellen und die Arme anwinkeln, sodass die Unterarme zur Decke zeigen. Rumpfspannung aufbauen, den Kopf leicht anheben.

B

- Den Kopf und die Schultern vom Boden abheben, dabei mit der linken Hand nach oben greifen, als würden Sie Ihren Oberkörper an einem imaginären Seil hochziehen.

- Wenn sich der Schulterbereich dem Boden wieder ein Stück nähert, mit der rechten Hand über die linke greifen. So wechselseitig fortfahren und die „Griffhöhen" variieren. Stellen Sie sich vor, Sie ziehen sich am Seil immer weiter nach oben, ohne dabei aber den Oberkörper zu weit aufzurichten.

Legen Sie Schultern und Kopf während des Satzes nicht ab.

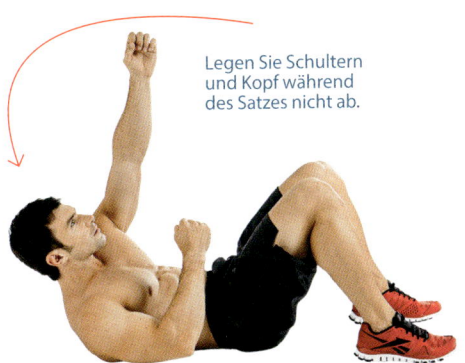

HILFE, DAS SCHAFFE ICH NICHT!
„Klettern" Sie nicht so hoch – oder legen Sie zwischendurch Schultern und Kopf kurz ab.

Unterarmstütz

TRAINIERT Rumpf und Schultern.

Ausführung

- In einen sauberen Unterarmstütz gehen: Dazu bäuchlings auf dem Boden abstützen, die Beine strecken und die Ellenbogen unterhalb der Schultern positionieren. Den Bauchnabel zur Wirbelsäule einziehen und so den Rumpf anspannen. Das Becken anheben, bis der ganze Körper von den Fersen bis zum Kopf eine gerade Linie bildet. Die Fußspitzen geschlossen aufstellen. Diese Position halten.

Ziehen Sie sich imaginär in die Länge, indem Sie die Fersen möglichst weit nach hinten und den Oberkörper nach vorn schieben.

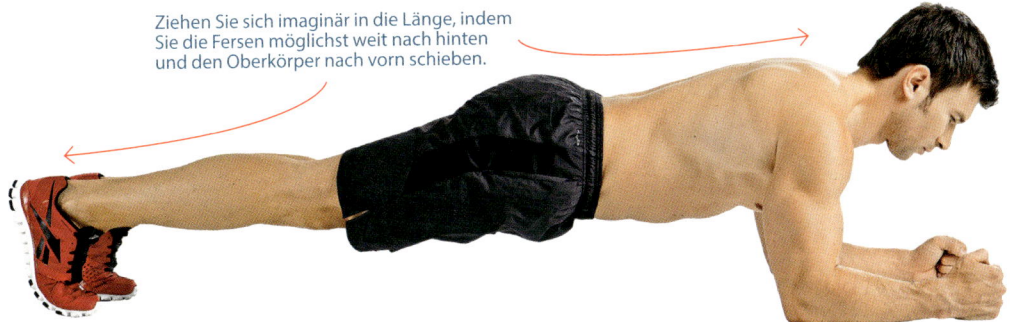

HILFE, DAS SCHAFFE ICH NICHT!
Legen Sie Ihren Körper zwischendurch immer mal wieder kurz ab.

HEY, DAS REICHT MIR NICHT!
Heben Sie zwischendrin kurz oder durchgängig ein Bein und/oder einen Arm an.

Marschieren mit Armschwung

TRAINIERT den ganzen Körper.

A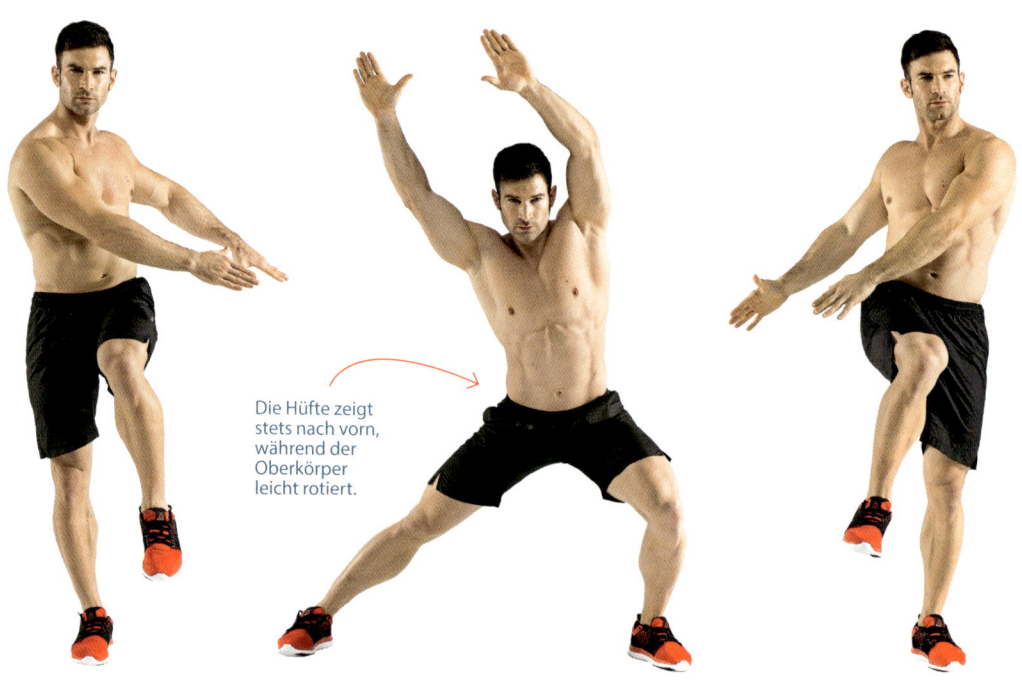

- Breitbeinig etwa in doppelter Hüftbreite hinstellen. Die Arme über den Kopf halten.

- Das Gewicht auf das rechte Bein verlagern und das linke Knie schwungvoll vor den Körper ziehen, sodass der Oberschenkel mindestens waagerecht ist. Gleichzeitig die gestreckten Arme dynamisch nach unten führen und dann links am Körper vorbeiwischen lassen. Dabei eine vollständige Rumpfspannung aufbauen.

B

- Wieder breitbeinig landen, die gestreckten Arme nun vor dem Körper nach rechts oben und dann in einem weiten Kreis über den Kopf führen. Gleichzeitig das Gewicht aufs linke Bein verlagern und …

C

- … spiegelbildlich zu Position A das rechte Knie vor den Körper ziehen, während die gestreckten Arme rechts am Körper vorbeiwischen. Den Rumpf wieder maximal anspannen, dann dynamisch zurück in Position A und ohne Pause fortfahren.

Die Hüfte zeigt stets nach vorn, während der Oberkörper leicht rotiert.

HILFE, DAS SCHAFFE ICH NICHT!
Lassen Sie die komplexe Armbewegung weg und stampfen Sie einfach breitbeinig von rechts nach links.

Das 15-Minuten-Abspeck-Workout 3

Dieses Workout steckt voller Überraschungen, denn hier treten effektive Klassiker in Kombination mit spannenden, ungewöhnlichen Bewegungsformen an. Freuen Sie sich auf unterhaltsame, schweißtreibende, jetzt schon legendäre 15 Minuten Fett-weg-Training!

geeignet für	Superschwergewichte	Schwergewichte	Halbschwergewichte
Einsteiger			
Fortgeschrittene			

AUSFÜHRUNGSMÖGLICHKEITEN		
Intensität	**Trainings-form**	**Ausführung**
Leicht	Stations-training	Von jeder Übung 2 Sätze à 60 Sekunden ausführen: 2 Sätze Übung 1, 2 Sätze Übung 2 usw. Pausen zwischen den Sätzen einer Übung: je 30 Sekunden; Pausen beim Übungswechsel: je 45 Sekunden Bewegungstempo: moderat (nach Belieben zwischen 2 und 5 Sekunden je Wiederholung), Ausnahme Übung 1: die Sprintschritte schnell ausführen
Mittel	Zirkel-training	Alle 5 Übungen direkt nacheinander ohne Pause für jeweils 50 Sekunden (= 1 Durchgang) ausführen; anschließend 90 Sekunden Pause, dann Durchgang 2, wieder 90 Sekunden Pause, dann Durchgang 3 Bewegungstempo: zügig bis moderat (nach Belieben zwischen 1 und 5 Sekunden je Wiederholung), Ausnahme Übung 1: die Sprintschritte explosiv ausführen
Anstren-gend	HIIT	Von jeder Übung 5 Sätze à 25 Sekunden ausführen: 5 Sätze Übung 1, 5 Sätze Übung 2 usw. Pausen zwischen den Sätzen einer Übung: je 10 Sekunden; Pausen beim Übungswechsel: je 30 Sekunden Bewegungstempo: hoch (so viele saubere Wiederholungen wie in vorgegebener Zeit möglich)

Sprinten in kleinen Ausfallschritten

TRAINIERT Beine, Gesäß und Rumpf.

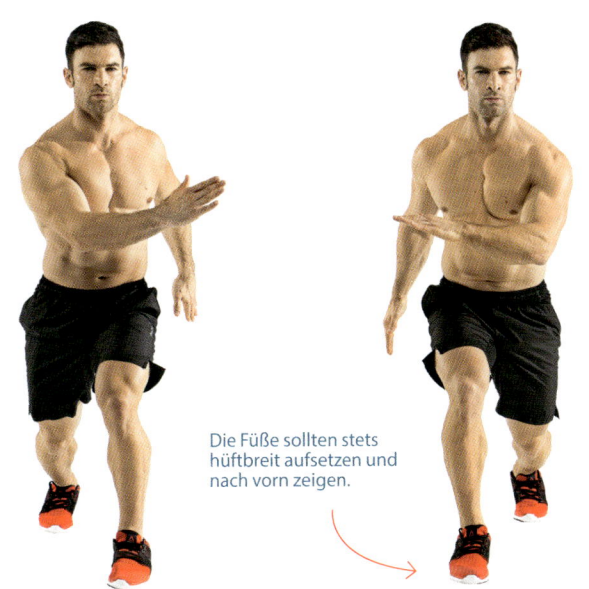

A

- Mit links in einen leichten Ausfallschritt gehen. Den rechten Arm vor dem Körper anwinkeln, den linken nach hinten führen.

B

- Explosiv abdrücken und im Sprung die Beinstellung wechseln, sodass der rechte Fuß und der linke Arm vorn sind.
- Ohne Pause auf der Stelle „sprinten": Versuchen Sie, die Bodenkontaktzeiten so kurz wie möglich zu halten.

Die Füße sollten stets hüftbreit aufsetzen und nach vorn zeigen.

HILFE, DAS SCHAFFE ICH NICHT!
„Sprinten" Sie aus einer kürzeren Schrittstellung heraus auf der Stelle.

Sumo-Kniebeugen mit diagonalem Armstrecken

TRAINIEREN den ganzen Körper.

Der Blick folgt
der Hand.

A

- Breitbeinig hinstellen, die Knie beugen und das Gesäß nach hinten schieben, sodass der Oberkörper mit geradem Rücken nach vorn lehnt.

- Die rechte Hand in die Hüfte stemmen, die linke zeigt mit den Fingern zum rechten Fuß, wobei die Handfläche nach oben gedreht ist. Den Rücken gerade halten.

HILFE, DAS SCHAFFE ICH NICHT!
Gehen Sie nicht ganz so tief in die Knie.

B

- Dynamisch aus beiden Füßen hochdrücken. Gleichzeitig den Rumpf nach links aufdrehen und den gestreckten linken Arm in einem weiten Bogen nach links oben führen. Dabei den Rumpf anspannen und den Körper lang machen – die Füße bleiben aber mit ganzer Fläche auf dem Boden.

- Kurz halten, dann wieder zurück. Nach der halben Zeit Seitenwechsel.

Liegestütze mit Ablegen

TRAINIEREN Brust, Schultern und Trizeps.

A

- Eine saubere Liegestützposition einnehmen: Die Arme auf Höhe der Schultern abstützen, der ganze Körper bildet eine gerade Linie.

B

- Die Arme beugen und den Körper langsam auf dem Boden ablegen.
- Die Schulterblätter kräftig zusammenziehen, so die Handflächen vom Boden lösen. Die Hände wieder aufsetzen und in die Ausgangsposition hochdrücken.

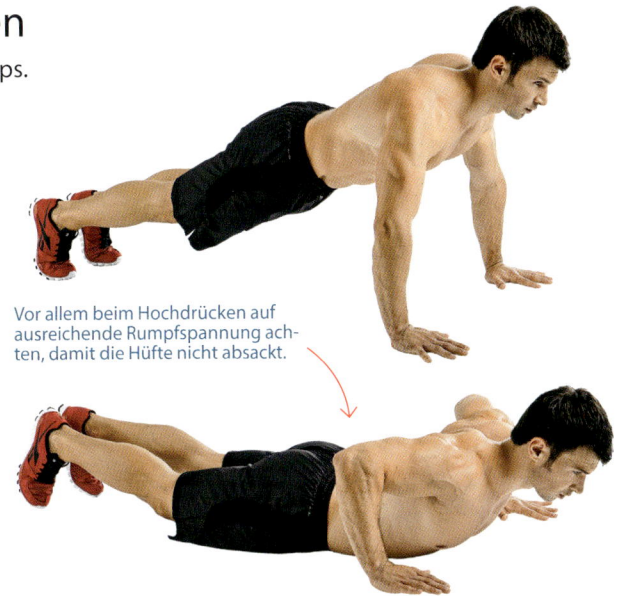

Vor allem beim Hochdrücken auf ausreichende Rumpfspannung achten, damit die Hüfte nicht absackt.

HILFE, DAS SCHAFFE ICH NICHT!
Wenn Sie nicht mehr können, setzen Sie die Knie auf und absolvieren den Rest des Satzes im Knien.

Knie-Seitstütz mit Crunch-Bewegung

TRAINIERT den ganzen Körper.

A

- Auf den Boden knien, dann mit der linken Hand etwas seitlich vom linken Knie abstützen, sodass der Arm unterhalb der Schulter und der linke Oberschenkel unterhalb der Hüfte ist.
- Rumpfspannung aufbauen, dann das rechte Bein in der Verlängerung zum Rumpf waagerecht ausstrecken. Gleichzeitig den rechten Arm nach oben zur Decke strecken.

B

- Das rechte Knie kontrolliert in Richtung Brust ziehen. Dort kurz halten, dann auf einer waagerechten Linie zurück in die Ausgangsposition. Der übrige Körper bleibt unbewegt.
- Im nächsten Satz Seitenwechsel, bei ungerader Satzzahl im letzten Satz nach der halben Zeit die Seiten wechseln.

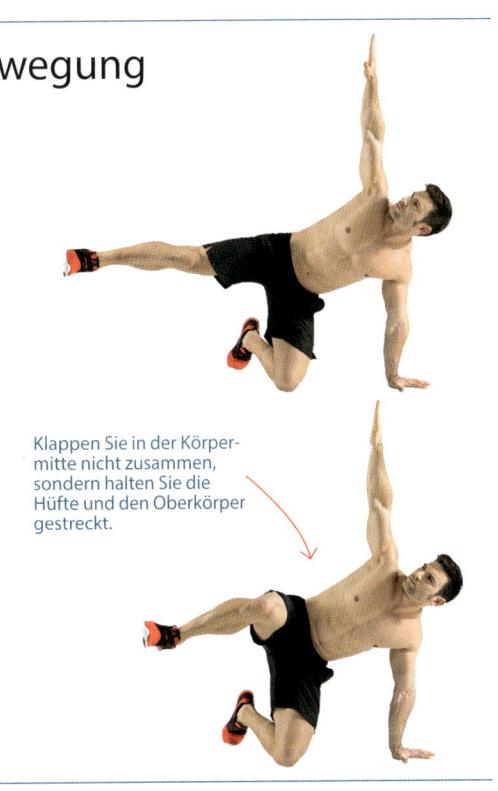

Klappen Sie in der Körpermitte nicht zusammen, sondern halten Sie die Hüfte und den Oberkörper gestreckt.

HILFE, DAS SCHAFFE ICH NICHT!
Lehnen Sie sich mit dem Rücken an eine Wand oder lassen Sie die Crunch-Bewegung weg und halten Sie nur.

Seitwärtsrollen auf dem Boden

TRAINIERT den ganzen Körper.

A

- Rücklings auf den Boden legen. Die Arme über Kopf parallel zum Boden ausstrecken und wie die gestreckten Beine leicht anheben. Maximale Körperspannung aufbauen, dann …

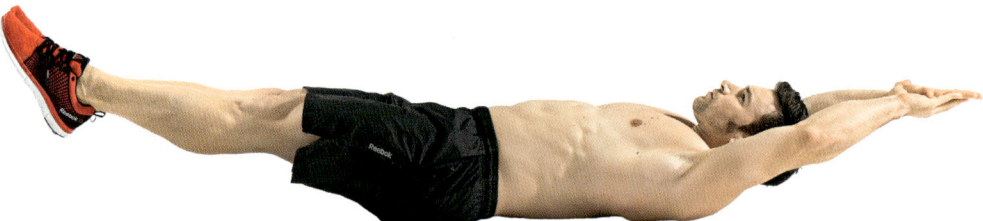

B

- … nach links drehen, ohne die gestreckte Körperhaltung aufzulösen. Weiterdrehen, bis …

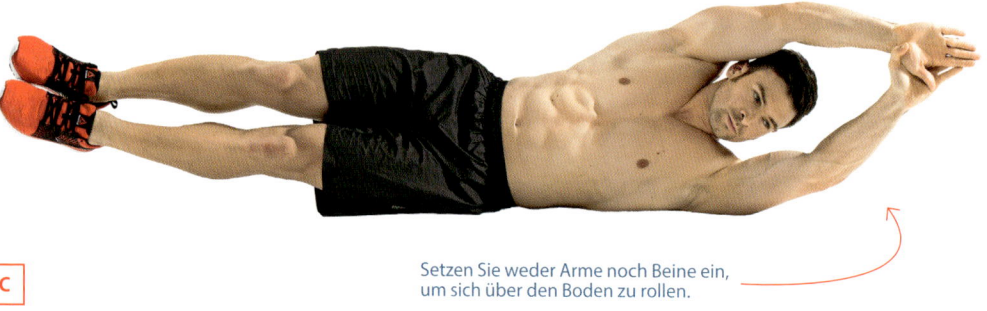

Setzen Sie weder Arme noch Beine ein,
um sich über den Boden zu rollen.

C

- … Sie auf dem Bauch liegen.
- Auf diese Weise sofort weiter nach Belieben hin und her rollen. Während des gesamten Satzes möglichst keine Pause machen, sondern in Bewegung bleiben. Dabei die Körperspannung aufrechterhalten.

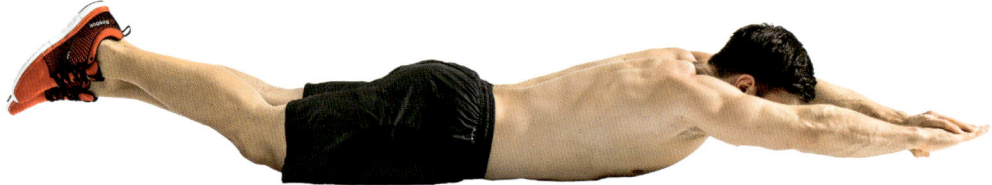

HILFE, DAS SCHAFFE ICH NICHT!
Wenn Ihre Körperspannung zum Drehen nicht ausreicht, setzen Sie die Arme und/oder die Beine zum Abdrücken mit ein.

Das 15-Minuten-Abspeck-Workout 4

Aufgepasst: Dieses 15-Minuten-Workout gehört zu den anspruchsvollsten Einheiten, die für Einsteiger aller Gewichtsklassen gerade noch geeignet sind. Sollte es für Sie noch zu hart sein, weichen Sie lieber auf die 15-Minuten-Workouts 1 bis 3 aus.

geeignet für	Superschwergewichte	Schwergewichte	Halbschwergewichte
Einsteiger			
Fortgeschrittene			

AUSFÜHRUNGSMÖGLICHKEITEN		
Intensität	**Trainings-form**	**Ausführung**
Leicht	Stations-training	Von jeder Übung 2 Sätze à 60 Sekunden ausführen: 2 Sätze Übung 1, 2 Sätze Übung 2 usw. Pausen zwischen den Sätzen einer Übung: je 30 Sekunden; Pausen beim Übungswechsel: je 45 Sekunden Bewegungstempo: moderat (nach Belieben zwischen 2 und 5 Sekunden je Wiederholung)
Mittel	Zirkel-training	Alle 5 Übungen direkt nacheinander ohne Pause für jeweils 50 Sekunden (= 1 Durchgang) ausführen; anschließend 90 Sekunden Pause, dann Durchgang 2, wieder 90 Sekunden Pause, dann Durchgang 3 Bewegungstempo: zügig bis moderat (nach Belieben zwischen 1 und 5 Sekunden je Wiederholung)
Anstren-gend	HIIT	Von jeder Übung 5 Sätze à 25 Sekunden ausführen: 5 Sätze Übung 1, 5 Sätze Übung 2 usw. Pausen zwischen den Sätzen einer Übung: je 10 Sekunden; Pausen beim Übungswechsel: je 30 Sekunden Bewegungstempo: hoch (so viele saubere Wiederholungen wie in vorgegebener Zeit möglich)

Spreizsprünge im tiefen Liegestütz

TRAINIEREN den ganzen Körper.

A

- Gehen Sie in eine saubere Liegestützposition: Der gesamte Körper bildet von den Fersen bis zum Scheitel eine gerade Linie. Die Hände sind unterhalb der Schultern auf dem Boden, die Füße stehen geschlossen nebeneinander.
- Die Arme beugen und den Körper absenken, bis er kurz über dem Boden ist.

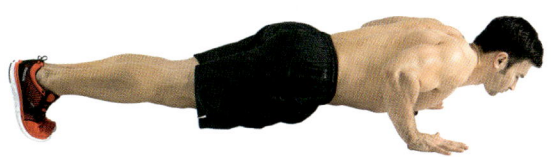

Abgesehen von den Beinen sollte der Körper unbewegt bleiben – er hat mit der Haltearbeit im tiefen Stütz genug zu tun.

B

- Die tiefe Liegestützposition halten (ohne den Körper abzulegen) und nun dynamisch die Beine spreizen und in breiterer Position landen.
- Sofort wieder zurückspringen und in der Folge schnell und ohne Pause die Füße weit auseinandersetzen und wieder zusammenführen.

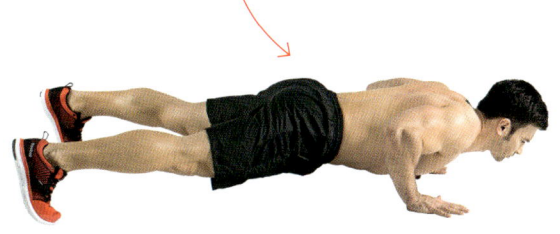

HILFE, DAS SCHAFFE ICH NICHT!
Führen Sie die Übung im hohen Liegestütz aus.

Die 15-Minuten-Workouts

Tiefe Kniebeugen

TRAINIEREN Beine und Gesäß.

A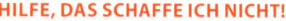

- Etwas weiter als hüftbreit hinstellen. Den Körper lang machen, den Rumpf anspannen und die Arme waagerecht vorstrecken.

B

- Das Gesäß kontrolliert nach hinten schieben und die Knie so tief wie möglich beugen, bis Sie mit dem Gesäß fast auf den Fersen sitzen. Ebenso kontrolliert wieder hochdrücken, dann sofort die nächste Wiederholung anschließen.
- Achten Sie darauf, dass der Rücken stets gerade ist und die Knie nicht nach innen oder nach vorn wandern – dazu leiten Sie den Weg nach unten mit dem Wegschieben des Gesäßes ein.

HILFE, DAS SCHAFFE ICH NICHT!
Tasten Sie sich an die tiefe Position langsam heran. Zur Absicherung können Sie sich anfangs einen niedrigen Hocker quasi zum „Abfangen" unterstellen.

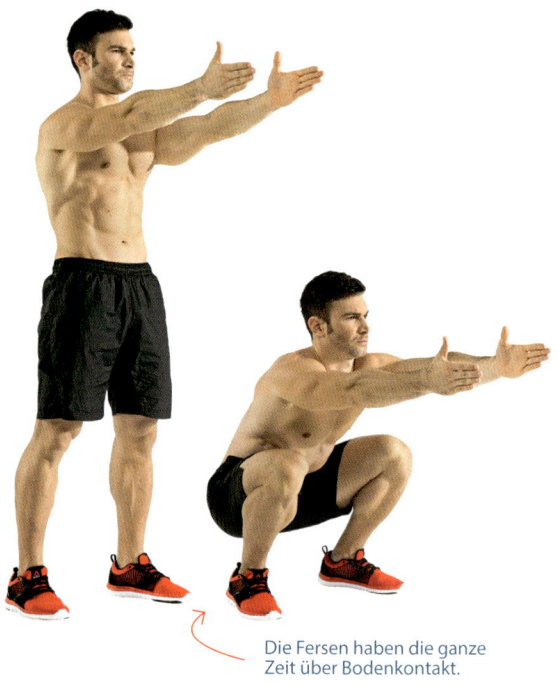

Die Fersen haben die ganze Zeit über Bodenkontakt.

Versetzte Liegestütze

TRAINIEREN Brust, Schultern, Trizeps und Rumpf.

A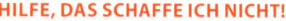

- In eine saubere Liegestützposition gehen. Dabei die Hände versetzt platzieren: die linke Hand ein Stück nach vorn auf Kopfhöhe, die rechte Hand auf Brusthöhe – aber nicht zu weit von den Schultern entfernt, wenn Sie empfindliche oder untrainierte Schultern haben.

B

- Den Körper bis kurz über dem Boden absenken und zügig wieder hochdrücken.
- Die Handpositionen wechseln: Nun die rechte Hand weiter vorn und die linke auf Brusthöhe aufsetzen. Den nächsten Liegestütz ausführen, dann wechselweise die Handpositionen wieder verändern.

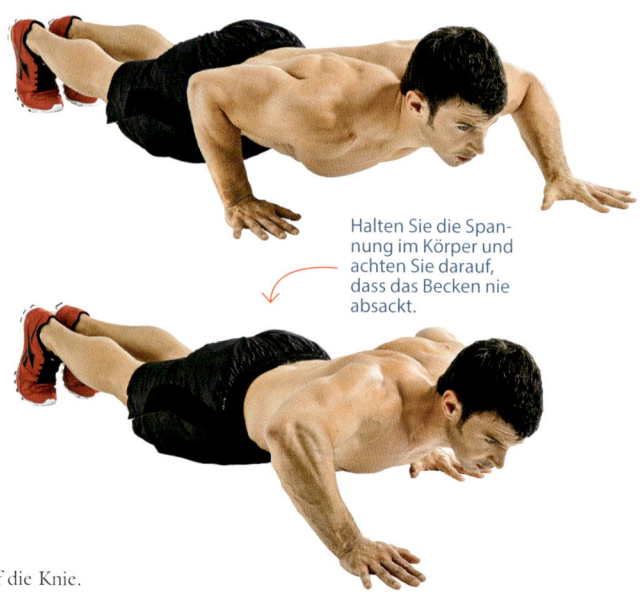

Halten Sie die Spannung im Körper und achten Sie darauf, dass das Becken nie absackt.

HILFE, DAS SCHAFFE ICH NICHT!
Gehen Sie zwischendurch oder von Beginn an auf die Knie.

Hüftheben mit Beinstrecken

TRAINIERT Beine, Gesäß und Rumpf.

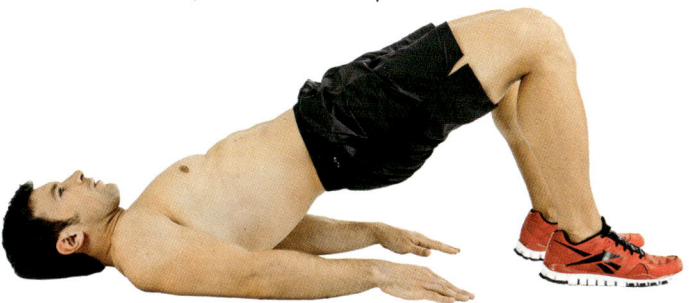

A

- Rücklings hinlegen, die Füße hüftbreit und dicht vor dem Gesäß aufstellen. Die Arme neben dem Körper ablegen. Die Hüfte hochdrücken, bis Oberschenkel, Becken und Oberkörper eine gerade Linie bilden.

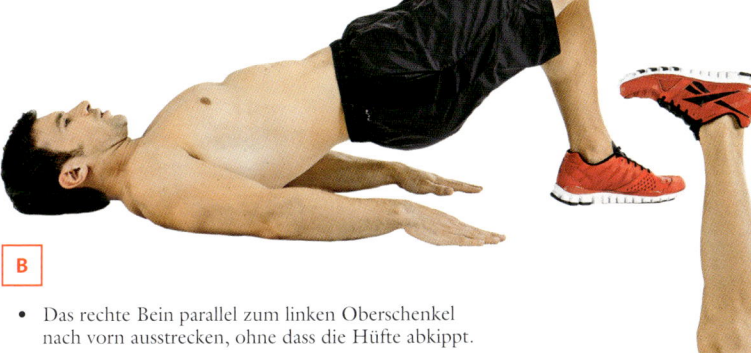

B

- Das rechte Bein parallel zum linken Oberschenkel nach vorn ausstrecken, ohne dass die Hüfte abkippt.

C

- So weit es geht das gestreckte Bein nach oben und in Richtung Brust bewegen. Dort kurz halten, dann auf gleichem Weg zurück. Die Hüfte stets hochhalten und nicht kippen lassen.

- Im nächsten Satz Seitenwechsel, bei ungerader Satzzahl im letzten Satz nach der halben Zeit die Seiten wechseln.

Legen Sie die Arme mit den Handflächen nach unten ab, damit Sie sich besser abstützen können.

HILFE, DAS SCHAFFE ICH NICHT!
Sparen Sie sich den Kick des Beins nach oben oder stellen Sie den Fuß nach jeder Wiederholung ab und wechseln Sie während des Satzes die Beine.

Rumpfdrehen im Sitzen

TRAINIERT den Bauch.

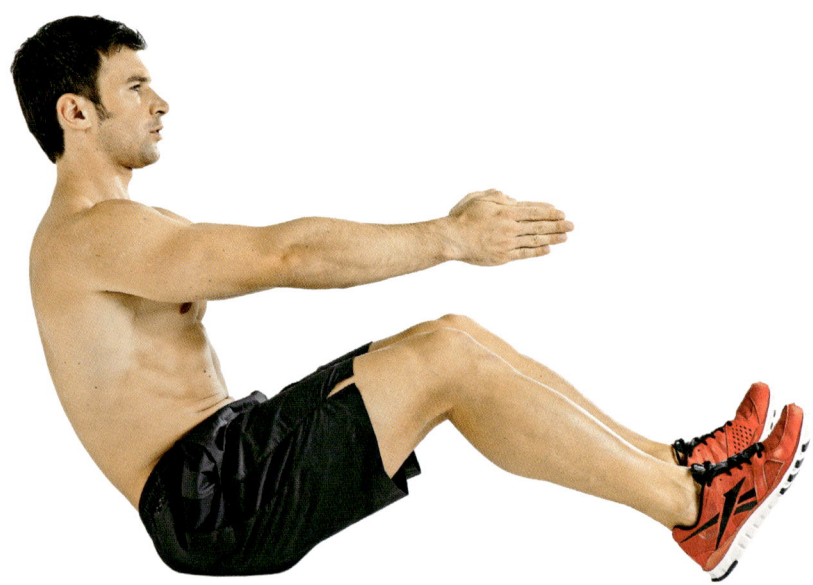

A

- Auf den Boden setzen, die Knie etwas anwinkeln und die Fersen aufstellen. Den Oberkörper mit geradem Rücken nach hinten lehnen. Ihre Fersen sollten Bodenkontakt behalten. Die Arme waagerecht nach vorn strecken.

B

- Den Rumpf nach rechts drehen. Die Arme drehen passiv mit. Kurz halten, dann zur linken Seite drehen und in der Folge wechselseitig fortfahren. Der Rücken bleibt immer gerade, die Arme immer auf Schulterhöhe.

Halten Sie die Neigung im Oberkörper bei, ohne den Rücken zu krümmen.

HILFE, DAS SCHAFFE ICH NICHT!
Setzen Sie sich ein wenig aufrechter hin.

HEY, DAS REICHT MIR NICHT!
Absolvieren Sie die Übung mit kleineren, dafür blitzschellen gungen bei voller Rumpfspannung.

Das 15-Minuten-Abspeck-Workout 5

Jetzt ist es an der Zeit, dass Sie dieses kernige 15-Minuten-Programm kennenlernen. Es ist vor allem für die niedrigeren Gewichtsklassen geeignet, aber auch die trainingserfahrenen Superschwergewichte unter Ihnen dürfen sich daran versuchen. Ran an den Speck!

geeignet für	Superschwergewichte	Schwergewichte	Halbschwergewichte
Einsteiger			
Fortgeschrittene			

AUSFÜHRUNGSMÖGLICHKEITEN		
Intensität	**Trainings-form**	**Ausführung**
Leicht	Stations-training	Von jeder Übung 2 Sätze à 60 Sekunden ausführen: 2 Sätze Übung 1, 2 Sätze Übung 2 usw. Pausen zwischen den Sätzen einer Übung: je 30 Sekunden; Pausen beim Übungswechsel: je 45 Sekunden Bewegungstempo: moderat (nach Belieben zwischen 2 und 5 Sekunden je Wiederholung)
Mittel	Zirkel-training	Alle 5 Übungen direkt nacheinander ohne Pause für jeweils 50 Sekunden (= 1 Durchgang) ausführen; anschließend 90 Sekunden Pause, dann Durchgang 2, wieder 90 Sekunden Pause, dann Durchgang 3 Bewegungstempo: zügig bis moderat (nach Belieben zwischen 1 und 5 Sekunden je Wiederholung)
Anstren-gend	HIIT	Von jeder Übung 5 Sätze à 25 Sekunden ausführen: 5 Sätze Übung 1, 5 Sätze Übung 2 usw. Pausen zwischen den Sätzen einer Übung: je 10 Sekunden; Pausen beim Übungswechsel: je 30 Sekunden Bewegungstempo: hoch (so viele saubere Wiederholungen wie in vorgegebener Zeit möglich)

Kniebeuge-Knieseithebe-Kombinationen

TRAINIEREN Beine, Gesäß und Rumpf.

A

- Die Füße etwa doppelt hüftbreit stellen und die Knie beugen, bis die Oberschenkel etwa waage-recht sind. Die Hände zu Fäusten geballt vor dem Oberkörper halten. Der Rücken ist gerade.

B

- Kräftig nach oben drücken und aufrichten. Dann den rechten Fuß vom Boden lösen und das rechte Knie weit nach oben links ziehen, von dort kreis-förmig vor dem Körper zurück zur rechten Seite führen und wieder auf den Boden setzen.
- Zurück in die gehockte Ausgangsposition absen-ken, dann sofort die Übung mit dem linken Bein absolvieren. Im Wechsel dynamisch fortfahren.

HILFE, DAS SCHAFFE ICH NICHT!
Heben Sie die Knie jeweils nur senkrecht an, anstatt sie kreisförmig zu bewegen.

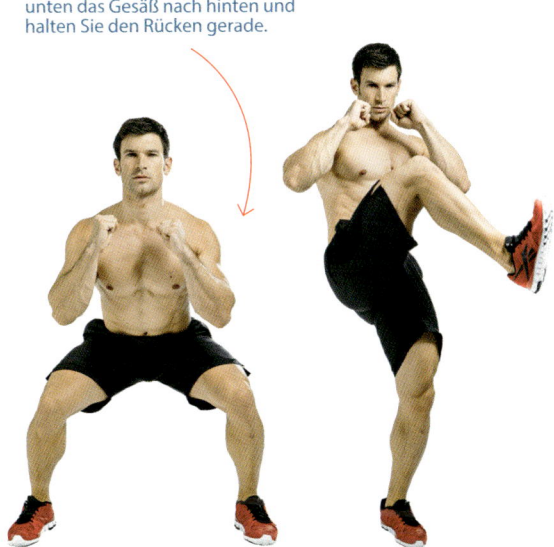

Schieben Sie auf dem Weg nach unten das Gesäß nach hinten und halten Sie den Rücken gerade.

Die 15-Minuten-Workouts

Gedrehte Liegestütze

TRAINIEREN Rumpf und Schultern.

A

- Eine saubere Liegestützposition einnehmen: Die Hände unterhalb der Schultern auf den Boden setzen, der ganze Körper bildet eine gerade Linie.

HILFE, DAS SCHAFFE ICH NICHT!
Setzen Sie zwischendurch die Knie ab.

B

- Den Rumpf nach rechts aufdrehen, die Hüfte mitbewegen und die rechte Hand zur Decke strecken. Auch die Füße drehen mit. Der Blick folgt der Hand.
- Zurück in die Ausgangsposition, dann sofort zur anderen Seite aufdrehen und im Wechsel ohne Pause fortfahren.

Halten Sie die Hüfte stets oben.

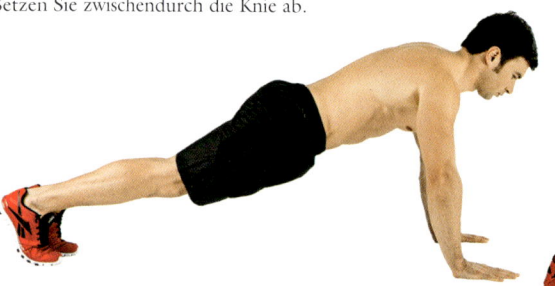
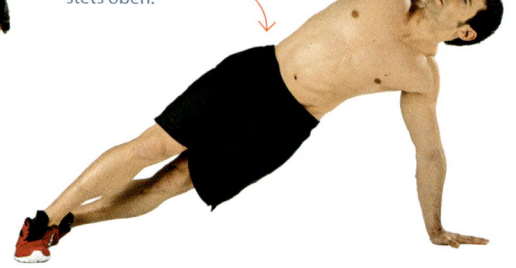

Armstrecken im hohen Vierfüßler-Stütz

TRAINIERT den ganzen Körper.

A

- In den Vierfüßlerstand gehen: Die Hände sind senkrecht unter den Schultern auf dem Boden platziert, ebenso die Knie senkrecht unter den Hüftgelenken. Den Rücken gerade und den Kopf in der Verlängerung zur Wirbelsäule halten.
- Die Knie vom Boden abheben, sodass die Unterschenkel etwa waagerecht stehen. Den rechten Arm waagerecht am Kopf vorbeistrecken.

B

- Kurz halten, dann den Arm wieder absetzen und dafür den linken Arm waagerecht anheben. In der Folge wechselseitig fortfahren, ohne die Knie im Satz wieder abzusetzen.

HILFE, DAS SCHAFFE ICH NICHT!
Setzen Sie die Knie ab – von Beginn an oder ab dem Zeitpunkt, an dem Sie nicht mehr können.

Halten Sie das Becken waagerecht und kippen Sie nicht zu der Seite ohne Armunterstützung ab.

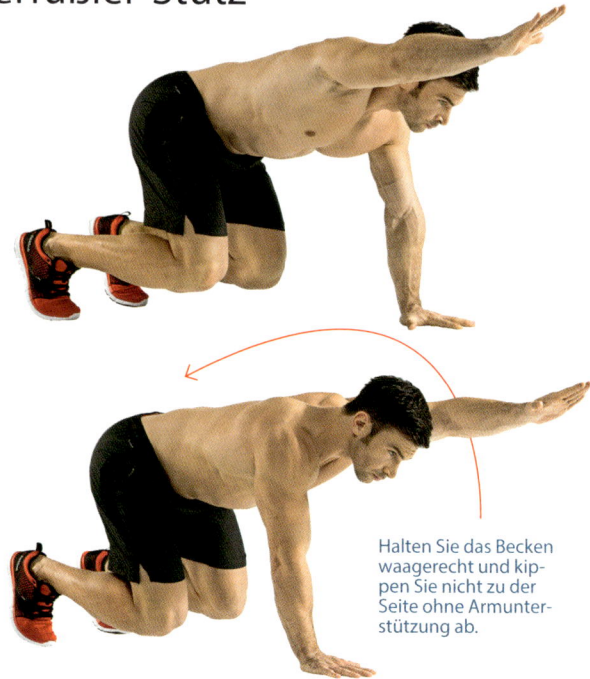

Liegestütz-Strecksprung-Kombinationen (Burpees)

TRAINIEREN den ganzen Körper.

A

- Eine saubere Liegestützposition einnehmen: Die Arme sind unterhalb der Schultern, der gesamte Körper bildet eine gerade Linie. Die Arme beugen, bis die Brust knapp über dem Boden ist.

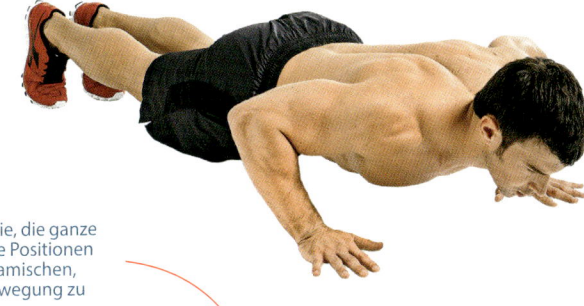

Versuchen Sie, die ganze Zeit über alle Positionen in einer dynamischen, flüssigen Bewegung zu verbinden.

B

- Zügig hochdrücken, die Füße in einem Hüpfer vom Boden lösen und die Knie unter die Brust ziehen. Gleichzeitig die Hände vom Boden abheben und das Körpergewicht nach hinten verlagern, sodass Sie in einer Hocke landen. Hier und auch sonst den Rücken stets gerade halten.

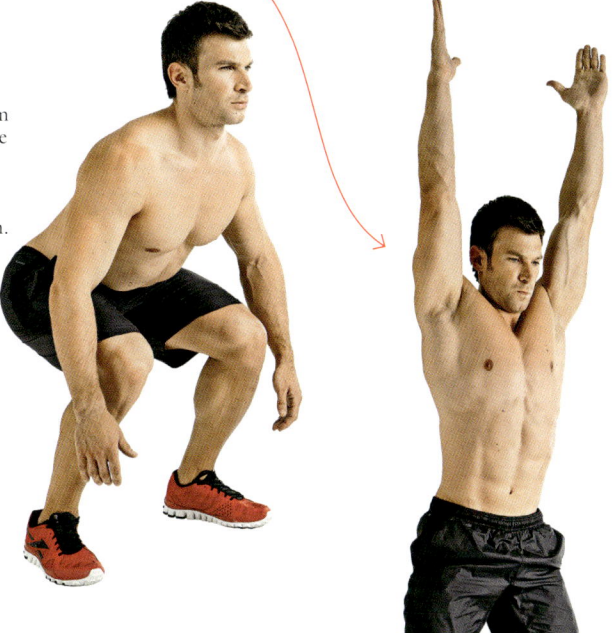

C

- In den Stand hochdrücken und einen Strecksprung machen. Die Arme nach oben schwingen. Landen und in umgekehrter Reihenfolge zurück in die Startposition, von dort ohne Pause fortfahren.

HILFE, DAS SCHAFFE ICH NICHT!
Sparen Sie sich den tiefen Liegestütz und/oder den Strecksprung.

Sit-ups mit Abklatschen

TRAINIEREN den Bauch.

A

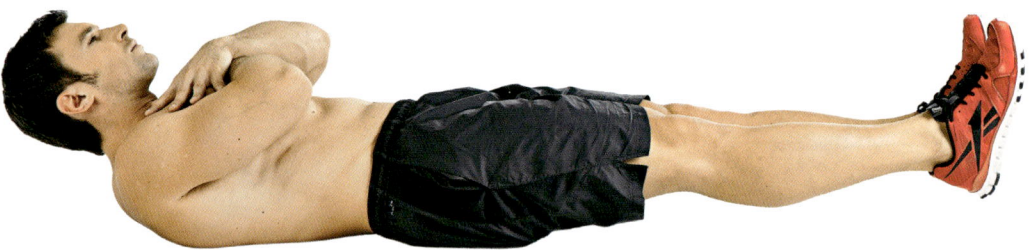

- Auf den Rücken legen. Die Hände über Kreuz auf die Brust legen, die gestreckten Beine dicht über dem Boden halten.

B

- Zügig den Oberkörper mit geradem (!) Rücken aufrichten. Gleichzeitig die Knie dynamisch anziehen, sodass Sie mit den Händen an die Unterschenkel klatschen können. Zurück in die Ausgangsposition, dann sofort fortfahren, ohne die Schulterpartie wieder ganz abzulegen.

Halten Sie die Knie geschlossen, wenn Sie sie zur Brust ziehen.

HILFE, DAS SCHAFFE ICH NICHT!
Stützen Sie sich zwischendurch mit den Armen ab oder führen Sie alternativ Crunches im Liegen aus, bei denen Sie abwechselnd die Knie anziehen und die Beine strecken.

Das 15-Minuten-Abspeck-Workout 6

Komprimiert-intensive 15 Minuten für alle Abnehm-Fitnesssportler auf dem Weg zum Feinschliff: Diese Fortgeschrittenen-Einheit ist aufgrund der teilweise sehr dynamischen Übungsausführungen keine Option für Superschwergewichte.

geeignet für	Superschwergewichte	Schwergewichte	Halbschwergewichte
Einsteiger			
Fortgeschrittene			

AUSFÜHRUNGSMÖGLICHKEITEN		
Intensität	**Trainings-form**	**Ausführung**
Leicht	Stations-training	Von jeder Übung 2 Sätze à 60 Sekunden ausführen: 2 Sätze Übung 1, 2 Sätze Übung 2 usw. Pausen zwischen den Sätzen einer Übung: je 30 Sekunden; Pausen beim Übungswechsel: je 45 Sekunden Bewegungstempo: moderat (nach Belieben zwischen 2 und 5 Sekunden je Wiederholung)
Mittel	Zirkel-training	Alle 5 Übungen direkt nacheinander ohne Pause für jeweils 50 Sekunden (= 1 Durchgang) ausführen; anschließend 90 Sekunden Pause, dann Durchgang 2, wieder 90 Sekunden Pause, dann Durchgang 3 Bewegungstempo: zügig bis moderat (nach Belieben zwischen 1 und 5 Sekunden je Wiederholung)
Anstren-gend	HIIT	Von jeder Übung 5 Sätze à 25 Sekunden ausführen: 5 Sätze Übung 1, 5 Sätze Übung 2 usw. Pausen zwischen den Sätzen einer Übung: je 10 Sekunden; Pausen beim Übungswechsel: je 30 Sekunden Bewegungstempo: hoch (so viele saubere Wiederholungen wie in vorgegebener Zeit möglich)

Kniebeuge-Strecksprung-Kombinationen

TRAINIEREN den ganzen Körper.

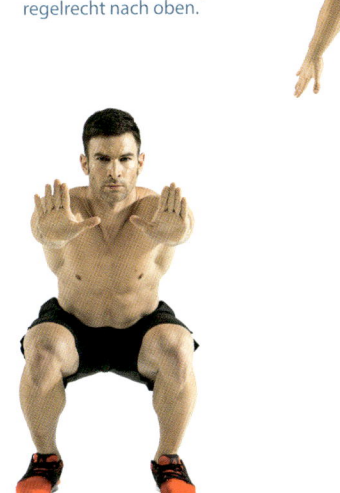
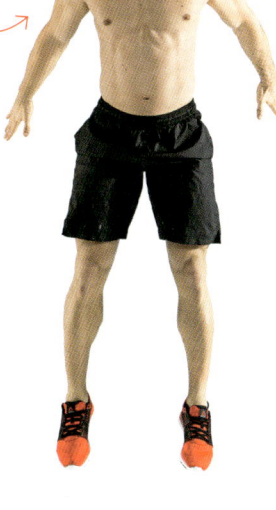

A

- Hüftbreit hinstellen, dann das Gesäß nach hinten schieben und die Knie beugen, bis die Hüfte auf Kniehöhe ist. Den Oberkörper dabei mit geradem Rücken vorbeugen. Die Arme waagerecht nach vorn strecken und Körperspannung aufbauen.

Setzen Sie die Arme vehement ein und pushen Sie sich durch den Armzug regelrecht nach oben.

B

- Explosiv nach oben abdrücken und so hoch wie möglich springen. Dabei die Arme nach hinten unten wegdrücken.

- Sanft landen und abfedern. Sogleich wieder in die Startposition begeben und die nächste Wiederholung durchführen.

HILFE, DAS SCHAFFE ICH NICHT!
Führen Sie jeweils nur einen kleinen Hopser aus.

Die 15-Minuten-Workouts

Dynamische Liegestütze

TRAINIEREN Brust, Schultern und Trizeps.

A

- Eine saubere Liegestützposition einnehmen: Die Hände unterhalb der Schultern aufsetzen, der gesamte Körper bildet eine gerade Linie. Die Arme zügig beugen und den Oberkörper absenken, dann …

B

- … die Bewegung umkehren und kraftvoll nach oben abdrücken, sodass sich die Hände für einen Augenblick vom Boden lösen. Wieder auf beiden Händen landen, das Gewicht abfedern und gleich in die nächste tiefe Position gehen.

HILFE, DAS SCHAFFE ICH NICHT!
Führen Sie die Übung im Knien aus – von Beginn an oder dann, wenn es anders nicht mehr geht.

HEY, DAS REICHT MIR NICHT!
Klatschen Sie nach dem Abdrücken vom Boden in die Hände, ehe Sie wieder landen.

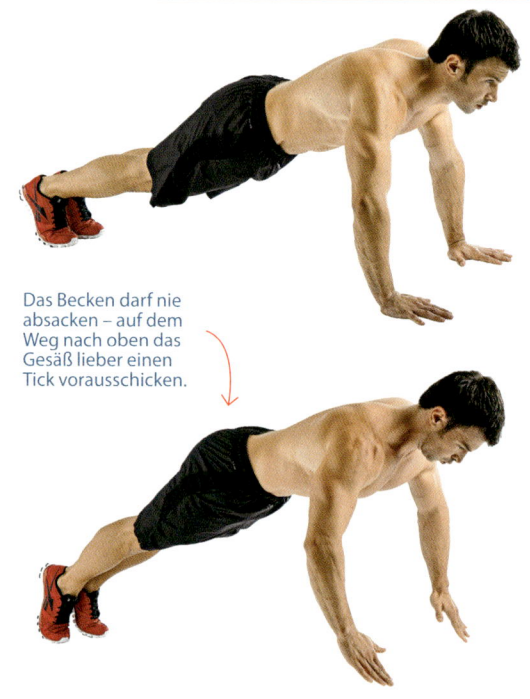

Das Becken darf nie absacken – auf dem Weg nach oben das Gesäß lieber einen Tick vorausschicken.

Sit-ups mit Fauststoß

TRAINIEREN Bauch und Schultern.

A

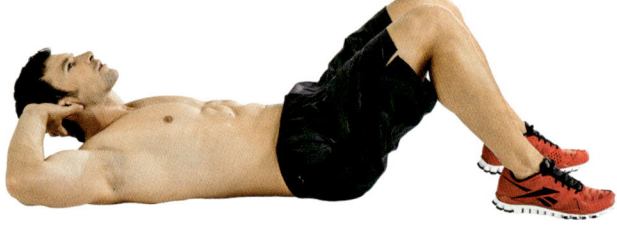

- Rücklings hinlegen, die Knie anwinkeln und die Füße aufstellen. Rumpf und Schultern anspannen, den Kopf leicht heben und die Finger locker an den Hinterkopf legen.

B

- Aus dem Bauch heraus den Rumpf anheben und mit geradem Rücken um etwa 45 Grad aufrichten. Dabei die linke Hand als Faust dynamisch über den Rumpf hinaus nach vorn rechts stoßen.

- Zurück in die Ausgangsposition, ohne die Schulterpartie vollständig abzulegen. In der nächsten Wiederholung mit rechts nach links schlagen, dann wechselseitig fortfahren.

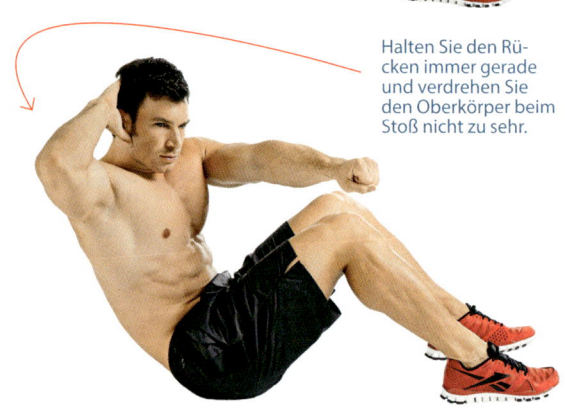

Halten Sie den Rücken immer gerade und verdrehen Sie den Oberkörper beim Stoß nicht zu sehr.

HILFE, DAS SCHAFFE ICH NICHT!
Führen Sie die Übung als Crunch aus, ohne den Oberkörper ganz vom Boden zu lösen.

Körperstreckung-Eselstritt-Kombinationen

TRAINIEREN den ganzen Körper.

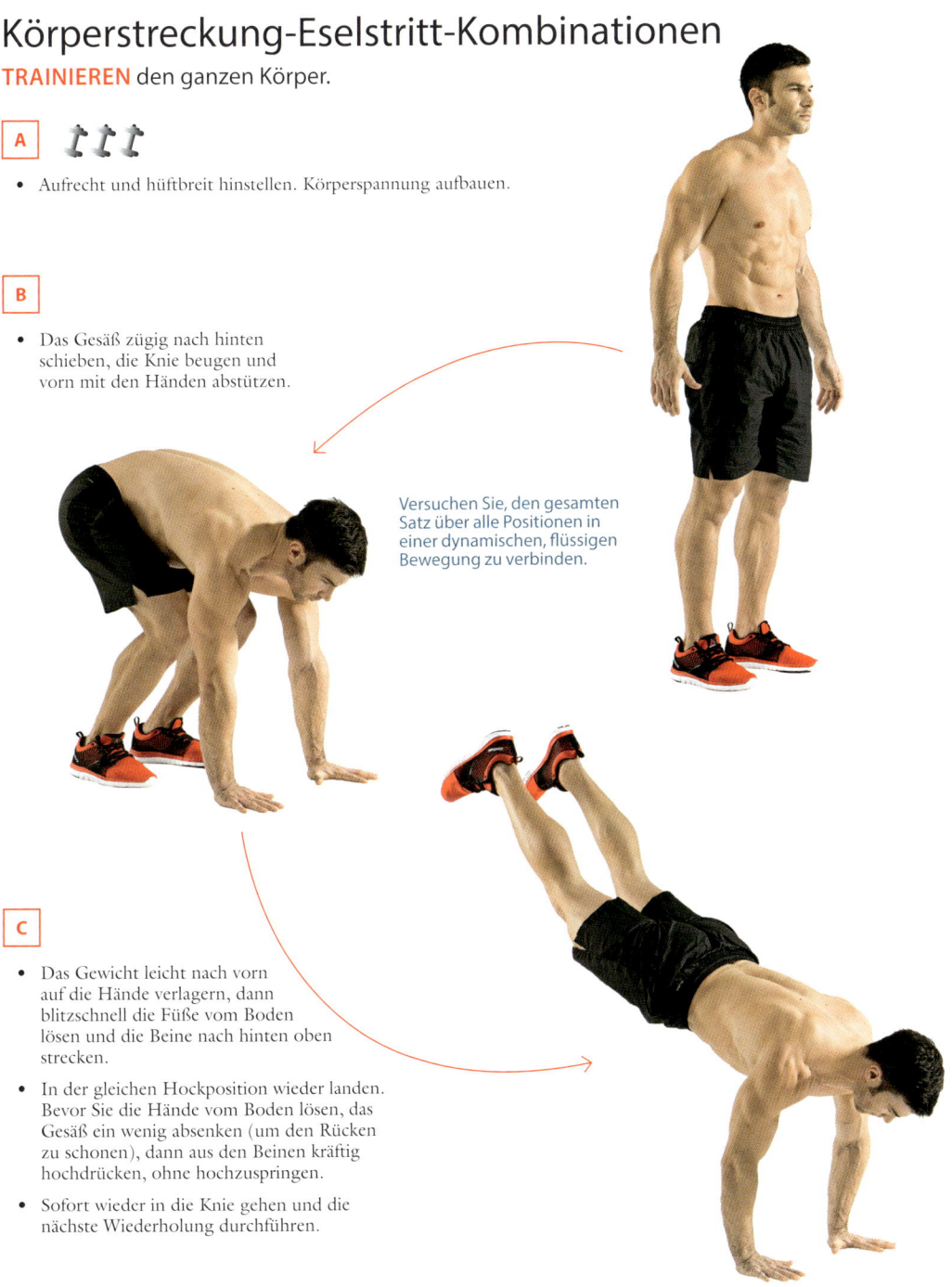

A

- Aufrecht und hüftbreit hinstellen. Körperspannung aufbauen.

B

- Das Gesäß zügig nach hinten schieben, die Knie beugen und vorn mit den Händen abstützen.

Versuchen Sie, den gesamten Satz über alle Positionen in einer dynamischen, flüssigen Bewegung zu verbinden.

C

- Das Gewicht leicht nach vorn auf die Hände verlagern, dann blitzschnell die Füße vom Boden lösen und die Beine nach hinten oben strecken.

- In der gleichen Hockposition wieder landen. Bevor Sie die Hände vom Boden lösen, das Gesäß ein wenig absenken (um den Rücken zu schonen), dann aus den Beinen kräftig hochdrücken, ohne hochzuspringen.

- Sofort wieder in die Knie gehen und die nächste Wiederholung durchführen.

HILFE, DAS SCHAFFE ICH NICHT!
Springen Sie aus der Hockposition nur kurz, aber dynamisch ab, ohne die Beine ganz nach hinten zu strecken.

Windmühle

TRAINIERT Rumpf und Schultern.

A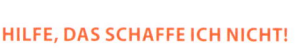

- Im hüftbreiten Stand die Knie beugen, das Gesäß nach hinten schieben und den Oberkörper mit geradem Rücken weit vorbeugen. Die Arme schulterbreit nach unten strecken und die Hände zu Fäusten ballen.

B

- Den Oberkörper nach rechts aufdrehen, ohne den Neigungswinkel zu verändern. Dabei den rechten Arm auf einer Linie mit dem linken Arm, der in Position bleibt, hochstrecken. Der Blick folgt der oberen Hand, der Kopf bleibt aber in der Verlängerung zur Wirbelsäule. Im linken Bein ein wenig nachgeben, um die Drehung zu unterstützen. Kurz die Spannung halten, dann zurück in die Startposition.

- Direkt danach nach links drehen, in der Folge wechselseitig fortfahren.

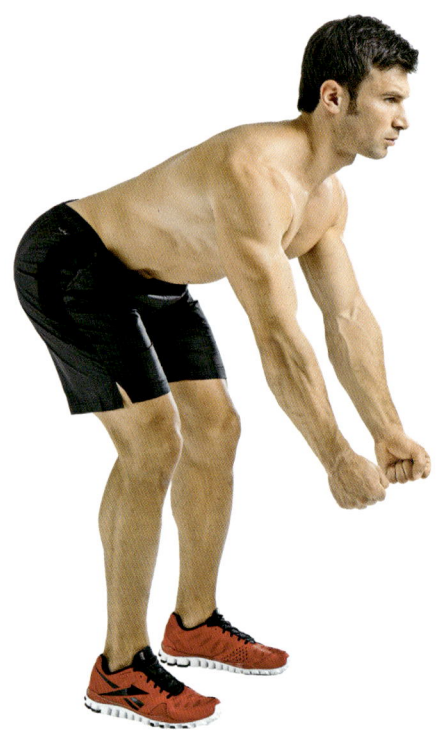
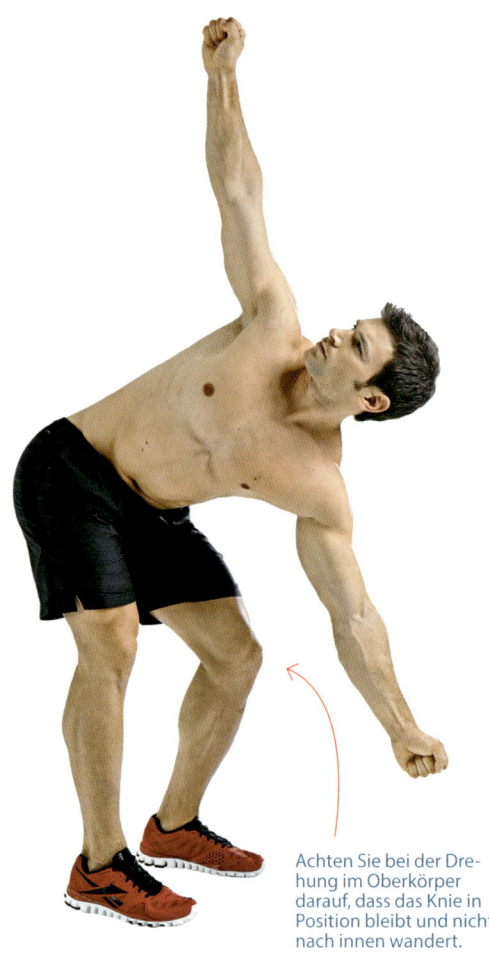

Achten Sie bei der Drehung im Oberkörper darauf, dass das Knie in Position bleibt und nicht nach innen wandert.

HILFE, DAS SCHAFFE ICH NICHT!
Richten Sie sich zwischendrin kurz auf oder führen Sie die Übung ohne gestreckte Arme aus – die Hände halten Sie dann vor der Brust und drehen nur den Rumpf.

Das 15-Minuten-Abspeck-Workout mit Hilfsmitteln aus der Umgebung

Bodyweight-Training kann und darf die Umgebung und Gegenstände, die sowieso vorhanden sind, mit einbeziehen. In diesen 15 Minuten benötigen Sie etwas zum Abstützen, zum Anlehnen und zum Dranhängen. Wohl bekomm's!

geeignet für	Superschwergewichte	Schwergewichte	Halbschwergewichte
Einsteiger			
Fortgeschrittene			

AUSFÜHRUNGSMÖGLICHKEITEN		
Intensität	**Trainings-form**	**Ausführung**
Leicht	Stations-training	Von jeder Übung 3 Sätze à 40 Sekunden ausführen: 3 Sätze Übung 1, 3 Sätze Übung 2 usw. Pausen zwischen den Sätzen einer Übung: je 30 Sekunden; Pausen beim Übungswechsel: je 60 Sekunden Bewegungstempo: moderat (nach Belieben zwischen 2 und 5 Sekunden je Wiederholung), Ausnahme Übung 3 (gehaltenes Wandsitzen)
Mittel	Zirkel-training	Alle 4 Übungen direkt nacheinander ohne Pause für jeweils 40 Sekunden (= 1 Durchgang) ausführen; anschließend 90 Sekunden Pause, dann Durchgang 2, wieder 90 Sekunden Pause, dann Durchgang 3, nochmals 90 Sekunden Pause, dann Durchgang 4. Bewegungstempo: zügig bis moderat (nach Belieben zwischen 1 und 5 Sekunden je Wiederholung), Ausnahme Übung 3 (gehaltenes Wandsitzen)
Anstren-gend	HIIT	Von jeder Übung 7 Sätze à 20 Sekunden ausführen: 7 Sätze Übung 1, 7 Sätze Übung 2 usw. Beim Wandsitzen (Übung 3) 2 x 90 Sekunden lang halten, dazwischen 20 Sekunden und sonst nur bei Bedarf kurze Pausen einlegen Pausen zwischen den Sätzen einer Übung (außer Wandsitzen): je 10 Sekunden; Pausen beim Übungswechsel: je 45 Sekunden Bewegungstempo: hoch (so viele saubere Wiederholungen wie in vorgegebener Zeit möglich), Ausnahme Übung 3 (gehaltenes Wandsitzen)

Spiderman-Klimmzüge

TRAINIEREN den ganzen Körper.

A

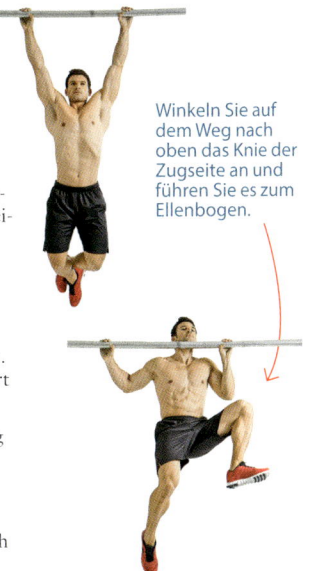

Winkeln Sie auf dem Weg nach oben das Knie der Zugseite an und führen Sie es zum Ellenbogen.

- Eine stabile Stange (zum Beispiel an einem Gerüst oder auf dem Spielplatz, alternativ geht auch ein Ast oder Ähnliches) mit beiden Händen in einem überschulterbreiten Obergriff fassen, die Daumen zeigen nach innen. Arme und Schultern anspannen, dann die Füße vom Boden lösen.

B

- Die Arme beugen, so hochziehen und die linke Schulter zur linken Hand bewegen. Das Kinn sollte zumindest auf Höhe der Hände sein. Kurz halten, dann kontrolliert absenken.

- In der nächsten Wiederholung zur rechten Seite ziehen, im Anschluss wechselseitig weitermachen.

HILFE, DAS SCHAFFE ICH NICHT!
Stützen oder stoßen Sie sich zwischendrin mit den Füßen ab oder ziehen Sie sich einfach senkrecht hoch und heben in der Aufwärtsbewegung abwechselnd ein Knie gerade an.

Die 15-Minuten-Workouts

Dips an einer Erhöhung

TRAINIEREN Trizeps und Schultern.

A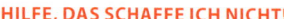

- Eine stabile Erhöhung (Stuhl, Bettkante, Parkbank, Mauer) suchen. Rücklings mit gestreckten Armen darauf abstützen. Die Füße auf die Fersen stellen. Das rechte Bein gestreckt anheben.

B

- Die Arme beugen, bis die Oberarme waagerecht sind. Der Rücken bleibt gerade. Kurz die Spannung halten, dann wieder hochdrücken.
- Nach der halben Zeit einen Beinwechsel durchführen.

HILFE, DAS SCHAFFE ICH NICHT!
Führen Sie die Übung auf beiden Beinen aus und/oder setzen Sie den Fuß/die Füße dichter zur Erhöhung auf – die Knie sind dann leicht gebeugt.

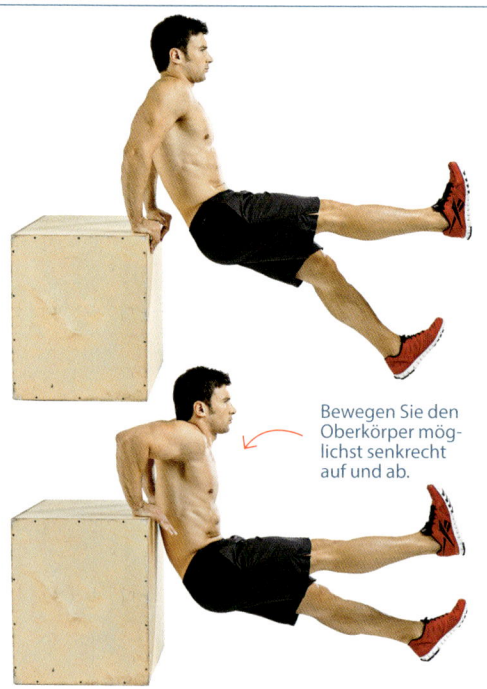

Bewegen Sie den Oberkörper möglichst senkrecht auf und ab.

Wandsitzen

TRAINIERT Beine und Gesäß.

Ausführung

- Rücklings vor eine Wand stellen und anlehnen. Mit dem Oberkörper nach unten rutschen, bis die Oberschenkel etwa waagerecht sind. Die Füße stehen hüftbreit auseinander, die Unterschenkel sind senkrecht unterhalb der Knie. Den Oberkörper aufrecht halten. Die gestreckten Arme auf Schulterhöhe anheben. Diese Sitzposition halten.

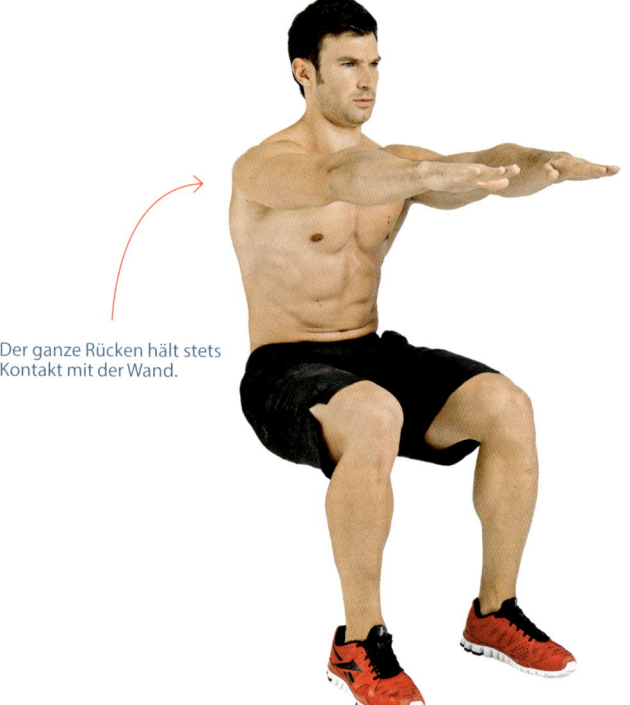

Der ganze Rücken hält stets Kontakt mit der Wand.

HILFE, DAS SCHAFFE ICH NICHT!
Drei Erleichterungsmöglichkeiten: Stehen Sie zwischendurch kurz auf. Halten Sie das Gesäß etwas höher an der Wand. Stützen Sie die Hände auf die Oberschenkel.

Beinheben im Hang

TRAINIERT Bauch, Schultern und Arme.

A

- Im Obergriff an eine stabile Stange (eines Gerüstes zum Beispiel) oder einen festen Ast hängen. Die Hände dabei etwas mehr als schulterbreit auseinander platzieren. Den Körper anspannen, ehe Sie den Bodenkontakt aufgeben.

B

- Die Beine gestreckt bis in die Waagerechte anheben. Dort kurz halten, dann langsam wieder zurück.

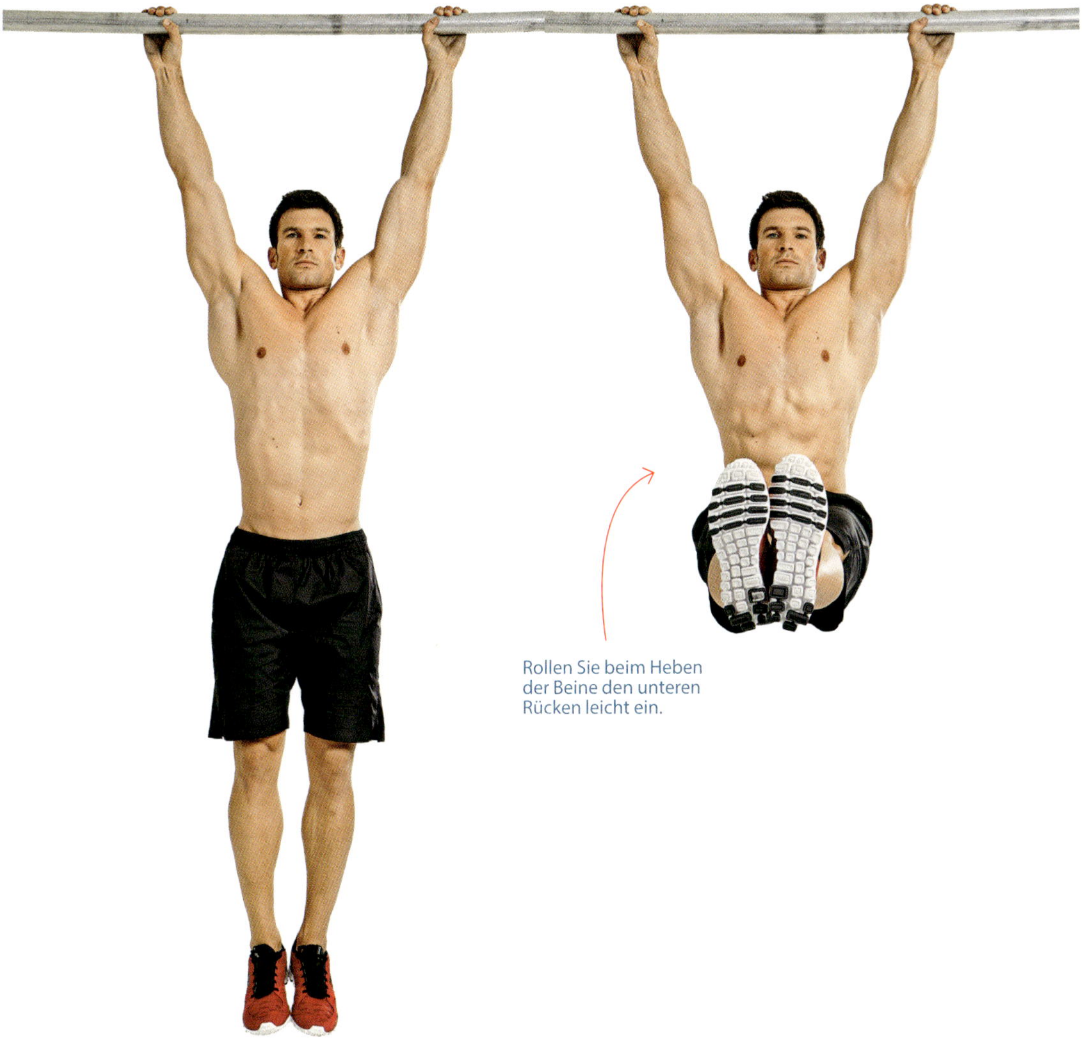

Rollen Sie beim Heben der Beine den unteren Rücken leicht ein.

HILFE, DAS SCHAFFE ICH NICHT!
Ziehen Sie nur die Knie an, sodass die Oberschenkel waagerecht stehen.

Die 15-Minuten-Workouts

Das 15-Minuten-Abspeck-Workout mit Handtuch

Zu Hause, im Hotel, am Strand: Fast überall können Abspecker zu einem effektiven Hilfsmittel greifen, das Gewichte, Seilzüge oder Tubes ersetzt: das Handtuch. Nutzen Sie es unbedingt – etwa in diesem moderaten Workout, dass sich immer einstreuen lässt!

geeignet für	Superschwergewichte	Schwergewichte	Halbschwergewichte
Einsteiger			
Fortgeschrittene			

AUSFÜHRUNGSMÖGLICHKEITEN		
Intensität	**Trainings-form**	**Ausführung**
Leicht	Stations-training	Von jeder Übung 4 Sätze à 30 Sekunden ausführen: 4 Sätze Übung 1, 4 Sätze Übung 2 usw. Pausen zwischen den Sätzen einer Übung: je 20 Sekunden; Pausen beim Übungswechsel: je 60 Sekunden Bewegungstempo: bei Übung 1 und 4 moderat (nach Belieben zwischen 2 und 5 Sekunden je Wiederholung), bei Übung 2 und 3 zügig (1 bis 2 Sekunden je Wiederholung)
Mittel	Zirkel-training	Alle 4 Übungen direkt nacheinander ohne Pause für jeweils 40 Sekunden (= 1 Durchgang) ausführen; anschließend 90 Sekunden Pause, dann Durchgang 2, wieder 90 Sekunden Pause, dann Durchgang 3, nochmals 90 Sekunden Pause, dann Durchgang 4 Bewegungstempo: bei Übung 1 und 4 zügig bis moderat (nach Belieben zwischen 1 und 5 Sekunden je Wiederholung), bei Übung 2 und 3 schnell (1 Sekunde je Wiederholung)
Anstren-gend	HIIT	Von jeder Übung 6 Sätze à 25 Sekunden ausführen: 6 Sätze Übung 1, 6 Sätze Übung 2 usw. Pausen zwischen den Sätzen einer Übung: je 10 Sekunden; Pausen beim Übungswechsel: je 45 Sekunden Bewegungstempo: hoch (so viele saubere Wiederholungen wie in vorgegebener Zeit möglich)

Kniebeugen auf Zehenspitzen mit Schulterdrücken

TRAINIEREN den ganzen Körper.

A

- Aufrecht und hüftbreit hinstellen. Mit beiden Händen ein zusammengerolltes Handtuch hinter dem Kopf unter Spannung halten. Die Fersen vom Boden abheben.

B

- Das Gesäß nach hinten schieben und die Knie beugen, bis die Oberschenkel etwa waagerecht stehen. Gleichzeitig auf die Zehenspitzen hochdrücken und die Arme mit dem gespannten Handtuch über den Kopf hochdrücken. Den Rücken dabei stets gerade und den Kopf in der Verlängerung zur Wirbelsäule halten.
- Die Spannung kurz halten, zurück in die Ausgangsposition und die nächste Wiederholung starten.

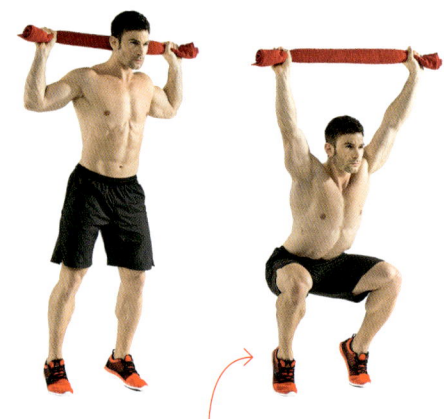

Versuchen Sie, während des gesamten Satzes die Fersen nicht abzusetzen.

HILFE, DAS SCHAFFE ICH NICHT!
Drei Erleichterungsmöglichkeiten: Beugen Sie die Knie nicht ganz so tief. Arbeiten Sie ohne Handtuch.
Führen Sie die Übung nicht auf Zehenspitzen aus – oder heben Sie erst in der tiefen Position die Fersen an.

Handtuch-Ausschlagen

TRAINIERT Rumpf, Schultern und Arme.

A

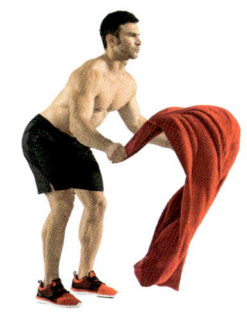

- Hüftbreit hinstellen und mit beiden Händen an die Enden der kurzen Seite eines möglichst großen, schweren Handtuchs (etwa ein Saunalaken, alternativ auch Bettwäsche oder eine Decke) greifen, sodass die Unterarme ungefähr parallel zueinanderstehen.

- Das Gesäß nach hinten schieben und die Knie leicht beugen, dabei den Oberkörper um etwa 45 Grad vorbeugen.

- Den Rumpf anspannen, die Oberarme anlegen, die Unterarme vorstrecken und dann das Handtuch mit maximaler Power und im Höchsttempo ausschlagen. Dabei die Unterarme kraftvoll auf …

B

- … und ab bewegen. Den übrigen Körper möglichst unbewegt lassen. Halten Sie das Gesäß unten, den Rücken stets gerade und stehen Sie mit beiden Füßen fest und sicher.

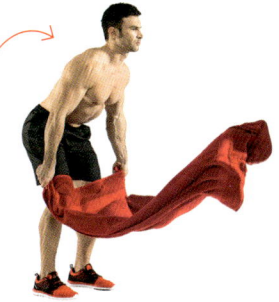

Ziehen Sie die Schulterblätter durchgehend nach hinten unten – so bleiben die Oberarme in Position und der Rücken gerade.

HILFE, DAS SCHAFFE ICH NICHT!
Schlagen Sie weniger wild oder nehmen Sie ein leichteres Handtuch.

Schnelles Rumpfdrehen

TRAINIERT den Rumpf.

A

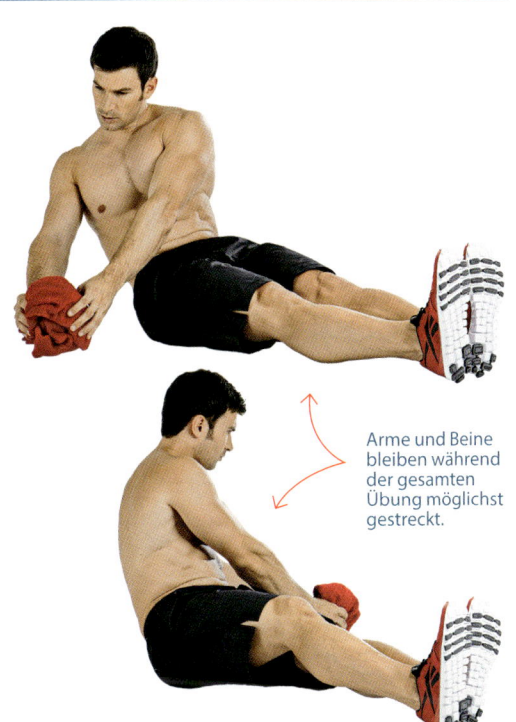

- Hinsetzen und die geschlossenen Beine strecken. Den Oberkörper so weit nach hinten lehnen, dass die Fersen noch auf dem Boden bleiben. Den Rücken gerade halten.

- Mit den Händen ein Handtuch zu einer Kugel knäulen (alternativ geht auch ein Ball oder Kissen) und mit gestreckten Armen vor der Brust halten.

- Den Rumpf zügig nach rechts drehen, das Handtuch dreimal blitzschnell nacheinander auf den Boden rechts neben der Hüfte drücken, dann …

B

- … schnell zur linken Seite drehen und das Ganze dort wiederholen. Im Anschluss ohne Pause wechselseitig fortfahren. Den Rücken dabei immer gerade halten.

Arme und Beine bleiben während der gesamten Übung möglichst gestreckt.

HILFE, DAS SCHAFFE ICH NICHT!
Setzen Sie die Füße auf und/oder berühren Sie auf jeder Seite den Boden immer nur einmal kurz.

Die 15-Minuten-Workouts

Handtuch-Tritte

TRAINIEREN Beine, Gesäß und Rumpf.

A

- Mit beiden Händen ein großes, längs zusammenge-legtes Handtuch greifen und den rechten Fuß mittig mit der Sohle darin platzieren. Halten Sie das Stand-bein durchgehend ganz leicht gebeugt.

- Die Enden des Handtuchs anziehen, sodass Ihre Arme angewinkelt sind und der rechte Oberschenkel etwa waagerecht steht.

B

- Mit dem rechten Unterschenkel kräftig nach vorn treten, dabei das Bein strecken.

- Das gestreckte Bein absenken, ohne es abzustellen. Dann wieder in die Ausgangsposition hochziehen und die nächste Wiederholung anschließen. Versu-chen Sie, die ganze Zeit das Gleichgewicht zu hal-ten.

- Im nächsten Satz Seitenwechsel.

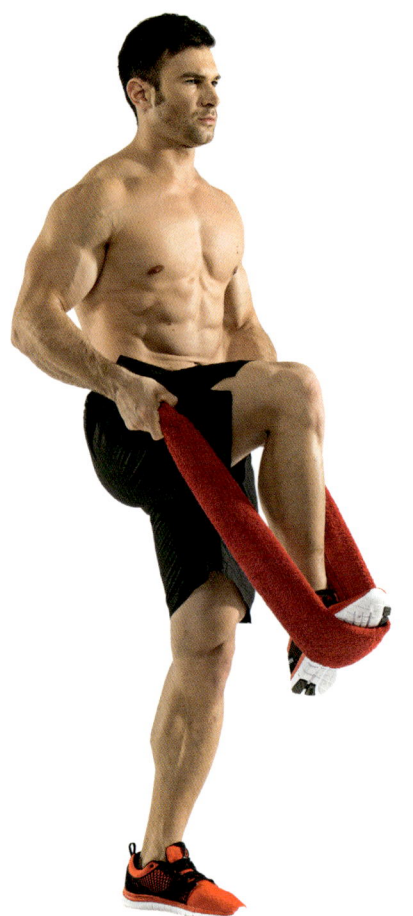

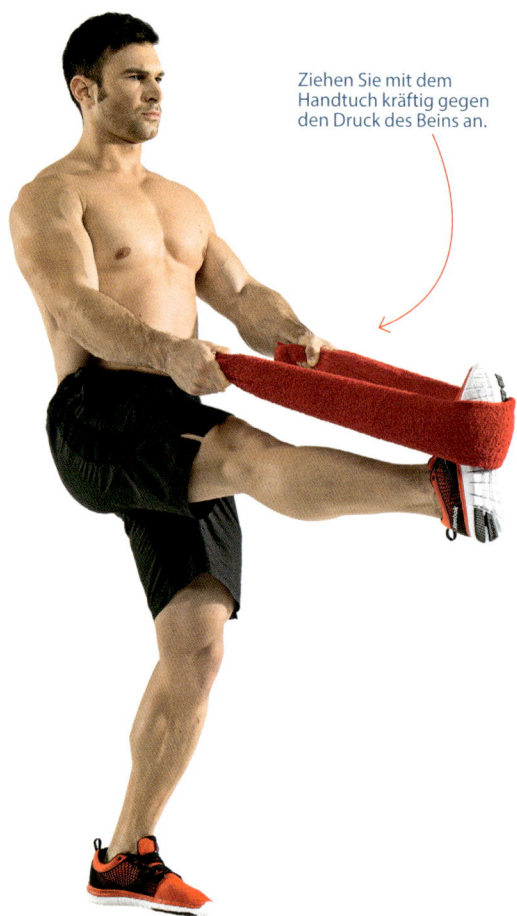

Ziehen Sie mit dem Handtuch kräftig gegen den Druck des Beins an.

HILFE, DAS SCHAFFE ICH NICHT!
Führen Sie die Übung aufrecht auf einer Stuhlkante sitzend aus.

Das 15-Minuten-Abspeck-Workout mit Erhöhung

Ein Bett, eine Kiste, ein Tisch, ein Stein, eine Bank, eine Mauer: Drinnen wie draußen gibt es unzählige Möglichkeiten, etwas zum Abstützen und Draufsteigen zu finden. Klasse, denn daran darf sich Ihr Körper in den kommenden 15 Minuten austoben!

geeignet für	Superschwergewichte		Schwergewichte	Halbschwergewichte
Einsteiger				
Fortgeschrittene				

AUSFÜHRUNGSMÖGLICHKEITEN		
Intensität	**Trainings-form**	**Ausführung**
Leicht	Stations-training	Von jeder Übung 3 Sätze à 40 Sekunden ausführen: 3 Sätze Übung 1, 3 Sätze Übung 2 usw. Pausen zwischen den Sätzen einer Übung: je 30 Sekunden; Pausen beim Übungswechsel: je 60 Sekunden Bewegungstempo: moderat (nach Belieben zwischen 2 und 5 Sekunden je Wiederholung, bei Übung 4 – Kombi – bis 10 Sekunden)
Mittel	Zirkel-training	Alle 4 Übungen direkt nacheinander ohne Pause für jeweils 40 Sekunden (= 1 Durchgang) ausführen; anschließend 90 Sekunden Pause, dann Durchgang 2, wieder 90 Sekunden Pause, dann Durchgang 3, nochmals 90 Sekunden Pause, dann Durchgang 4 Bewegungstempo: zügig bis moderat (nach Belieben zwischen 1 und 5 Sekunden je Wiederholung, bei Übung 4 = Kombi: bis 10 Sekunden)
Anstren-gend	HIIT	Von jeder Übung 7 Sätze à 20 Sekunden ausführen: 7 Sätze Übung 1, 7 Sätze Übung 2 usw. Pausen zwischen den Sätzen einer Übung (außer Wandsitzen): je 10 Sekunden; Pausen beim Übungswechsel: je 45 Sekunden Bewegungstempo: hoch (so viele saubere Wiederholungen wie in vorgegebener Zeit möglich)

Liegestütz-Skipping-Kombinationen

TRAINIEREN den ganzen Körper.

A

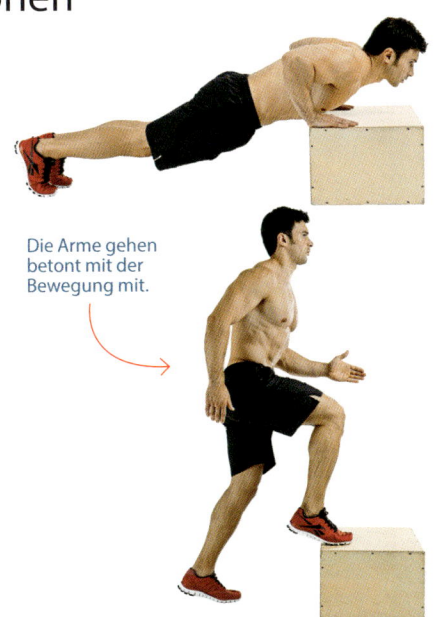

Die Arme gehen betont mit der Bewegung mit.

- Eine stabile, feste Erhöhung (etwa eine Parkbank, eine kleine Mauer oder eine Treppenstufe) suchen und darauf mit den Händen eine saubere Liegestützhaltung einnehmen. Die Hände sind unterhalb der Schultern, der ganze Körper bildet eine gerade Linie.

- Die Arme beugen, bis sich die Brust dicht über der Erhöhung befindet.

B

- Wieder hochdrücken, ohne im Becken abzusacken. Mit einem Hüpfer beide Knie anziehen und mit den Füßen zur Erhöhung springen. Die Hände lösen, den Körper aufrichten und wechselweise je einen Schritt mit rechts und links auf die Erhöhung machen.

- Zügig zurück in die Stützposition und ohne Pause fortfahren.

HILFE, DAS SCHAFFE ICH NICHT!
Lassen Sie den tiefen Liegestütz weg.

Dynamisches Beinstrecken im rückwärtigen Stütz

TRAINIERT den ganzen Körper.

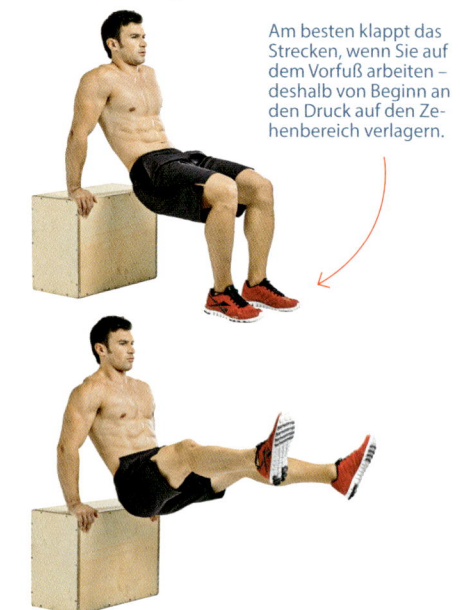

Am besten klappt das Strecken, wenn Sie auf dem Vorfuß arbeiten – deshalb von Beginn an den Druck auf den Zehenbereich verlagern.

A

- Eine etwa hüfthohe Erhöhung suchen und rücklings mit minimal gebeugten Armen darauf abstützen. Die Knie rechtwinklig beugen und die Oberschenkel waagerecht halten.

B

- Beidbeinig explosiv vom Boden abdrücken und blitzschnell beide Beine in die Waagerechte strecken, dann sofort wieder landen. Becken und Oberkörper bewegen sich eventuell etwas nach oben, bleiben aber ansonsten unbewegt.

- Ohne Pause fortfahren.

HILFE, DAS SCHAFFE ICH NICHT!
Strecken Sie die Beine im fliegenden Wechsel aus (beim rückwärtigen Stütz mit schnellen Schritten auf Seite 93 beschrieben). Noch leichter wird die Einbeinvariante, wenn Sie sie so langsam ausführen, dass immer ein Fuß Bodenkontakt hat.

Rumpfdrehen im Liegestütz

TRAINIERT den ganzen Körper.

A

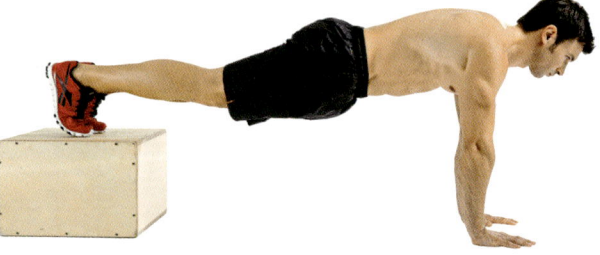

- Eine kleine Erhöhung (Stuhl, Bett oder Bank) suchen, davor in eine Liegestützposition gehen und die Fußspitzen auf der Erhöhung absetzen. Die Arme sind unterhalb der Schultern, der ganze Körper bildet von Kopf bis Fuß eine gerade Linie.

B

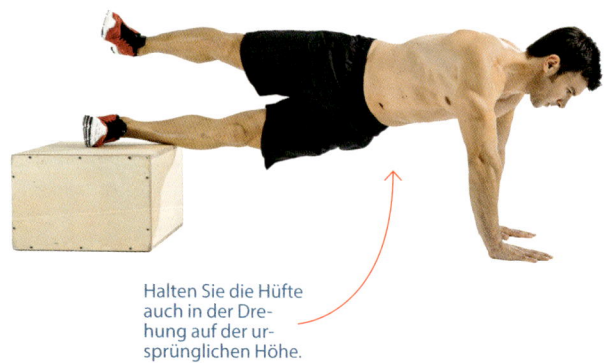

- Das rechte Bein gestreckt anheben, dann Rumpf und Gesäß nach links drehen, sodass das rechte Bein über das stützende linke wandert. Der linke Fuß dreht auf die Außenseite, das Becken ist zur Seite gekippt. Die Hände bleiben in Position. Kurz halten, dann zurück und die Bewegung sofort zur anderen Seite ausführen. Danach im Wechsel fortfahren.

HILFE, DAS SCHAFFE ICH NICHT!
Drehen Sie mit dem Bein nicht ganz so weit auf die andere Seite oder führen Sie die Übung mit den Füßen auf dem Boden aus.

Halten Sie die Hüfte auch in der Drehung auf der ursprünglichen Höhe.

Kombinationen aus Ausfallschritt, Step-up und Standwaage

TRAINIEREN den ganzen Körper.

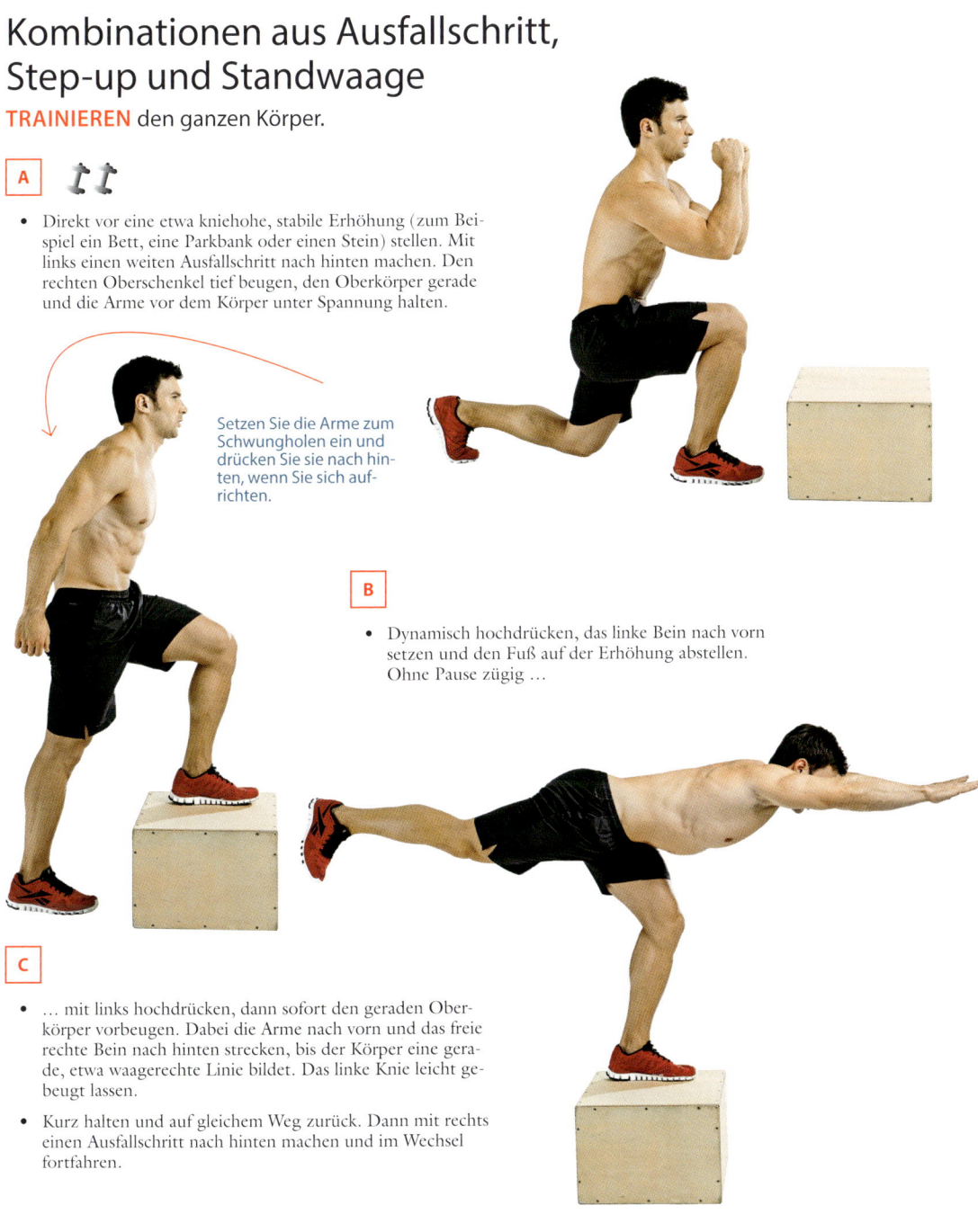

A

- Direkt vor eine etwa kniehohe, stabile Erhöhung (zum Beispiel ein Bett, eine Parkbank oder einen Stein) stellen. Mit links einen weiten Ausfallschritt nach hinten machen. Den rechten Oberschenkel tief beugen, den Oberkörper gerade und die Arme vor dem Körper unter Spannung halten.

Setzen Sie die Arme zum Schwungholen ein und drücken Sie sie nach hinten, wenn Sie sich aufrichten.

B

- Dynamisch hochdrücken, das linke Bein nach vorn setzen und den Fuß auf der Erhöhung abstellen. Ohne Pause zügig …

C

- … mit links hochdrücken, dann sofort den geraden Oberkörper vorbeugen. Dabei die Arme nach vorn und das freie rechte Bein nach hinten strecken, bis der Körper eine gerade, etwa waagerechte Linie bildet. Das linke Knie leicht gebeugt lassen.
- Kurz halten und auf gleichem Weg zurück. Dann mit rechts einen Ausfallschritt nach hinten machen und im Wechsel fortfahren.

HILFE, DAS SCHAFFE ICH NICHT!
Führen Sie die Waage ohne volle Beinstreckung aus – das freie Bein sollte aber in der Luft bleiben. Alternativ heben Sie aus dem Stand das freie Bein möglichst gestreckt nach vorn an, anstatt in die Waage zu gehen.

Die 30-Minuten-Workouts

Auch sie passen in fast jede Terminplan-Lücke: Mit diesen halbstündigen Trainingseinheiten marschieren Sie in Riesenschritten in Richtung Traumkörper. Die ersten drei Workouts sind bewusst für jedermann geeignet, damit auch Einsteiger schnell für Abwechslung sorgen können. Die folgenden drei Workouts sind dagegen etwas knackiger, damit auch die Trainingserfahrenen unter Ihnen noch neue Reize setzen können.

Apropos Reize: Nehmen Sie sich im Laufe der Zeit unbedingt die drei verschiedenen Ausführungsmöglichkeiten von jeder Einheit vor. Sie werden sich wundern, wie unterschiedlich intensiv ein und dieselbe Übungsabfolge sein kann.

Für alle, die nicht nach den Trainingsplänen ab Seite 190 vorgehen, sondern auf eigene Faust trainieren wollen: Am besten führen Sie diese 30-Minuten-Einheiten jeden zweiten Tag aus, lassen also immer einen Tag mit Pause vor der nächsten 30-Minuten-Einheit (oder legen einen Tag mit weniger Training wie einem 15-Minuten-Workout ein). Falls Sie es nicht anders einrichten können, als zwei Tage nacheinander zu trainieren, sollten Sie sich dann wenigstens am dritten Tag einen Regenerationstag gönnen.

Die folgende Übersicht zeigt, welches der 15-Minuten-Workouts zu Ihrer Gewichtsklasse beziehungsweise zu Ihrem Leistungslevel passt:

Übersicht aller 30-Minuten-Workouts

	Superschwergewichte		Schwergewichte		Halbschwergewichte	
	Einsteiger	Fortgeschrittene	Einsteiger	Fortgeschrittene	Einsteiger	Fortgeschrittene
Workout 1, ab Seite 87						
Workout 2, ab Seite 92						
Workout 3, ab Seite 97						
Workout 4, ab Seite 102						
Workout 5, ab Seite 108						
Workout 6, ab Seite 113						

Das 30-Minuten-Abspeck-Workout 1

Willkommen zum 30-minütigen Workshop „Gewichtsmanagement für Einsteiger"! Drei Hinweise: Es herrscht Anwesenheitspflicht. Hinsetzen ist nicht gestattet. Und: Die Seminarkosten werden Ihnen anschließend in Schweißperlen zurückerstattet.

geeignet für	Superschwergewichte	Schwergewichte	Halbschwergewichte
Einsteiger			
Fortgeschrittene			

AUSFÜHRUNGSMÖGLICHKEITEN		
Intensität	**Trainings-form**	**Ausführung**
Leicht	Stations-training	Von jeder Übung 3 Sätze à 60 Sekunden ausführen: 3 Sätze Übung 1, 3 Sätze Übung 2 usw. Pausen zwischen den Sätzen einer Übung: je 40 Sekunden; Pausen beim Übungswechsel: je 50 Sekunden Bewegungstempo: moderat (nach Belieben zwischen 2 und 5 Sekunden je Wiederholung, Übung 1 zügig in 1 bis 3 Sekunden je Wiederholung)
Mittel	Zirkel-training	Alle 6 Übungen direkt nacheinander ohne Pause für jeweils 45 Sekunden (= 1 Durchgang) ausführen; anschließend 120 Sekunden Pause, dann Durchgang 2, wieder 120 Sekunden Pause, dann Durchgang 3 usw. Insgesamt 5 Durchgänge Bewegungstempo: zügig bis moderat (nach Belieben zwischen 1 und 5 Sekunden je Wiederholung, Übung 1 in jedem Fall zügig)
Anstren-gend	HIIT-Super-sätze	Immer 2 Übungen im Supersatz-Doppelpack direkt nacheinander ausführen: Ü1 & Ü2, Ü3 & Ü4, Ü5 & Ü6. Jeweils 5 Sätze: zunächst 5 Sätze Ü1 & Ü2 à 40 Sekunden (= 80 Sekunden Belastung), dann 5 Sätze Ü3 & Ü4 und 5 Sätze Ü5 & Ü6 Pausen zwischen den Supersätzen eines Doppelpacks: je 40 Sekunden; Pausen beim Doppelpack-Wechsel: je 60 Sekunden Bewegungstempo: hoch (so viele saubere Wiederholungen wie in vorgegebener Zeit möglich)

Hampelmann mit seitlichem Armschwung und Beinüberkreuzen

TRAINIERT den ganzen Körper.

- Etwas mehr als hüftbreit hinstellen. Die Arme auf Schulterhöhe gerade nach vorn strecken und die Handflächen aufeinanderlegen.

- Mit beiden Beinen abspringen und die Füße aneinander vorbeiführen, sodass Sie mit überkreuzten Beinen aufkommen. Gleichzeitig die gestreckten Arme zur Seite führen.
- Sofort zurück in die Ausgangsposition springen, dann im nächsten Sprung die Beine anders herum überkreuzen und so wechselweise fortfahren.

Breiten Sie bei jedem Sprung die Arme gestreckt auf Schulterhöhe zu den Seiten aus.

HILFE, DAS SCHAFFE ICH NICHT!
Springen Sie mit den Füßen seitlich hin und her, ohne die Beine zu überkreuzen.

HEY, DAS REICHT MIR NICHT!
Führen Sie diese (und jede andere) Hampelmann-Variante mit geschlossenen Augen aus – das ist gut für den Gleichgewichtssinn!

Ausfallschritte zur Seite

TRAINIEREN Beine und Gesäß.

A

- Schulterbreit hinstellen, die Hände zu Fäusten geballt vor der Brust halten und den Rumpf anspannen.

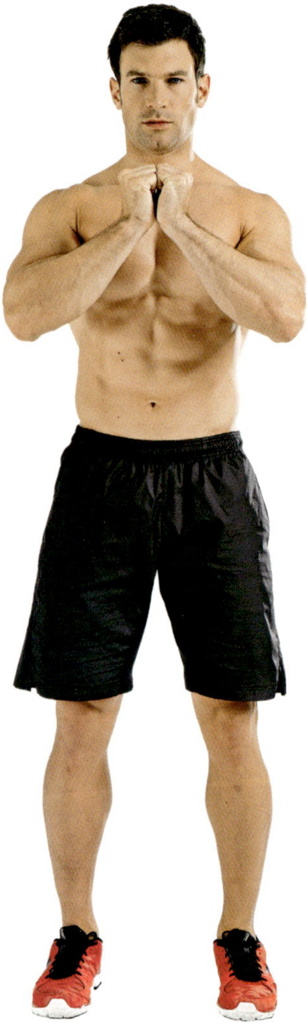

B

- Zunächst das Gewicht leicht auf das rechte Bein verlagern, dann mit links einen weiten Schritt zur Seite machen. Den linken Fuß aufsetzen und das linke Knie tief beugen. Dabei das Gesäß nach hinten schieben und den Oberkörper gerade vorneigen. Das rechte Bein ist gestreckt.

- Kurz halten, dann zurück in die Ausgangsposition und das Gleiche mit rechts zur rechten Seite ausführen. Danach wechselweise fortfahren.

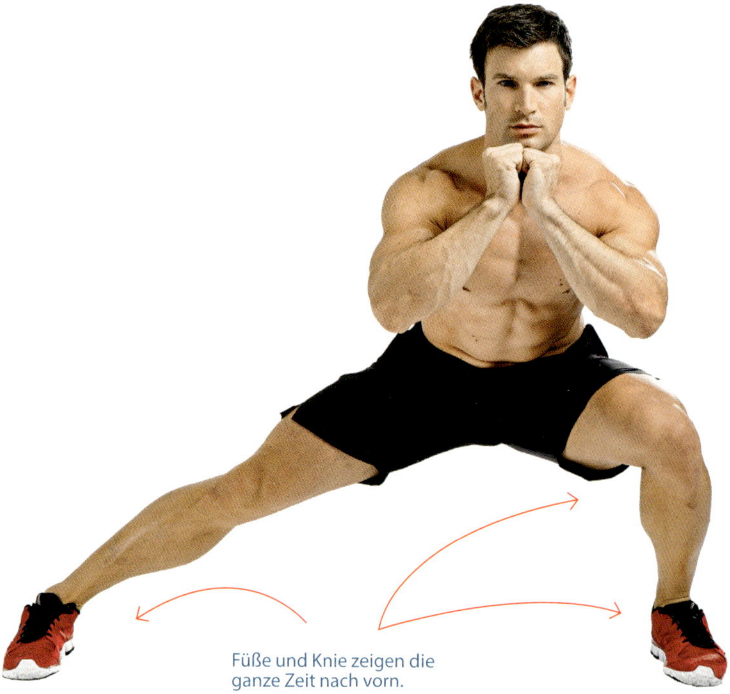

Füße und Knie zeigen die ganze Zeit nach vorn.

HILFE, DAS SCHAFFE ICH NICHT!

Setzen Sie die Füße nicht ganz so weit auseinander und/oder beugen Sie das Knie nicht so tief.

Vorwärtsziehen im Liegen

TRAINIERT Bauch, Brust, Schultern und Arme.

A

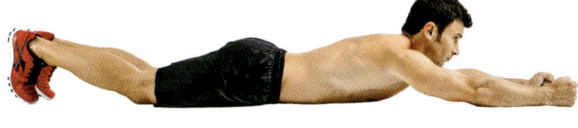

- Auf den Bauch legen, die Beine strecken und die gestreckten Arme am Kopf vorbei parallel ablegen. Die Hände zu Fäusten ballen und den Rumpf anspannen.

B

Pressen Sie die Unterarme und die Fäuste kräftig in den Boden, um den Druck aufzubauen, der Sie vorwärtsbringt.

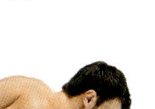

- Die Arme an- und den Körper so weit wie möglich vorziehen. Die Ellenbogen bleiben dicht am Körper.
- Abermals die Arme strecken und erneut ziehen, so durch den Raum bewegen. Auf sehr glatten Böden die Arme nicht ganz so weit strecken.

HILFE, DAS SCHAFFE ICH NICHT!
Strecken Sie die Arme nicht ganz aus, sondern stützen Sie sich etwas weiter vorn auf die Ellenbogen und ziehen Sie sich so in kleinen Schritten weiter vor. Übrigens: Auf einem „griffigen" Teppich ist die Übung deutlich einfacher als auf glattem Parkett.

HEY, DAS REICHT MIR NICHT!
Versuchen Sie, sich wechselseitig mit nur einem Arm nach vorn zu ziehen.

Hüftheben

TRAINIERT den Bauch.

A

- Auf den Rücken legen und die Beine rechtwinklig anheben, sodass die Oberschenkel senkrecht und die Unterschenkel waagerecht stehen. Die Arme seitlich ablegen.

B

- Den Bauchnabel einziehen und die Arme in den Boden drücken. Dann die Knie zur Decke schieben. Die Hüfte dabei möglichst weit vom Boden abheben. In der oberen Position kurz halten, dann zurück, ohne das Gesäß ganz abzulegen. Und wieder hoch.

HILFE, DAS SCHAFFE ICH NICHT!
Strecken Sie die Beine wie bei einer „Kerze" mit zur Decke und nutzen Sie diese kleine Schwunghilfe, um hochzukommen. Dennoch immer betont langsam zurück.

Versuchen Sie, das Absenken betont langsam zu absolvieren.

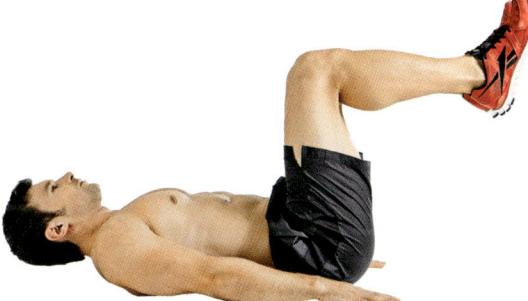

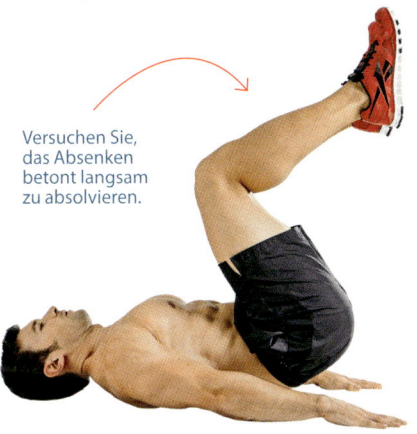

Radfahren auf dem Boden

TRAINIERT den Bauch.

A

- Rücklings hinlegen, die Beine strecken und über dem Boden halten. Die Finger locker an den Hinterkopf legen. Den Bauch anspannen, dann das rechte Knie anziehen und gleichzeitig den Rumpf anheben und nach rechts drehen, sodass sich der linke Ellenbogen dem rechten Knie nähert.

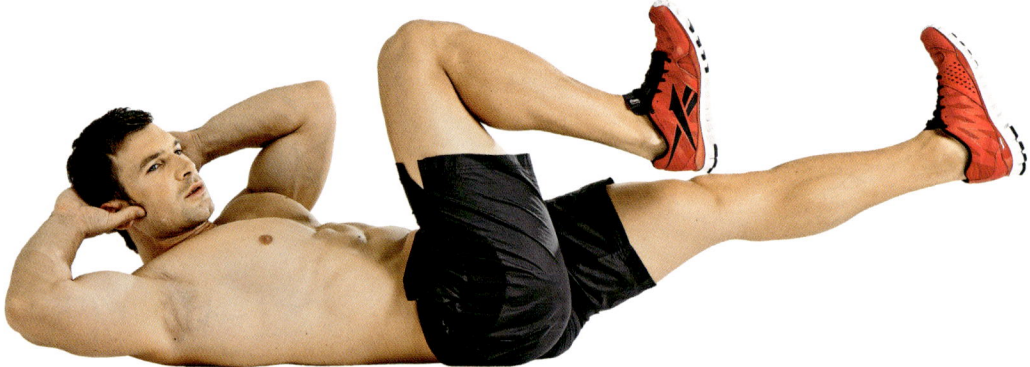

B

- Das rechte Bein strecken, gleichzeitig das linke Knie anziehen und den Rumpf zur linken Seite drehen. Ohne Pause zurück zur anderen Seite und im Wechsel zügig fortfahren. Während der gesamten Übung weder die Schulterpartie noch die Beine auf dem Boden ablegen.

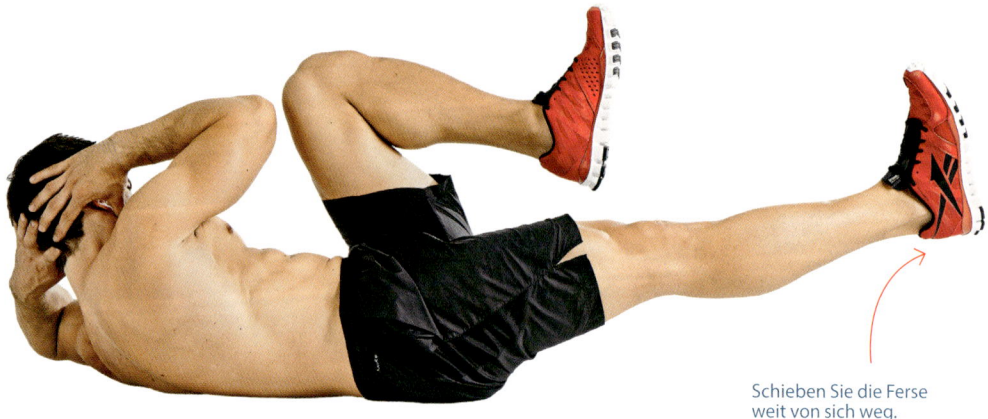

Schieben Sie die Ferse weit von sich weg.

HILFE, DAS SCHAFFE ICH NICHT!
Halten Sie die Hände die ganze Zeit über auf der Brust oder legen Sie zwischendurch kurz die Beine ab.

Vorgebeugtes Seitheben

TRAINIERT Rumpf, Rücken und Schultern.

A

- Hüftbreit hinstellen und das Gesäß ein Stück nach hinten schieben. Dabei die Knie leicht beugen und den Oberkörper um etwa 45 Grad vorneigen. Die gestreckten Arme nach vorn führen und die Hände zu Fäusten ballen. Die Schulterblätter nach hinten unten ziehen, dann Rumpf, Arme und Schultern fest anspannen.

B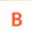

- Die gestreckten Arme seitlich bis auf Schulterhöhe anheben. Der Oberkörper bewegt sich dabei nicht. In der Endposition noch einmal die Schulterblätter zusammenpressen, dann die Arme zurück in die Ausgangshaltung.

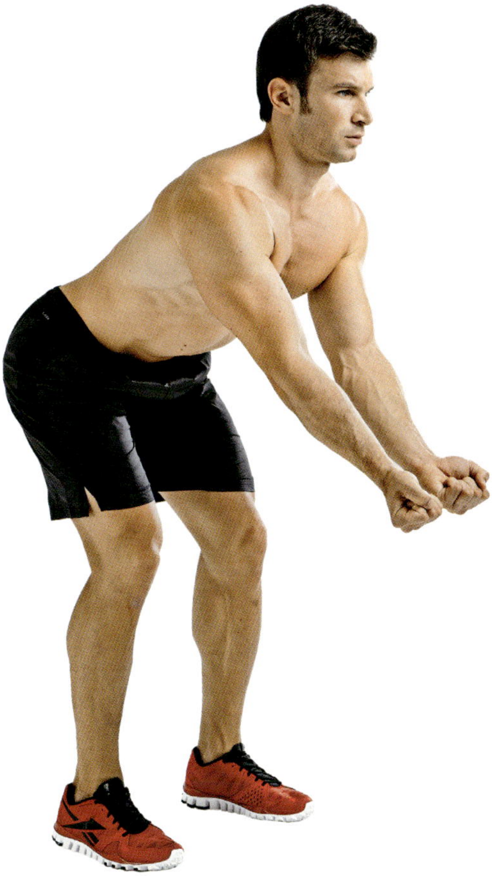

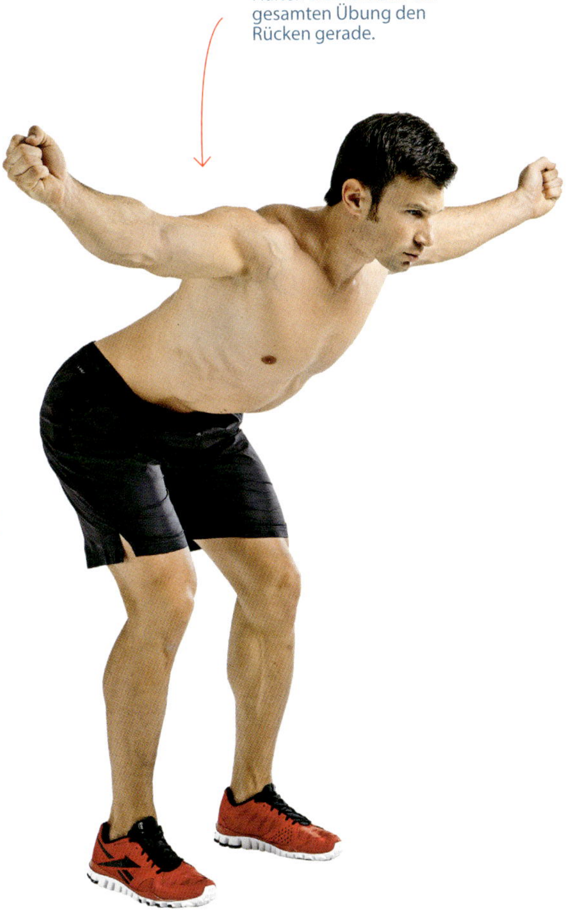

Halten Sie während der gesamten Übung den Rücken gerade.

HILFE, DAS SCHAFFE ICH NICHT!
Beugen Sie den Oberkörper weniger weit vor.

HEY, DAS REICHT MIR NICHT!
Führen Sie die Übung auf einem Bein aus und/oder arbeiten Sie mit einem Zusatzgewicht wie zwei gefüllten Halbliter-Kunststoffflaschen.

Die 30-Minuten-Workouts

Das 30-Minuten-Abspeck-Workout 2

Auch diese halbe Stunde zahlt sich rundum für Einsteiger wie Fortgeschrittene aus – allein schon aufgrund der vielen Stützelemente, die kräftig mithelfen, Ihren Rumpf zu modellieren. Den Rest besorgen Krabbel-, Tritt- und Sprungelemente. Ahoi, Adoniskörper!

geeignet für	Superschwergewichte	Schwergewichte	Halbschwergewichte
Einsteiger	██████████	██████████	██████████
Fortgeschrittene	██████████	██████████	██████████

AUSFÜHRUNGSMÖGLICHKEITEN		
Intensität	**Trainings-form**	**Ausführung**
Leicht	Stations-training	Von jeder Übung 3 Sätze à 50 Sekunden ausführen: 3 Sätze Übung 1, 3 Sätze Übung 2 usw. Pausen zwischen den Sätzen einer Übung: je 40 Sekunden; Pausen beim Übungswechsel: je 40 Sekunden. Bewegungstempo: moderat (zwischen 2 und 5 Sekunden je Wiederholung, Übung 3: 1 bis 2 Sekunden je Schritt), Ausnahme Übung 5: langsam
Mittel	Zirkel-training	Alle 7 Übungen direkt nacheinander ohne Pause für jeweils 40 Sekunden (= 1 Durchgang) ausführen; anschließend 100 Sekunden Pause, dann Durchgang 2, wieder 100 Sekunden Pause, dann Durchgang 3 usw. Insgesamt 5 Durchgänge. Bewegungstempo: zügig bis moderat (zwischen 1 und 5 Sekunden je Wiederholung, Übung 3: 1 Sekunde je Schritt), Ausnahme Übung 5: langsam
Anstren-gend	HIIT à la Tabata	Von jeder Übung 7 Sätze à 20 Sekunden ausführen: 7 Sätze Übung 1, 7 Sätze Übung 2 usw. Pausen zwischen den Sätzen einer Übung: je 10 Sekunden; Pausen beim Übungswechsel: je 60 Sekunden. Bewegungstempo: hoch (so viele saubere Wiederholungen wie in vorgegebener Zeit möglich bzw. schnelles Tempo), Ausnahme Übung 5: langsam

Holzhacken im Sprung

TRAINIERT den ganzen Körper.

- Weiter als hüftbreit hinstellen, die Zehen zeigen leicht nach außen. Das Gesäß nach hinten schieben und die Knie beugen, bis der Oberkörper um etwa 45 Grad vorgeneigt ist. Dabei und während des gesamten Satzes den Rücken gerade halten.
- Die Finger ineinander verschränken und die Arme gestreckt zwischen den Beinen platzieren. Spannung im ganzen Körper aufbauen.

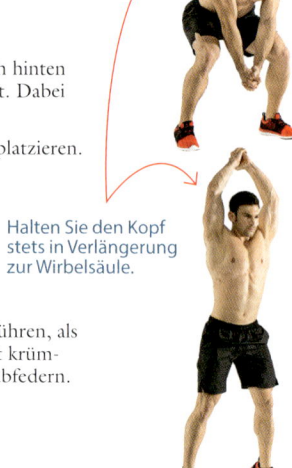

Halten Sie den Kopf stets in Verlängerung zur Wirbelsäule.

- Explosiv mit beiden Beinen nach oben abdrücken, sodass Sie möglichst hoch springen. Gleichzeitig die gestreckten Arme nach oben reißen.
- Bei der Landung die Arme mit voller Wucht wieder gestreckt zwischen die Beine führen, als würden Sie mit einer Axt ein Stück Holz zerteilen wollen. Dabei den Rücken nicht krümmen, sondern die Bewegung mit herausgestrecktem Gesäß und gebeugten Knien abfedern.
- Sofort zur nächsten Wiederholung ansetzen und ohne Pause fortfahren.

HILFE, DAS SCHAFFE ICH NICHT!
Springen Sie etwas weniger dynamisch.

Rückwärtiger Stütz mit schnellen Schritten

TRAINIERT den ganzen Körper.

A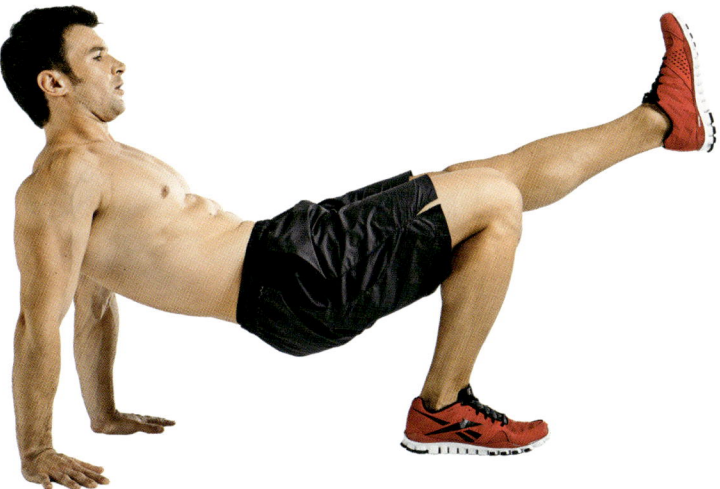

- Auf den Boden setzen, die Hände nah am Körper auf Höhe der Schultern platzieren und die Füße aufstellen, dann die Hüfte hochdrücken und das linke Bein nach vorn strecken.

B

- Nun den rechten Fuß dynamisch vom Boden abdrücken und blitzschnell das rechte Bein strecken. Gleichzeitig das linke Bein ebenso schnell beugen und den linken Fuß aufstellen. Beim Beinwechsel gibt es immer einen Moment, in dem kein Fuß auf dem Boden ist.
- Energisch und ohne Pause im wechselweise fortfahren.

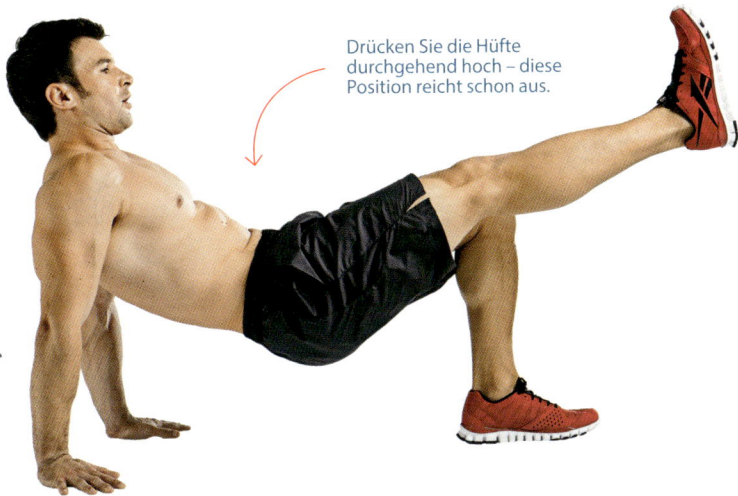

Drücken Sie die Hüfte durchgehend hoch – diese Position reicht schon aus.

HILFE, DAS SCHAFFE ICH NICHT!
Strecken Sie die Beine langsamer, sodass immer ein Fuß länger auf dem Boden steht.

Die 30-Minuten-Workouts

Vierfüßlergang

TRAINIERT den ganzen Körper.

Variieren Sie das Tempo und die Schrittlänge und bewegen Sie sich auch mal seit- oder rückwärts.

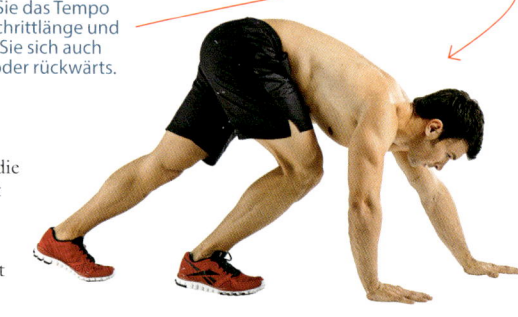

A

- Auf den Boden knien, den Oberkörper vorbeugen und die Hände auf dem Boden abstützen. Das Gesäß in die Luft drücken, sodass die Knie den Bodenkontakt verlieren.

- Nun quasi wie ein Hund durch den Raum laufen: Dazu mit dem linken Arm und dem rechten Bein einen Schritt nach vorn machen, dann …

B

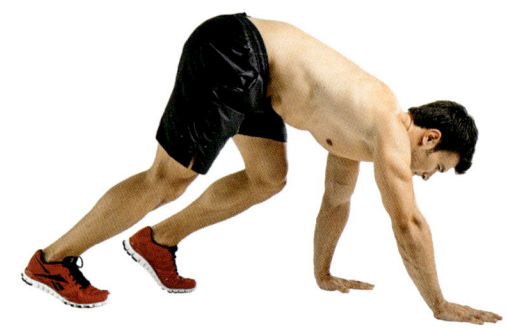

- … sofort die rechte Hand und den linken Fuß nach vorn bewegen. Auf diese Weise fortfahren, ohne die Knie auf den Boden zu setzen.

HILFE, DAS SCHAFFE ICH NICHT!
Knien Sie sich zwischendurch kurz hin.

HEY, DAS REICHT MIR NICHT!
Heben Sie einen Fuß durchgehend an, während der andere zusammen mit den Händen die Arbeit machen muss.

Hohe Tritte aus dem Ausfallschritt

TRAINIEREN Beine, Gesäß und Rumpf.

A

- Mit rechts einen weiten Ausfallschritt nach hinten ausführen, sodass der linke Oberschenkel etwa waagerecht steht und das rechte Knie fast den Boden berührt. Den Oberkörper gerade halten, die Hände zu Fäusten geballt vor dem Körper hochnehmen.

B

- Explosiv aufrichten, den Ausfallschritt auflösen und mit dem rechten Bein kräftig nach vorn oben treten. Den Oberkörper dabei möglichst ruhig und den Rücken gerade halten. Das Bein sofort wieder zurückziehen und in der Ausgangsposition landen.

- Im nächsten Satz Seitenwechsel, bei ungerader Satzzahl im letzten Satz nach der halben Zeit die Seiten wechseln.

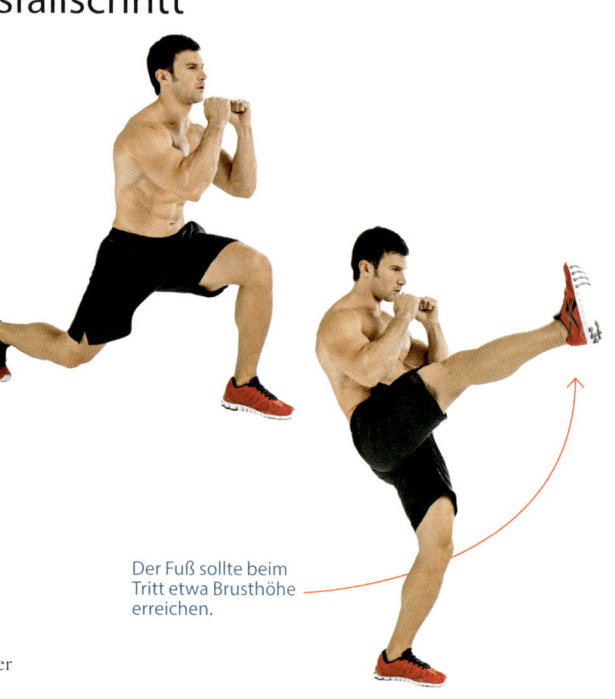

Der Fuß sollte beim Tritt etwa Brusthöhe erreichen.

HILFE, DAS SCHAFFE ICH NICHT!
Ziehen Sie nur das Knie hoch, anstatt zu treten. Oder treten Sie nur schwungvoll gerade nach vorn.

Sumo-Kniebeugen-Stretching

TRAINIERT Beine, Gesäß und Rumpf.

A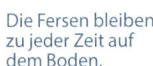

- Etwas weiter als hüftbreit hinstellen, die Füße zeigen leicht nach außen. Das Gesäß zurückschieben, die Knie beugen und mit geradem Rücken in eine tiefe Hocke gehen. Die Knie zeigen in Richtung der Füße, die Arme sind innerhalb der Knie gestreckt, die Hände liegen auf dem jeweiligen Fußspann. Der Blick geht geradeaus.

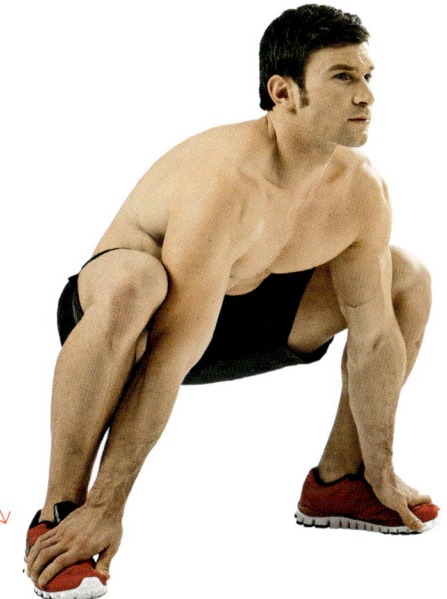

Die Fersen bleiben zu jeder Zeit auf dem Boden.

B

- Die Beine kontrolliert strecken, die Hände bleiben auf den Füßen. Der Oberkörper ist nach vorn unten geneigt, der Blick geht zum Boden. Die Dehnung in den Beinen kurz halten, dann langsam wieder zurück.

- Hinweis zum Bewegungstempo: Für diese Übung bei jeder Trainingsform mindestens fünf Sekunden je Wiederholung (zwei Sekunden rauf, eine Sekunde halten, zwei Sekunden runter) einplanen.

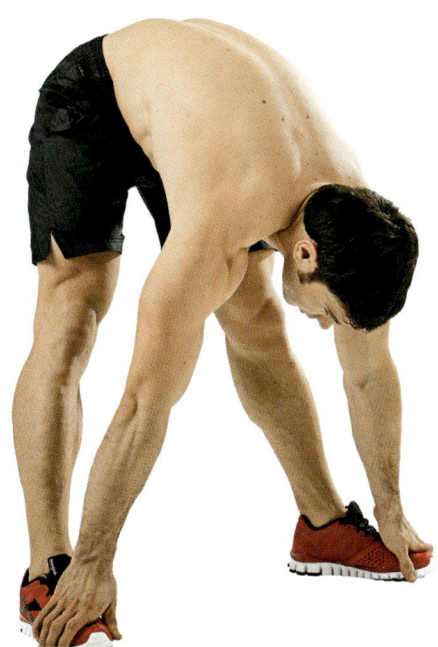

HILFE, DAS SCHAFFE ICH NICHT!
Anfangs dürfen die Beine auch ein wenig gebeugt bleiben.

Unterarmstütz mit Crunch über Kreuz

TRAINIERT den ganzen Körper.

A

- In einen sauberen Unterarmstütz gehen: Die Ellenbogen sind unterhalb der Schultern, der ganze Körper ist auf einer geraden Linie ausgerichtet.

B

- Den rechten Arm und das linke Bein anheben und parallel zum Boden strecken, dann den Rumpf beugen und das linke Knie und den rechten Ellenbogen unter dem Körper zueinanderführen. Die Position halten, dann Arm und Bein zurück in die Streckung, wieder absetzen und die Seiten wechseln.

- Wechselseitig fortfahren.

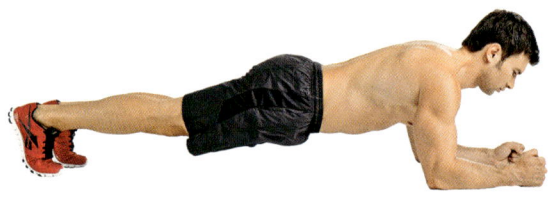

Zur Unterstützung der Crunch-Bewegung schieben Sie das Gesäß ein Stück nach oben.

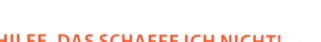

HILFE, DAS SCHAFFE ICH NICHT!
Ziehen Sie zur Erleichterung nur das Knie unter dem Körper an. Der Arm bleibt auf dem Boden.

HEY, DAS REICHT MIR NICHT!
Führen Sie die Übung in der Liegestützposition aus.

Rumpfaufdrehen im Vierfüßlerstand

TRAINIERT den ganzen Körper.

A

- In einen Vierfüßlerstand gehen: Die Arme sind senkrecht unterhalb der Schultern, ebenso die Oberschenkel unterhalb der Hüftgelenke.

- Das linke Knie leicht anheben.

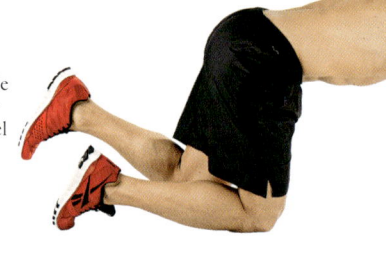

Der Blick folgt der Hand.

B

- Den Oberkörper nach rechts aufdrehen, dabei den rechten Arm nach oben strecken. Gleichzeitig das linke Bein strecken und die Fußsohle so weit es geht nach hinten wegdrücken. Die Position halten, dann zurück, ohne das Knie abzusetzen.

- Im nächsten Satz Seitenwechsel, bei ungerader Satzzahl im letzten Satz nach der halben Zeit die Seiten wechseln.

HILFE, DAS SCHAFFE ICH NICHT!
Lassen Sie das Beinstrecken weg und halten Sie das Knie nur in der Luft.

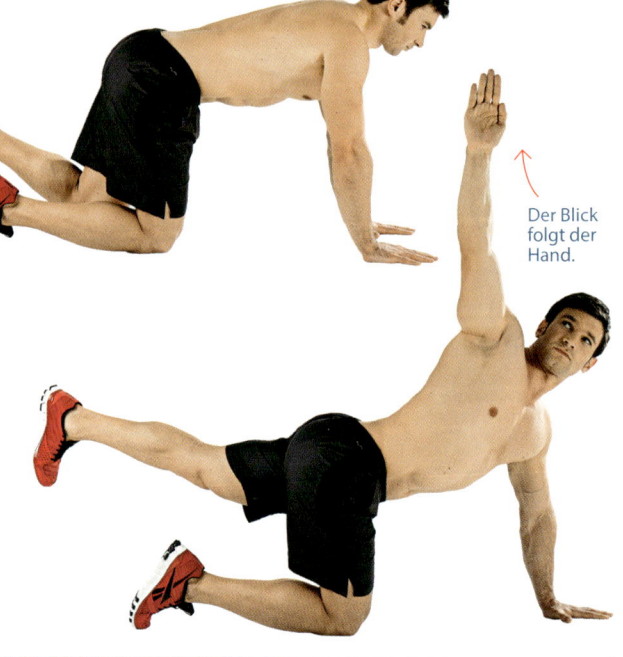

Das 30-Minuten-Abspeck-Workout 3

Schon ein kleines bisschen anspruchsvoller als die ersten beiden 30-Minuten-Workouts, aber immer noch für Einsteiger machbar. Ertragrei-che 30 Minuten liegen vor Ihnen – die Förder-menge des Fett-Untertage-Abbaus kann sich sehen lassen.

geeignet für	Superschwergewichte	Schwergewichte	Halbschwergewichte
Einsteiger			
Fortgeschrittene			

AUSFÜHRUNGSMÖGLICHKEITEN		
Intensität	**Trainings-form**	**Ausführung**
Leicht	Stations-training	Von jeder Übung 4 Sätze à 45 Sekunden ausführen: 4 Sätze Übung 1, 4 Sätze Übung 2 usw. Pausen zwischen den Sätzen einer Übung: je 20 Sekunden; Pausen beim Übungswechsel: je 60 Sekunden Bewegungstempo: moderat (nach Belieben zwischen 2 und 5 Sekunden je Wiederholung), Ausnahme Übung 6 (Beinausschütteln): schnell
Mittel	Zirkel-training	Alle 6 Übungen für jeweils 50 Sekunden nacheinander mit je 10 Sekunden Pause dazwischen (= 1 Durchgang) ausführen; anschließend 120 Sekunden Pause, dann Durchgang 2, wieder 120 Sekunden Pause, dann Durchgang 3 usw. Insgesamt 4 Durchgänge Bewegungstempo: zügig bis moderat (nach Belieben zwischen 1 und 5 Sekunden je Wiederholung), Ausnahme Übung 6 (Beinausschütteln): schnell
Anstren-gend	HIIT-Super-sätze	Immer 2 Übungen im Supersatz-Doppelpack direkt nacheinander ausführen: Ü1 & Ü2, Ü3 & Ü4, Ü5 & Ü6. Jeweils 6 Sätze: zunächst 6 Sätze Ü1 & Ü2 à 35 Sekunden (= 70 Sekunden Belastung), dann 6 Sätze mit Ü3 & Ü4 und 6 Sätze mit Ü5 & Ü6 Pausen zwischen den Supersätzen eines Doppelpacks: je 30 Sekunden; Pausen beim Doppelpack-Wechsel: je 60 Sekunden Bewegungstempo: hoch (so viele saubere Wiederholungen wie in vorgegebener Zeit möglich)

Tiefe rückwärtige Ausfallschritte

TRAINIEREN Beine und Gesäß.

- Hüftbreit hinstellen, die Knie ganz leicht beugen und den Rumpf anspannen.

- Mit rechts einen weiten Schritt zurück machen. Den Fuß dabei gerade nach hinten setzen, sodass der hüftbreite Abstand zwischen den Beinen erhalten bleibt. Die Fußspitze aufsetzen und das linke Knie beugen, bis der Oberschenkel waagerecht und das rechte Knie knapp über dem Boden ist.

- Gleichzeitig die gestreckten Arme nach vorn anheben. Die Spannung kurz halten, dann auf gleichem Weg zurück und den nächsten Schritt mit links ausführen. Wechselweise fortfahren.

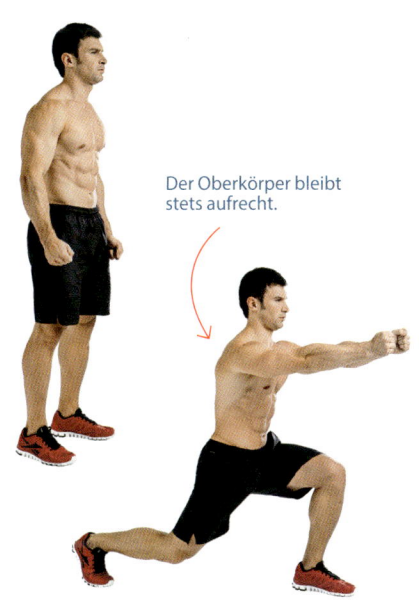

Der Oberkörper bleibt stets aufrecht.

HILFE, DAS SCHAFFE ICH NICHT!
Setzen Sie den rückwärtigen Schritt nicht so weit.

Seitliches Marschieren mit Armkreisen

TRAINIERT den ganzen Körper.

A

- Doppelt hüftbreit hinstellen, die Knie ganz leicht beugen und die Arme über den Kopf strecken.
- Das Gewicht auf das rechte Bein verlagern, das rechte Knie beugen und gleichzeitig den angespannten Rumpf mit den Armen leicht nach links kippen lassen. Das linke Bein ist gestreckt.

B

- Aus dem rechten Fuß dynamisch abdrücken, gleichzeitig die gestreckten Arme zügig vor dem Körper im Uhrzeigersinn kreisen lassen. Den rechten Fuß neben den linken setzen, die Arme weiter kreisen lassen. Wenn diese einen vollen Kreis beschrieben haben, mit dem linken Fuß einen Schritt zur Seite nach links setzen, sodass die Füße wieder doppelt hüftbreit auseinanderstehen.

C

- Nach dem Schritt das Gewicht auf das gebeugte linke Knie verlagern, während die Arme die zweite volle Armkreisbewegung beenden und erst oben rechts stoppen, sodass der Körper spiegelbildlich zur Ausgangsposition leicht nach rechts geneigt ist.
- Sofort auf dem gleichen Weg zurück in die Startposition und dann ohne Pause zügig fortfahren.

Alle Positionswechsel ergeben zusammen einen flüssig-zügigen „Marsch"-Rhythmus, bei dem die Arme ganz schön rotieren.

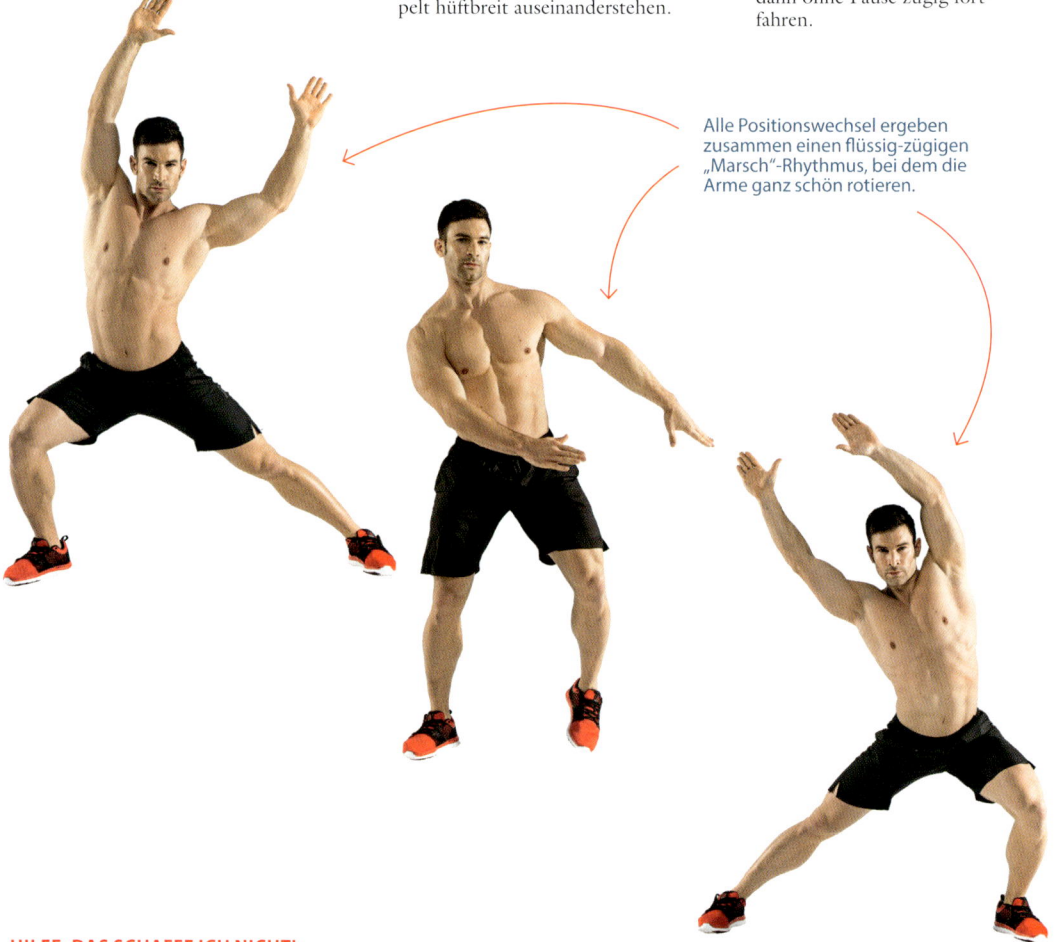

HILFE, DAS SCHAFFE ICH NICHT!
Setzen Sie kleinere Schritte und/oder beugen Sie in den Endpositionen das äußere Knie weniger. Falls Sie die Bewegung der Arme überfordert, halten Sie sie einfach durchgehend über dem Kopf.

Liegestütze mit Sprüngen

TRAINIEREN den ganzen Körper.

A

- Eine saubere Liegestützposition einnehmen: Der Körper ist von Kopf bis Fuß auf einer geraden Linie ausgerichtet, die Hände sind unterhalb der Schultern aufgestützt. Den Rumpf anspannen.

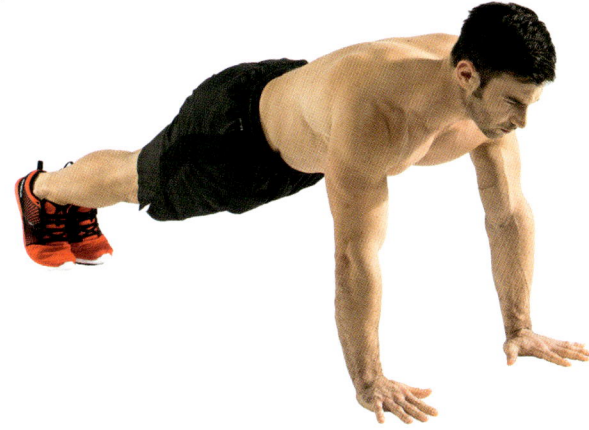

B

- Die Arme beugen und einen Liegestütz ausführen, ohne den Körper abzulegen.
- Wieder in die Startposition hochdrücken.

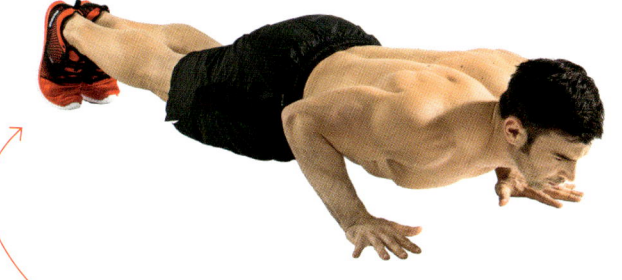

Drücken Sie sich aus den Zehenspitzen ab und landen Sie auch auf diesen – dann bleiben die Beine eher gestreckt.

C

- Nun mit beiden Füßen abspringen und die gestreckten Beine so weit es geht in Richtung der Hände führen.
- Dort landen, die Dehnung kurz halten und wieder zurück in die Startposition hüpfen, ohne in der Hüfte durchzusacken.
- Die nächste Wiederholung anschließen.

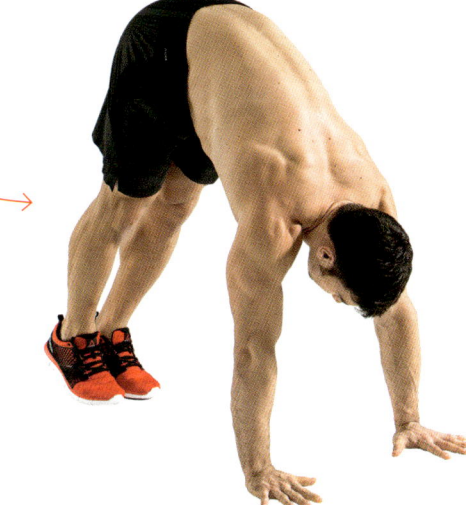

HILFE, DAS SCHAFFE ICH NICHT!
Lassen Sie jedes zweite Mal den tiefen Liegestütz weg und/oder springen Sie nur ein kleines Stückchen in Richtung der Hände.

Die 30-Minuten-Workouts

Liegestütze in Rückenlage

TRAINIEREN Trizeps, Schultern und Rumpf.

A

- Auf den Boden setzen, die Beine strecken, leicht zurücklehnen und dann die Hände schulterbreit aufsetzen. Rumpfspannung aufbauen, dann die Hüfte hochdrücken, bis Ihr Körper von Kopf bis Fuß eine gerade Linie bildet.

B

- Die Arme beugen und den Körper absenken. Dabei den Rumpf gerade und das Becken oben halten. Wieder hochdrücken, in der Startposition kurz die saubere Körperhaltung checken und die nächste Wiederholung durchführen.

HILFE, DAS SCHAFFE ICH NICHT!
Setzen Sie sich zur Erleichterung auf den Boden, stützen Sie sich aber weiter hinten auf, sodass der Oberkörper mehr zurückgeneigt ist, und beugen dann die Arme.

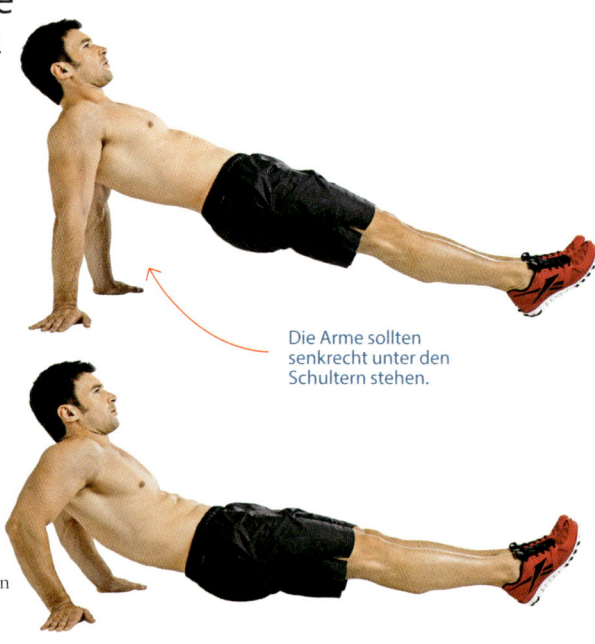

Die Arme sollten senkrecht unter den Schultern stehen.

Seitlicher Unterarmstütz mit Rumpfrotation

TRAINIERT Rumpf und Schultern.

A

- Mit der linken Seite auf den Boden legen. Die Beine strecken und mit dem linken Ellenbogen unter der Schulter auf dem Boden abstützen. Den Rumpf anspannen, dann das Becken anheben, bis der Körper von Kopf bis Fuß eine Linie bildet.

- Den freien rechten Arm senkrecht nach oben strecken. Der Blick folgt der Hand.

B

- Den Rumpf nach vorn drehen, den rechten Arm dabei erst vor die Brust führen, dann möglichst weit unter dem Körper hindurchstrecken. Der Blick folgt der rechten Hand, die Beine bleiben in Position. Kurz halten, dann in die Startposition zurückdrehen.

- Seitenwechsel im nächsten Satz.

HILFE, DAS SCHAFFE ICH NICHT!
Drehen Sie sich nicht ganz so weit um Ihre Achse und/oder setzen Sie die Hüfte zwischendurch ab, wenn Sie sich nicht mehr halten können.

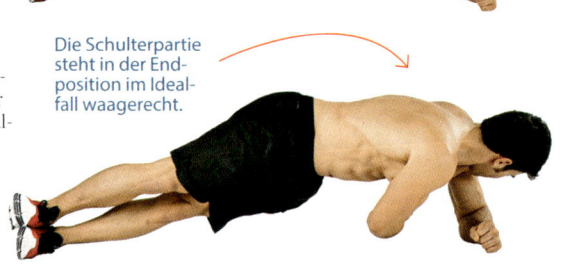

Die Schulterpartie steht in der Endposition im Idealfall waagerecht.

Schnelles Beinausschütteln

TRAINIERT den Rumpf.

A

- Auf den Boden setzen, Rumpfspannung aufbauen und den Oberkörper zurücklehnen. Die gestreckten Beine über dem Boden in der Luft halten. Die Hände sind vor der Brust zu Fäusten geballt.

- Den Bauch fest anspannen, dann die Beine in kleinen Bewegungen explosiv auf und ab bewegen: Zuerst das linke Bein nach oben ziehen, dann …

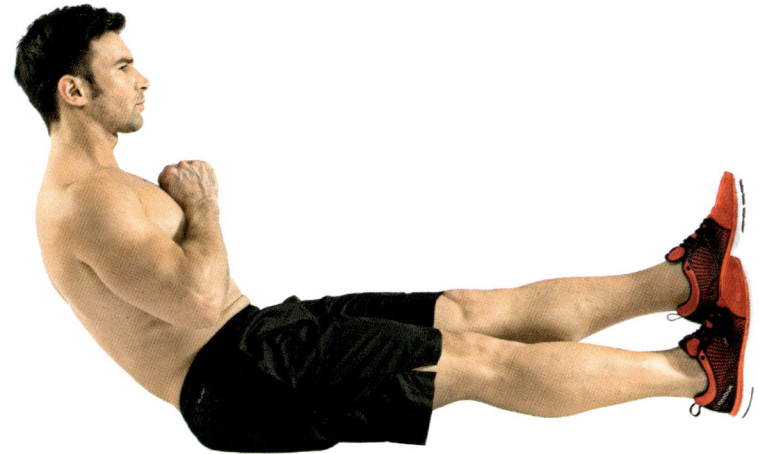

B

- … das rechte, während das linke wieder absinkt. Das Ganze geschieht blitzschnell und den ganzen Satz über ohne Pause. Die Beine stets gestreckt halten und nicht ablegen. Der Rücken bleibt die ganze Zeit über gerade.

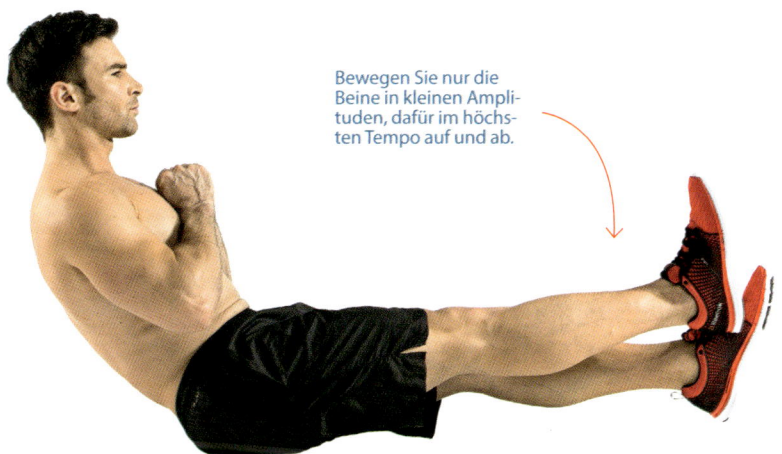

Bewegen Sie nur die Beine in kleinen Amplituden, dafür im höchsten Tempo auf und ab.

HILFE, DAS SCHAFFE ICH NICHT!
Stützen Sie sich mit den Händen hinter Ihrem Rücken auf dem Boden ab.

Die 30-Minuten-Workouts

Das 30-Minuten-Abspeck-Workout 4

Für alle, die schon Basisarbeit geleistet haben: Diese Einheit wartet unter anderem mit einigen besonders effektiven einseitigen Belastungsformen auf. Und einseitig bedeutet hier: vielversprechend! Kurz: Die 30 Minuten sind gut investiert!

geeignet für	Superschwergewichte	Schwergewichte	Halbschwergewichte
Einsteiger			
Fortgeschrittene			

AUSFÜHRUNGSMÖGLICHKEITEN		
Intensität	**Trainings-form**	**Ausführung**
Leicht	Stations-training	Von jeder Übung 4 Sätze à 40 Sekunden ausführen: 4 Sätze Übung 1, 4 Sätze Übung 2 usw. Pausen zwischen den Sätzen einer Übung: je 30 Sekunden; Pausen beim Übungswechsel: je 40 Sekunden Bewegungstempo: moderat (nach Belieben zwischen 2 und 5 Sekunden je Wiederholung, bei Übung 6 = 3-Wege-Sit-ups: bis 10 Sekunden)
Mittel	Zirkel-training	Alle 7 Übungen für jeweils 45 Sekunden nacheinander mit jeweils 10 Sekunden Pause dazwischen (= 1 Durchgang) ausführen; anschließend 100 Sekunden Pause, dann Durchgang 2, wieder 100 Sekunden Pause, dann Durchgang 3 usw. Insgesamt 4 Durchgänge Bewegungstempo: zügig bis moderat (nach Belieben zwischen 1 und 5 Sekunden je Wiederholung, bei Übung 6 = Drei-Wege-Sit-ups: bis 8 Sekunden)
Anstren-gend	HIIT à la Tabata	Von jeder Übung 6 Sätze à 25 Sekunden ausführen: 6 Sätze Übung 1, 6 Sätze Übung 2 usw. Pausen zwischen den Sätzen einer Übung: je 10 Sekunden; Pausen beim Übungswechsel: je 60 Sekunden Bewegungstempo: hoch (so viele saubere Wiederholungen wie in vorgegebener Zeit möglich)

Ausfallschritt-Kauerstart-Kombinationen

TRAINIEREN den ganzen Körper.

A

- Mit links einen Ausfallschritt nach vorn machen. Rumpfspannung aufbauen, dann den geraden Oberkörper vorbeugen und mit der rechten Hand den Boden neben dem linken Fuß berühren. Den linken Arm nach hinten wegstrecken. Der rechte Fuß steht auf dem Ballen.

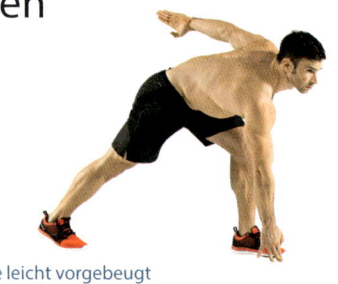

B

Bleiben Sie leicht vorgebeugt und halten Sie die Hüfte etwa auf Höhe der Startposition.

- Blitzschnell abdrücken und den rechten Fuß nach vorn setzen – wie der erste Schritt bei einem Sprint. Die angewinkelten Arme gehen schwungvoll mit, sodass nun der linke vorn, der rechte hinten ist. In dieser Position verharren.

- Die Spannung im Körper kurz halten, dann geschmeidig in die Startposition zurück. Versuchen Sie, mit der Zeit schneller zu werden.

- Im nächsten Satz die Beine wechseln.

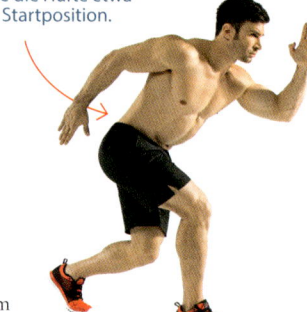

HILFE, DAS SCHAFFE ICH NICHT!
Beugen Sie sich nicht ganz so weit nach unten, sondern führen Sie die Übung aus dem Hochstart aus, also einer „Auf die Plätze, fertig"-Haltung im leicht vorgeneigten Stand.

Seitlicher Unterarmstütz mit Tritten nach vorn

TRAINIERT Rumpf, Schultern und Beine.

A

- Auf die linke Seite legen, die Beine strecken und die Füße übereinanderlegen. Mit dem linken Ellenbogen unterhalb der Schulter abstützen, dann die Hüfte hochdrücken, sodass der gesamte Körper von den Fersen bis zum Scheitel eine gerade Linie bildet. Den freien rechten Arm in die Hüfte stützen.

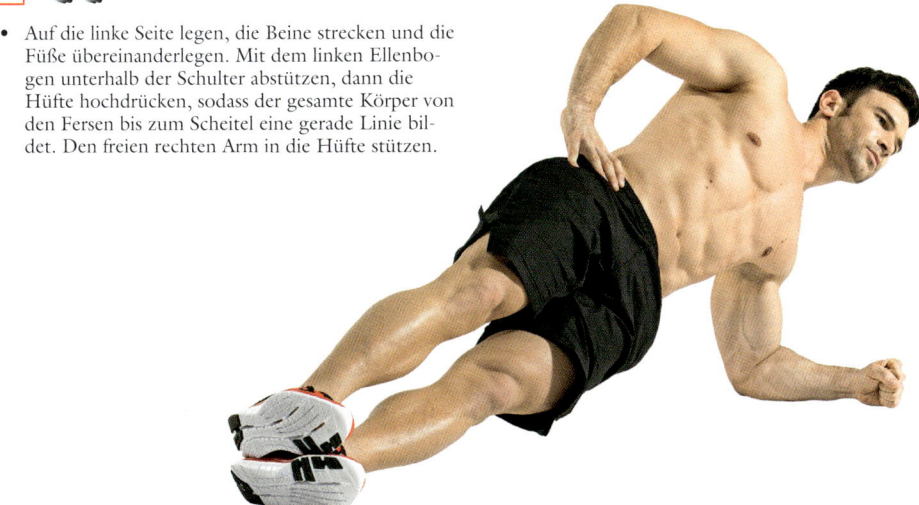

B

- Kontrolliert mit dem gestreckten rechten Bein nach vorn treten. Kurz halten, zurück in die Ausgangsposition.

- Im nächsten Satz die Beine wechseln.

Führen Sie das Bein möglichst weit gestreckt nach vorn, ohne in der Hüfte abzuknicken.

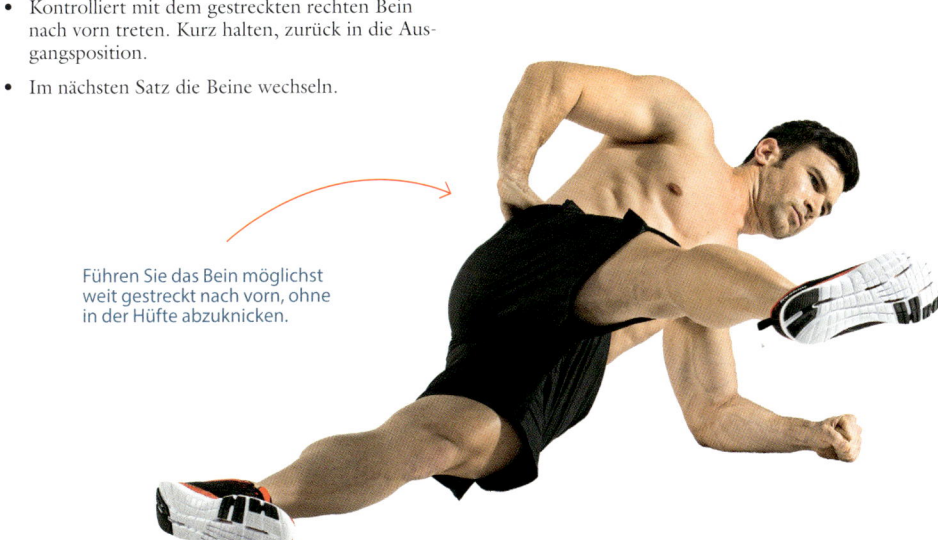

HILFE, DAS SCHAFFE ICH NICHT!
Legen Sie nach jeder zweiten Wiederholung die Hüfte kurz ab und/oder ziehen Sie nur das Knie nach vorn, anstatt das Bein gestreckt zu halten.

Einarmige Wechselschritte im Liegestütz

TRAINIEREN den ganzen Körper.

A

- In eine saubere Liegestützposition gehen, bei der die Arme den Oberkörper senkrecht unterhalb der Schultern abstützen.
- Das rechte Knie anziehen und den Fuß unterhalb der Hüfte aufsetzen.
- Den rechten Arm vom Boden lösen und auf den Rücken legen.

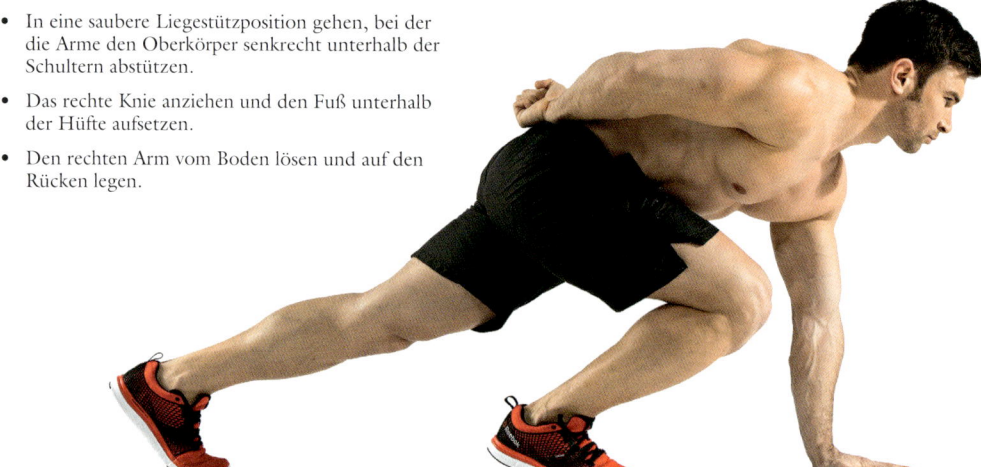

B

- Nun Wechselsprünge im Stütz durchführen: Dynamisch mit beiden Füßen abdrücken, das linke Knie anziehen und das rechte Bein strecken, sodass die Beine entgegengesetzt zur Startposition stehen. Das hintere Bein ist immer möglichst gestreckt.
- Ohne Pause sofort wieder abspringen und zügig wechselseitig fortfahren.
- Im nächsten Satz den Stützarm wechseln.

Halten Sie das Gesäß auf einer Höhe, ohne es von Sprung zu Sprung immer weiter nach oben zu schieben.

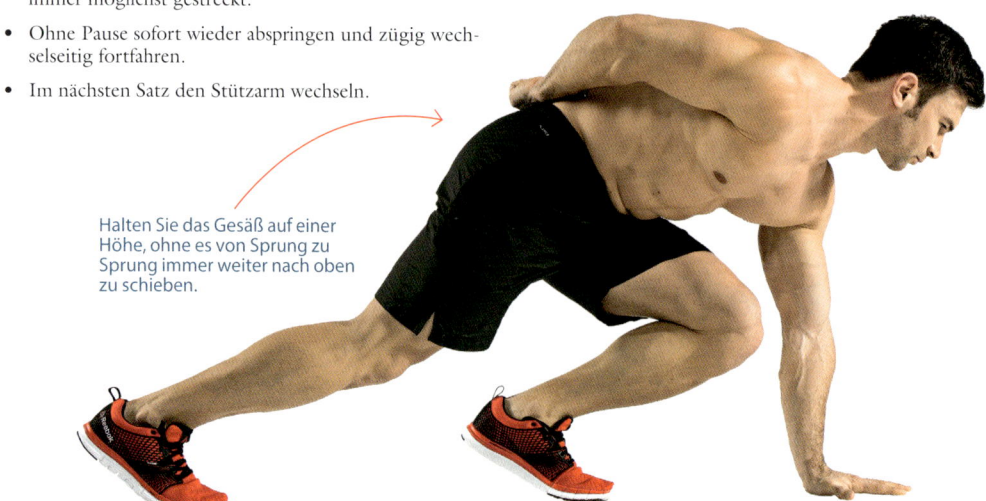

HILFE, DAS SCHAFFE ICH NICHT!
Setzen Sie bei Bedarf den zweiten Arm mit auf und/oder gehen Sie zwischendurch kurz auf die Knie.

Einbeiniges Hüftheben

TRAINIERT Beine, Gesäß und Rumpf.

A

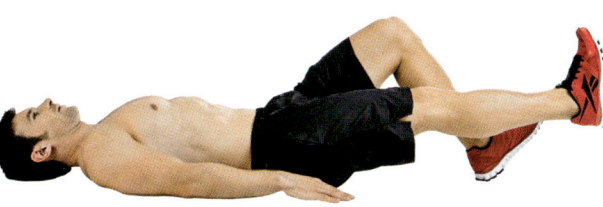

- Rücklings auf den Boden legen, die Beine strecken und die Arme neben dem Körper ablegen. Das linke Bein rechtwinklig gebeugt aufstellen und die Ferse in den Boden stemmen. Das rechte Bein gestreckt über dem Boden halten.

B

- Rumpfspannung aufbauen, dann die Hüfte so weit hochdrücken, dass der Oberkörper mit dem gestreckten rechten Bein eine gerade Linie bildet. Kurz halten und wieder absenken, ohne das Gesäß ganz abzulegen. Und sofort wieder hochdrücken.

- Im nächsten Satz die Seite wechseln.

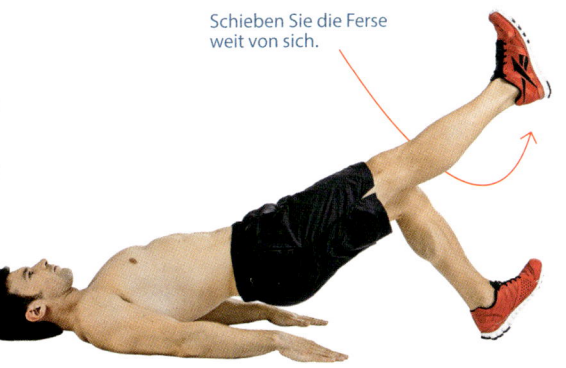

Schieben Sie die Ferse weit von sich.

HLFE, DAS SCHAFFE ICH NICHT!
Führen Sie die Übung von Anfang an oder dann, wenn es nicht mehr anders geht, mit beiden Füßen auf dem Boden aus.

Lat-Drücken in den Boden

TRAINIERT den oberen Rücken, Schultern und Trizeps.

A

- Mit dem Rücken auf den Boden legen. Die Knie anziehen, sodass die Oberschenkel senkrecht stehen. Die Unterschenkel überkreuzen und die Ellenbogen direkt neben dem Rumpf in den Boden drücken. Die Unterarme stehen senkrecht.

- Den Rumpf anspannen, die Schultern und den Kopf leicht anheben.

B

- Die Ellenbogen in den Boden pressen und so den gestreckten Rumpf hochdrücken. Die Schulterblätter so fest es geht zusammenpressen, die Spannung kurz halten, dann langsam zurück, ohne die Schulterpartie wieder vollends abzulegen.

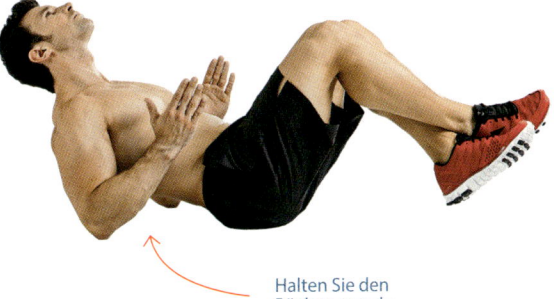

Halten Sie den Rücken gerade.

HILFE, DAS SCHAFFE ICH NICHT!
Legen Sie sich nicht hin, sondern lehnen Sie sich rücklings an eine Wand und drücken Sie sich von dieser mit den Ellenbogen ab. Setzen Sie die Füße dabei etwas weiter weg, damit Sie überhaupt eine Anstrengung spüren.

Drei-Wege-Sit-ups

TRAINIEREN den ganzen Körper.

A

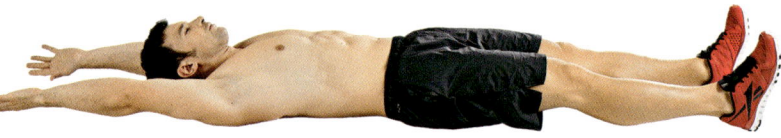

- Auf den Rücken legen und den ganzen Körper inklusive der Arme vollständig strecken. Körperspannung aufbauen und den Bauchnabel einziehen.

B

- Den Oberkörper mit geradem Rücken aufrichten, gleichzeitig das rechte Knie zur Brust ziehen und die Hände vor der Brust zusammenführen.

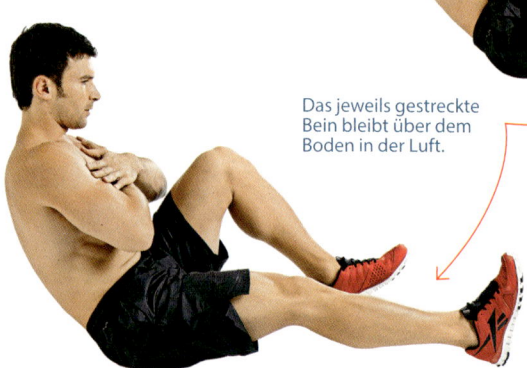

Das jeweils gestreckte Bein bleibt über dem Boden in der Luft.

C

- Das linke Knie zur Brust ziehen, dabei das rechte Bein ausstrecken. Der Oberkörper bleibt unbewegt in Position.

D

- Das linke Bein wieder strecken, dann beide Knie geschlossen zur Brust bewegen. Die Spannung kurz halten, anschließend wieder zurück in die Ausgangsstellung.
- Während des Satzes den Schulterbereich nicht mehr ganz ablegen.

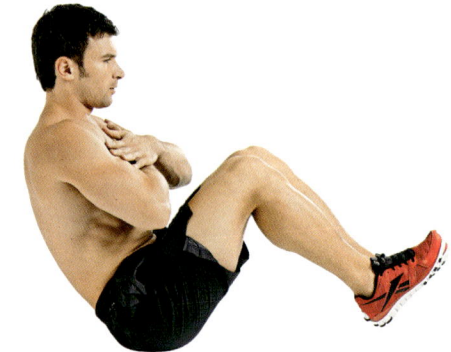

HILFE, DAS SCHAFFE ICH NICHT!
Entspannen Sie nach einer Wiederholung kurz auf dem Rücken liegend und/oder streichen Sie das beidseitige Knieanziehen.

Arm-Bein-Heben in Bauchlage (Superman)

TRAINIERT Rücken, Rumpf und Schultern.

- Bäuchlings hinlegen, die Beine strecken und auch die Arme nach vorn am Kopf vorbeistrecken.

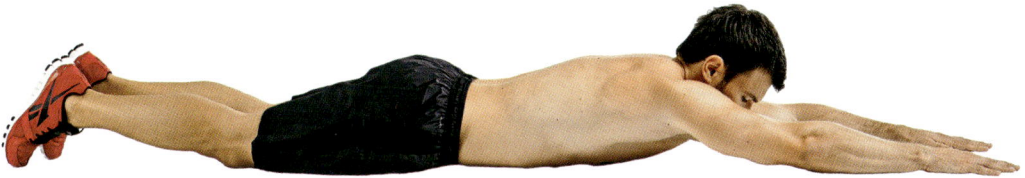

B

- Das Becken in den Boden drücken, dann die gestreckten Beine und Arme nach oben führen. Alle Extremitäten maximal in die Länge ziehen und die Spannung halten. Dann Arme und Beine wieder absenken, ohne sie abzulegen.

Der Oberkörper geht mit nach oben, der Kopf bleibt in der Verlängerung der Wirbelsäule.

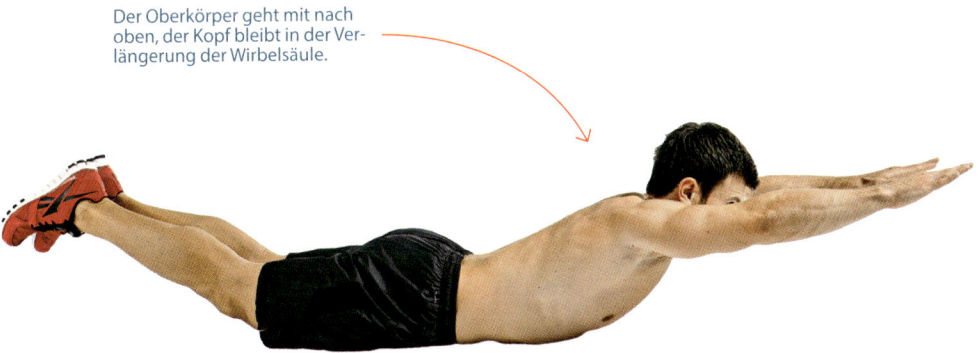

HILFE, DAS SCHAFFE ICH NICHT!
Drei Möglichkeiten der Erleichterung: Heben Sie Arme und Beine nicht ganz so hoch an. Heben Sie nur die Beine oder nur die Arme an. Strecken Sie die Arme nicht aus, sondern halten Sie sie rechtwinklig gebeugt über dem Boden.

Die 30-Minuten-Workouts

Das 30-Minuten-Abspeck-Workout 5

Die größtenteils sehr dynamisch ausgeführten Bewegungen machen diese Einheit zu einer explosiven Übungsmischung, die in wahr- scheinlich jeder Fettzelle Ihres Körpers Spuren hinterlassen wird. Sorry, leider nichts für Super- schwergewichte!

geeignet für	Superschwergewichte	Schwergewichte	Halbschwergewichte
Einsteiger			
Fortgeschrittene			

AUSFÜHRUNGSMÖGLICHKEITEN		
Intensität	Trainings-form	Ausführung
Leicht	Stations-training	Von jeder Übung 4 Sätze à 45 Sekunden ausführen: 4 Sätze Übung 1, 4 Sätze Übung 2 usw. Pausen zwischen den Sätzen einer Übung: je 20 Sekunden; Pausen beim Übungswechsel: je 60 Sekunden. Bewegungstempo: moderat (zwischen 2 und 5 Sekunden je Wiederholung), Ausnahme Übung 5: langsamer ausführen
Mittel	Zirkel-training	Alle 6 Übungen direkt nacheinander ohne Pause für jeweils 60 Sekunden (= 1 Durchgang) ausführen; anschließend 120 Sekunden Pause, dann Durchgang 2, wieder 120 Sekunden Pause, dann Durchgang 3 usw. Insgesamt 4 Durchgänge. Bewegungstempo: zügig bis moderat (zwischen 1 und 5 Sekunden je Wiederholung), Ausnahme Übung 5: langsamer ausführen
Anstren-gend	HIIT-Super-sätze	Immer 2 Übungen im Supersatz-Doppelpack direkt nacheinander ausführen: Ü1 & Ü2, Ü3 & Ü4, Ü5 & Ü6. Jeweils 6 Sätze: zunächst 6 Sätze Ü1 & Ü2 à 35 Sekunden (= 70 Sekunden Belastung), dann 6 Sätze mit Ü3 & Ü4 und 6 Sätze mit Ü5 & Ü6 Pausen zwischen den Supersätzen eines Doppelpacks: je 30 Sekunden; Pausen beim Doppelpack-Wechsel: je 60 Sekunden. Bewegungstempo: hoch (so viele saubere Wiederholungen wie in vorge-gebener Zeit möglich), Ausnahme Übung 5: langsamer ausführen

Hampelmann-Liegestütze

TRAINIEREN den ganzen Körper, vor allem den Oberkörper.

A

- Eine saubere Liegestützposition einnehmen: Der ganze Körper ist von Kopf bis Fuß auf einer Linie, die Arme sind senkrecht unterhalb der Schultern. Die Füße dicht nebeneinander plat- zieren.

B

- Mit Händen und Füßen gleichzeitig abstoßen und diese nach außen bewegen. In dieser Haltung in die tiefe Position absen- ken, dabei nicht ins Hohlkreuz fallen.
- Dynamisch wieder hochdrücken und mit Händen und Füßen zurück in die Startposition springen. Ohne Pause fortfahren.

HILFE, DAS SCHAFFE ICH NICHT!
Bewegen Sie nur die Beine dynamisch nach innen und außen. Oder führen Sie die Übung im Knien aus und „springen" Sie dann nur mit den Händen auseinander und wieder zusammen.

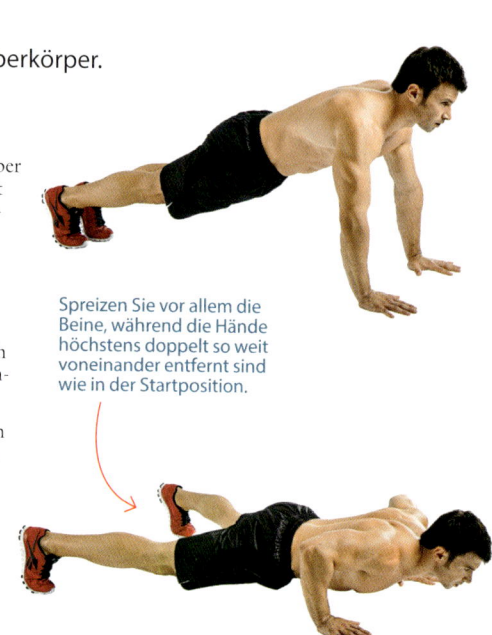

Spreizen Sie vor allem die Beine, während die Hände höchstens doppelt so weit voneinander entfernt sind wie in der Startposition.

Dynamische Brücke mit Sprüngen

TRAINIERT den ganzen Körper.

A

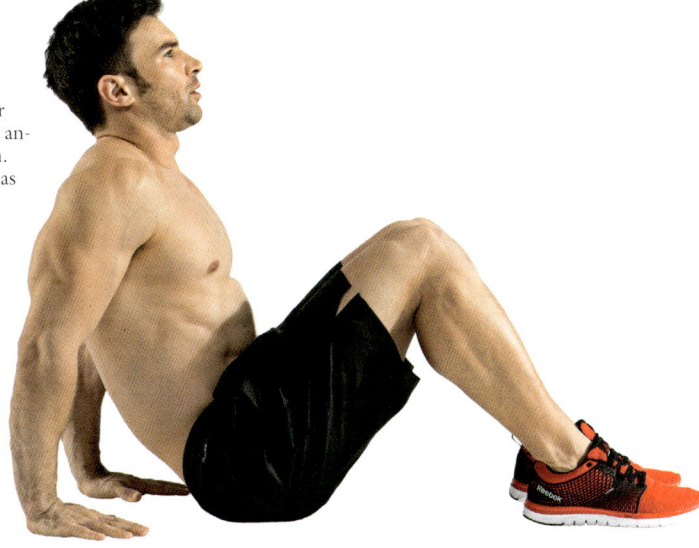

- Auf den Boden setzen, leicht zurücklehnen und die Hände hinter dem Gesäß platzieren. Die Beine anwinkeln, die Füße ganz aufsetzen. Rumpfspannung aufbauen und das Gesäß ganz leicht anheben.

B

- Schwungvoll die Hüfte nach oben drücken, bis Oberschenkel und Oberkörper etwa eine Linie bilden. Den Schwung nutzen und auf den Zehenspitzen leicht in die Luft drücken.
- Kontrolliert zurück in die Startposition, ohne das Gesäß abzusetzen. Sofort die nächste Wiederholung starten.

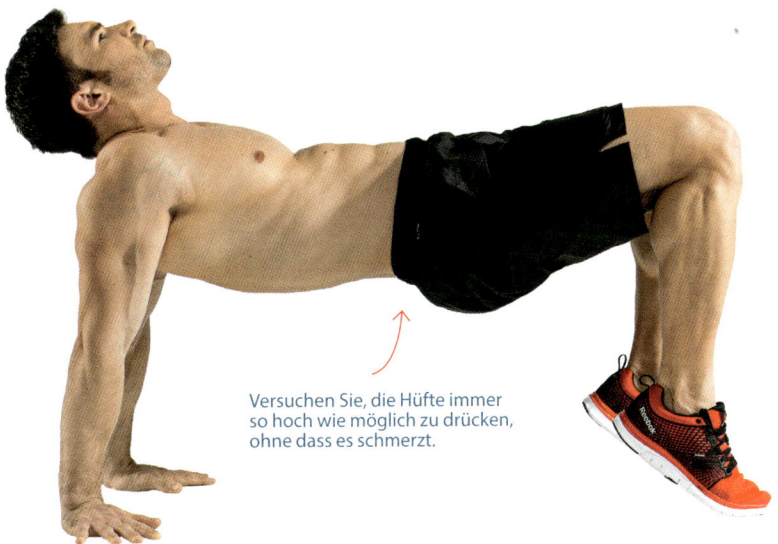

Versuchen Sie, die Hüfte immer so hoch wie möglich zu drücken, ohne dass es schmerzt.

HILFE, DAS SCHAFFE ICH NICHT!
Schwingen Sie nur dynamisch das Becken hoch und gehen Sie dann auf die Zehenspitzen, ohne vom Boden abzuheben. Um es noch leichter zu machen, setzen Sie sich nach jeder zweiten Wiederholung kurz hin.

Einarmige Burpees

TRAINIEREN den ganzen Körper.

A

- Aufrecht und hüftbreit hinstellen. Die Knie ganz leicht beugen und Körperspannung aufbauen.

B

- Das Gesäß nach hinten schieben, die Knie beugen und den geraden Oberkörper vorbeugen, bis Sie sich mit der linken Hand vollständig auf dem Boden aufstützen. Den rechten Arm nach hinten strecken.

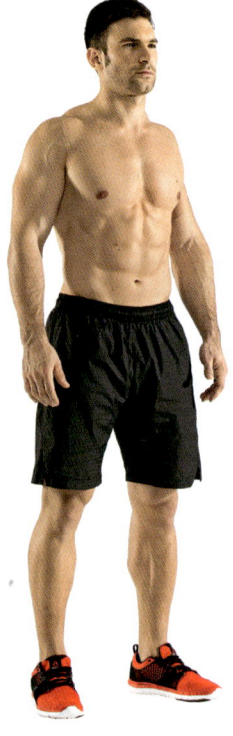

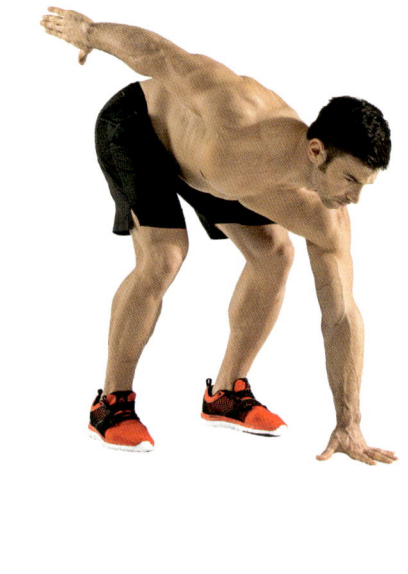

Der Arm sollte sich unterhalb der Schulter befinden.

C

- Mit beiden Füßen abspringen und die Beine nach hinten setzen, sodass Sie in einer (einarmigen) Liegestützposition landen. Die Hüfte dabei stabil halten und nicht zur rechten Seite abkippen.

- Beidbeinig zurück in Position B springen, dann sauber mit geradem Rücken wieder in die aufrechte Ausgangshaltung hochdrücken. Ohne Pause die nächste Wiederholung anschließen.

- Im nächsten Satz den Stützarm wechseln.

HILFE, DAS SCHAFFE ICH NICHT!
Wechseln Sie den Stützarm bei jeder Wiederholung und/oder springen Sie mit den Füßen nur ein ein kleines Stück zurück.

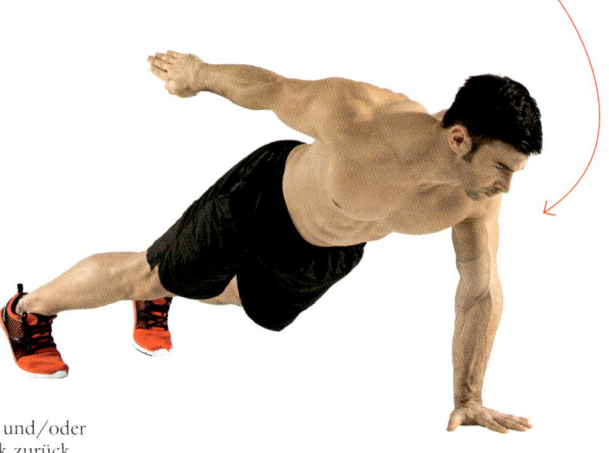

Dynamische Crunches mit Aufstehen

TRAINIEREN den ganzen Körper.

- Hüftbreit hinstellen und die Finger locker an den Hinterkopf legen. Die Schulterblätter zusammenziehen. Die Ellenbogen zeigen zur Seite.

B

- Einen kleinen Schritt mit links nach hinten machen, den Körper absenken und auf das linke Knie gehen. Den linken Unterschenkel unter das rechte Bein eindrehen und ...

Halten Sie die Ellenbogen möglichst immer zur Seite gestreckt, lassen Sie sie nicht nach vorn einklappen.

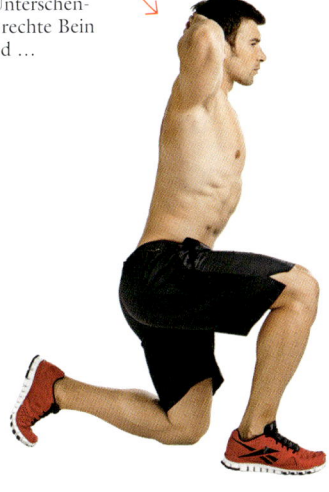

C

- ... den Schwerpunkt nach hinten verlagern, sodass das Gesäß auf den Boden absinkt.

D

- Wie bei einer Rückwärtsrolle den Schwung nach hinten nutzen, um den Oberkörper abzulegen, bis der Rücken vollen Bodenkontakt hat und sich Füße und Beine vom Boden lösen.

- Vom Umkehrpunkt aus den Schwung wieder mit nach vorn nehmen und auf dem gleichen Weg zügig zurück in die aufrechte Startposition gehen.

- Ohne Pause sofort zur nächsten Wiederholung ansetzen, dieses Mal das andere Knie aufsetzen. In der Folge wechselseitig wiederholen.

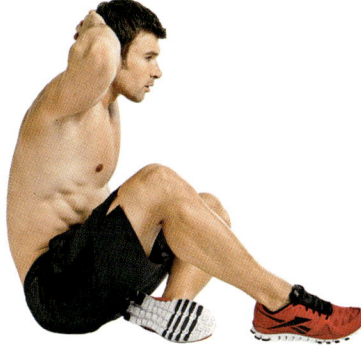

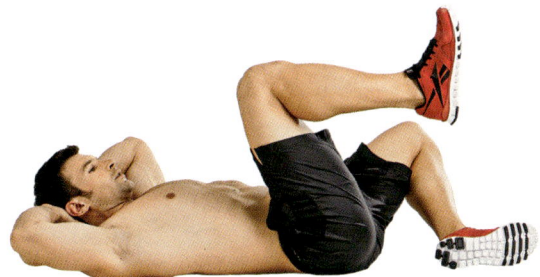

HILFE, DAS SCHAFFE ICH NICHT!
Versuchen Sie, die Übung wie bei einer normalen Rückwärtsrolle auszuführen: Mit beiden Beinen parallel in die Knie gehen, nach hinten halb abrollen, den Schwung zurück nach vorn nutzen und beidbeinig wieder hochdrücken.

Die 30-Minuten-Workouts

Zwei-Punkt-Unterarmstütz

TRAINIERT Rumpf und Schultern.

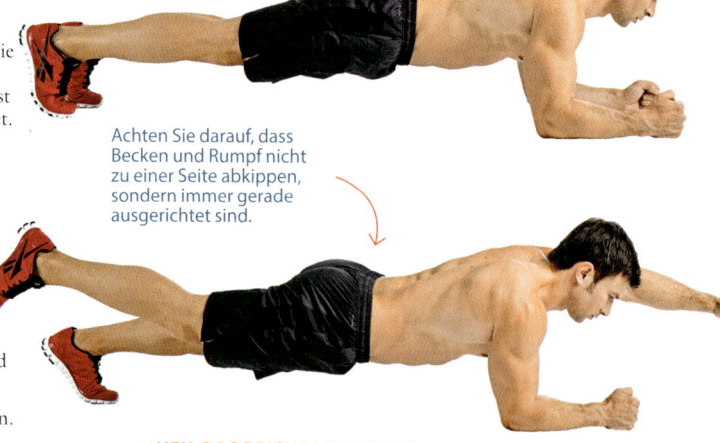

A

- In einen Unterarmstütz gehen: Die Ellenbogen setzen unterhalb der Schultern auf, der ganze Körper ist in einer geraden Linie ausgerichtet.

B

- Gleichzeitig das rechte Bein und den linken Arm anheben und parallel zum Boden strecken. Hinweis: Bei jeder Trainingsform immer drei bis fünf Sekunden halten, dann wieder absetzen und mit linkem Bein und rechtem Arm genauso verfahren.
- Ohne Pause im Wechsel fortfahren.

Achten Sie darauf, dass Becken und Rumpf nicht zu einer Seite abkippen, sondern immer gerade ausgerichtet sind.

HLFE, DAS SCHAFFE ICH NICHT!
Gehen Sie bei der Übung auf die Knie und strecken Sie dann jeweils ein Bein aus.

HEY, DAS REICHT MIR NICHT!
Führen Sie die Übung in der hohen Liegestützhaltung aus oder halten Sie Arm und Bein den ganzen Satz über gestreckt in der Luft (und wechseln Sie im nächsten Satz die Seiten).

Sit-up-Bombe

TRAINIERT den ganzen Körper, vor allem den Rumpf.

A

- Auf den Boden setzen. Die Knie bis zur Brust ziehen und die Arme zur Unterstützung um die Beine legen. Die Füße vom Boden lösen und Rumpfspannung aufbauen.

HILFE, DAS SCHAFFE ICH NICHT!
Halten Sie den Oberkörper aufrechter und/oder halten Sie die Beine ein wenig gebeugt in der Luft.

B

- Die Arme und Beine sternförmig auseinanderstrecken. Dazu die Zehen möglichst weit wegdrücken und die Schulterblätter zusammenziehen. Die Hände wandern weit nach hinten oben. Den Rücken unbedingt gerade halten, die Beine nicht ablegen.
- Die Spannung halten, dann kontrolliert zurück in die Startposition, ohne sich am Boden abzustützen.

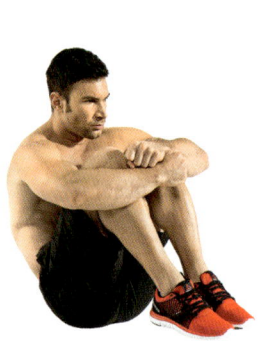

Versuchen Sie, so weit wie möglich in Rücklage zu sein, ohne hintenüberzukippen.

Das 30-Minuten-Abspeck-Workout 6

Eine halbe Stunde für ganze Kerle: Das wahrscheinlich schwerste Workout dieses Buches ist ideal bei nicht mehr ganz so viel Übergewicht!

Mit teilweise anspruchsvollen Bewegungsformen ist es speziell für den „Feinschliff" Ihres Traumkörpers konzipiert.

geeignet für	Superschwergewichte	Schwergewichte	Halbschwergewichte
Einsteiger			
Fortgeschrittene			

AUSFÜHRUNGSMÖGLICHKEITEN		
Intensität	**Trainings-form**	**Ausführung**
Leicht	Stations-training	Von jeder Übung 4 Sätze à 40 Sekunden ausführen: 4 Sätze Übung 1, 4 Sätze Übung 2 usw. Pausen zwischen den Sätzen einer Übung: je 30 Sekunden; Pausen beim Übungswechsel: je 40 Sekunden Bewegungstempo: moderat (nach Belieben zwischen 2 und 5 Sekunden je Wiederholung)
Mittel	Zirkel-training	Alle 7 Übungen direkt nacheinander für jeweils 50 Sekunden (= 1 Durchgang) ausführen; anschließend 120 Sekunden Pause, dann Durchgang 2, wieder 120 Sekunden Pause, dann Durchgang 3 usw. Insgesamt 4 Durchgänge Bewegungstempo: zügig bis moderat (nach Belieben zwischen 1 und 5 Sekunden je Wiederholung)
Anstren-gend	HIIT à la Tabata	Von jeder Übung 8 Sätze à 20 Sekunden ausführen: 8 Sätze Übung 1, 8 Sätze Übung 2 usw. Pausen zwischen den Sätzen einer Übung: je 10 Sekunden; Pausen beim Übungswechsel: je 45 Sekunden Bewegungstempo: hoch (so viele saubere Wiederholungen wie in vorgegebener Zeit möglich)

Hampelmann aus der Hocke

TRAINIERT den ganzen Körper.

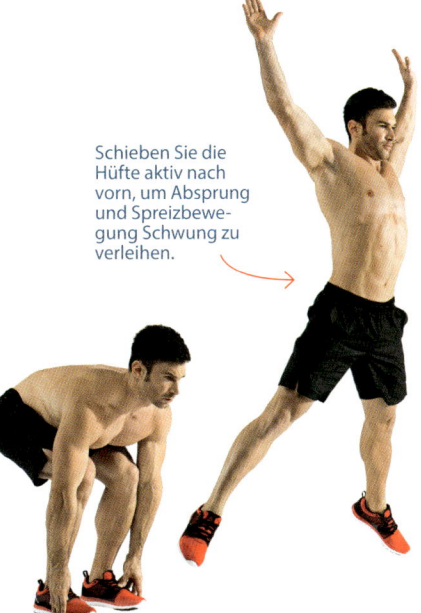

A

- Hüftbreit hinstellen und Körperspannung aufbauen. Das Gesäß nach hinten schieben und die Beine beugen, sodass der Oberkörper mit geradem Rücken nach vorn kommt. Mit den Händen die Füße berühren. Der Blick geht geradeaus.

Schieben Sie die Hüfte aktiv nach vorn, um Absprung und Spreizbewegung Schwung zu verleihen.

B

- Explosiv nach oben abdrücken. Dabei die Arme gestreckt zu den Seiten nach oben reißen und nach dem Abdrücken vom Boden mit den Beinen eine Spreizbewegung in der Luft machen.

- Blitzschnell die Füße wieder zusammenführen, hüftbreit landen und in die Startposition hinein abfedern. Auch die Arme kommen mit zurück.

- Die Position kurz checken, dann sofort mit der nächsten Wiederholung fortfahren.

HILFE, DAS SCHAFFE ICH NICHT!
Springen Sie, ohne die Beine in der Luft zu spreizen. Bei Bedarf machen Sie die Übung noch leichter, wenn Sie etwas weniger Sprungkraft einsetzen.

Kombinationen aus Standwaage und Beinstrecken

TRAINIEREN Beine, Gesäß und Rumpf.

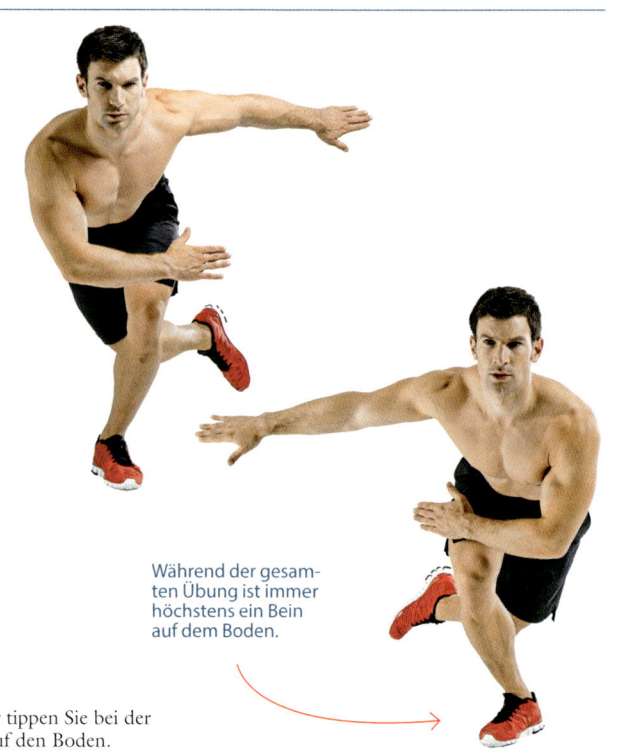

A

- Hüftbreit hinstellen und die Knie leicht beugen. Den rechten Fuß vom Boden lösen, Rumpfspannung aufbauen, dann in der Hüfte den Oberkörper nach vorne kippen lassen, ohne die Knie weiter zu beugen. Mit den Fingern den Boden berühren, das rechte Bein gestreckt in der Verlängerung zum Oberkörper nach hinten wegdrücken.

B

- Den Oberkörper aus der Hüfte heraus wieder aufrichten, die Finger vom Boden lösen. Das gestreckte rechte Bein nach vorn durchschwingen, ohne es zwischendurch aufzusetzen. Eine aufrechte gerade Körperhaltung finden, das rechte Bein gestreckt waagerecht halten und die Arme dazu parallel nach vorn strecken.

- Kurz halten, dann in einer fließenden Bewegung zurück, ohne den Fuß abzusetzen.

- Im nächsten Satz Wechsel des Standbeins.

Der Rücken sollte in jeder Position gerade sein.

HILFE, DAS SCHAFFE ICH NICHT!
Setzen Sie zwischendurch den Fuß kurz auf und/oder ziehen Sie in der Endposition nur den Oberschenkel in die Waagerechte.

Skater-Sprünge

TRAINIEREN Beine, Gesäß und Rumpf.

A

- Aus dem aufrechten Stand das rechte Bein hinter das linke führen und in der Luft halten. Das linke Knie beugen, aus dieser Position den geraden Oberkörper vorneigen. Körperspannung aufbauen und die Arme nach links bewegen, um den Sprung nach rechts vorzubereiten.

B

- Explosiv mit links abdrücken und so weit es geht nach rechts springen. Bei der Landung das rechte Knie zum Abfedern beugen. Die Arme und das linke Bein schwingen nach rechts aus.

- Sofort wieder zurück zur linken Seite abdrücken, im Anschluss zügig wechselweise fortfahren.

Während der gesamten Übung ist immer höchstens ein Bein auf dem Boden.

HILFE, DAS SCHAFFE ICH NICHT!
Springen Sie nicht ganz so weit zur Seite und/oder tippen Sie bei der Landung mit der Fußspitze des freien Beins kurz auf den Boden.

Dreieck="liegestütze

TRAINIEREN Brust, Schultern, Trizeps und Rumpf.

A 🏋️🏋️

- Eine saubere Liegestützposition einnehmen: Der gesamte Körper bildet von Kopf bis Fuß eine gerade Linie, die Hände sind hier ausnahmsweise etwa doppelt schulterbreit aufgesetzt.

Halten Sie den Oberkörper waagerecht: Beide Schultern bleiben stets auf einer Höhe.

B

- Die Arme beugen und beim Absenken den Oberkörper zunächst in Richtung der linken Hand bewegen. Dabei mit der Brust möglichst nah an die Hand herankommen. Kurz innehalten, dann …

C

- … in der tiefen Position den Oberkörper zur rechten Hand schieben und wieder kurz halten. Von dort zurück in die Startposition.
- Bei der nächsten Wiederholung den umgekehrten Weg gehen, anschließend abwechselnd fortfahren.

HILFE, DAS SCHAFFE ICH NICHT!
Zwei Erleichterungsmöglichkeiten: Stützen Sie sich erhöht an einer Wand oder Tischkante ab. Oder führen Sie die Übung auf dem Boden von Beginn an oder dann, wenn es nicht mehr geht, im Knien aus.

Tiefe einbeinige Kniebeugen (Pistols)

TRAINIEREN Beine und Gesäß.

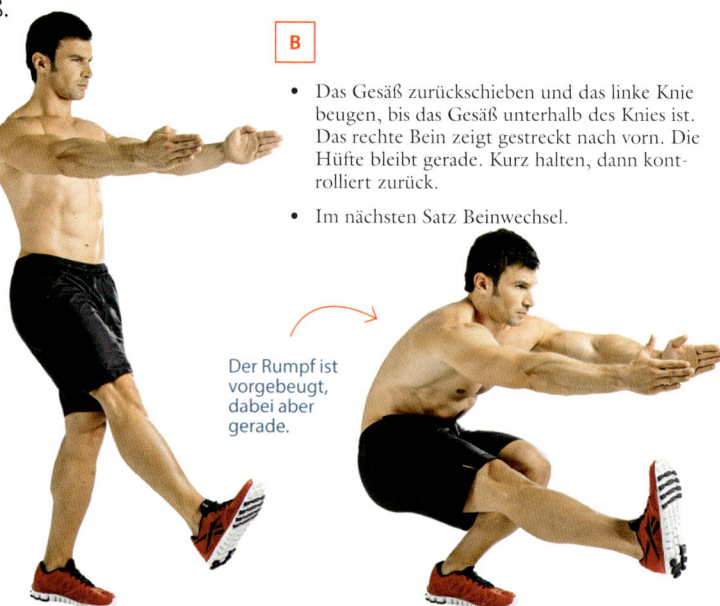

A

- Hüftbreit hinstellen. Das rechte Bein gestreckt anheben. Die Arme vorn auf Schulterhöhe halten und Körperspannung aufbauen.

B

- Das Gesäß zurückschieben und das linke Knie beugen, bis das Gesäß unterhalb des Knies ist. Das rechte Bein zeigt gestreckt nach vorn. Die Hüfte bleibt gerade. Kurz halten, dann kontrolliert zurück.

- Im nächsten Satz Beinwechsel.

Der Rumpf ist vorgebeugt, dabei aber gerade.

HILFE, DAS SCHAFFE ICH NICHT!
Wechseln Sie bei jeder Wiederholung das Standbein oder platzieren Sie unter sich einen niedrigen Hocker, auf den Sie sich nach kurzem Halten in der tiefsten Position absetzen, ohne sich darauffallen zu lassen.

Diagonale Crunches mit gestreckten Armen und Beinen

TRAINIEREN den Rumpf, vor allem den Bauch.

A

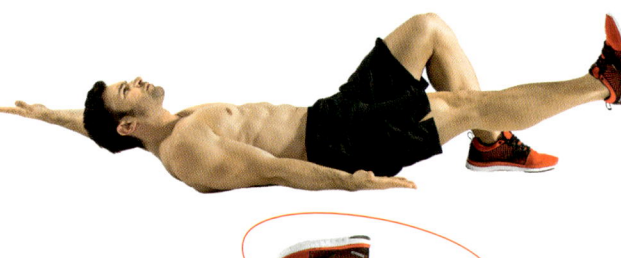

- Rücklings auf den Boden legen. Das linke Knie beugen und den linken Fuß aufstellen, das rechte Bein gestreckt über dem Boden halten. Den linken Arm am Kopf vorbei, den rechten parallel zum Körper strecken. Beide Arme sind in der Luft und die Handflächen zeigen nach oben.

- Den Bauchnabel einziehen, dann Schultern und Kopf leicht vom Boden lösen.

B

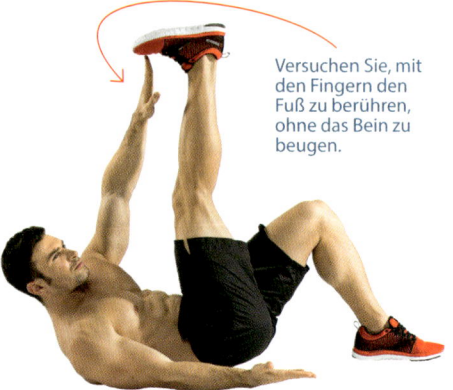

Versuchen Sie, mit den Fingern den Fuß zu berühren, ohne das Bein zu beugen.

- Einen Crunch ausführen und dabei den gestreckten linken Arm sowie das gestreckte rechte Bein über dem Körper zusammenführen.

- Kurz halten, dann langsam zurück in die Ausgangsposition, ohne Schulterpartie, Arm und Bein abzulegen. Sofort zur nächsten Wiederholung übergehen.

- Im nächsten Satz Seitenwechsel.

HILFE, DAS SCHAFFE ICH NICHT!
Wechseln Sie nach jeder Wiederholung die Seiten oder legen Sie sich zwischendurch kurz ganz ab, wenn Sie nicht mehr können.

Kniehub-Kniependel-Kombinationen im Liegestütz

TRAINIEREN den ganzen Körper, vor allem den Bauch.

A

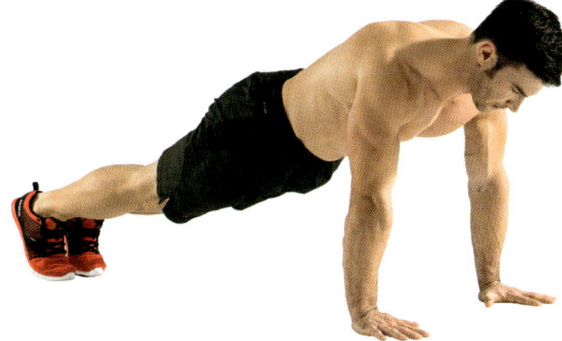

- Eine Liegestützposition einnehmen: Mit den Händen unterhalb der Schultern auf dem Boden abstützen, der ganze Körper bildet vom Scheitel bis zu den Sohlen eine gerade Linie.

B

- Das rechte Knie anziehen und kontrolliert zum rechten Ellenbogen führen. Der übrige Körper bleibt unbewegt.
- Kurz halten, dann …

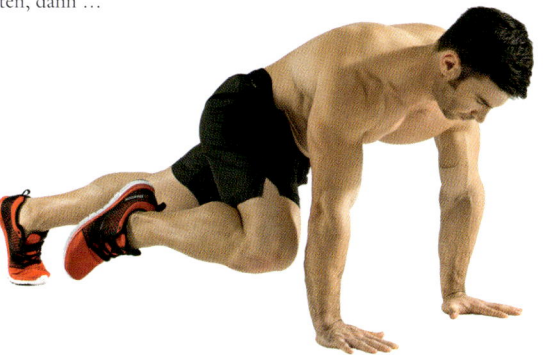

C

- … das Knie zum linken Ellenbogen bewegen. Wieder kurz halten, dann mit dem Knie zurück zum rechten Ellenbogen pendeln und abermals kurz halten. Anschließend das rechte Bein wieder strecken und den Fuß aufsetzen.
- Sofort mit dem linken Bein die nächste Wiederholung starten. In der Folge wechselseitig weitermachen. Der Rücken bleibt stets gerade und die Hüfte auf einer Höhe.

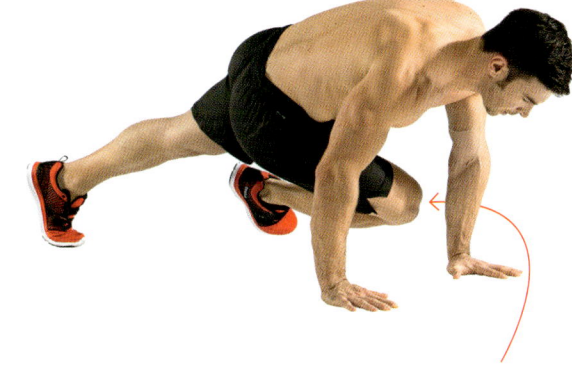

Immer wenn das Knie auf Höhe der Ellenbogen ist, spannen Sie die Bauchmuskulatur so fest es geht an.

HILFE, DAS SCHAFFE ICH NICHT!
Setzen Sie zwischendurch die Knie ab, wenn Sie nicht mehr können.

Die 45-Minuten-Workouts

Diese intensiven Einheiten in TV-Serien-Länge sind waschechte Wampe-weg-Workouts. Denn der Lohn von Schweiß und keuchendem Atem sind mindestens 300 verbratene Kalorien pro Dreiviertelstunde – das entspricht schon fast einer kompletten Mahlzeit. Mahlzeit!

Die acht beziehungsweise sieben Übungen in jedem 45-Minuten-Workout bauen dabei nicht nur Körperfett ab, sondern gleichzeitig Kraftausdauer auf: Sie steigen endgültig auf vom Abnehmkandidaten zum Fitnessathleten.

Sie finden hier ausgewiesene 45-Minuten-Workouts für Einsteiger jeder Gewichtsklasse. Allerdings kann es insbesondere stark Übergewichtigen ohne jegliche Trainingserfahrung passieren, dass sie die Einheit gar nicht durchstehen. Deshalb stehen diese langen Workouts in den Einsteiger-Trainingsplänen ab Seite 190 auch immer erst nach einigen Wochen auf dem Programm. Wenn Sie also auf eigene Faust als absoluter Neuling einen dieser 45-Minüter in Angriff nehmen und irgendwie hängen bleiben, dann seien Sie nachsichtig mit sich. Gönnen Sie sich während des Trainings zum Beispiel Zusatzpausen oder trainieren Sie nur so lange es geht – und in der Folge dann immer ein bisschen mehr.

Für alle, die ihre Woche mit diesen Einheiten selbstständig planen, gilt: Nach einem 45-Minuten-Workout sollten Sie am folgenden Tag pausieren oder nur eine kurze Einheit absolvieren.

Und hier sind alle 45-Minuten-Workouts im Überblick:

Übersicht aller 45-Minuten-Workouts

	Superschwergewichte		Schwergewichte		Halbschwergewichte	
	Einsteiger	Fortge-schrittene	Einsteiger	Fortge-schrittene	Einsteiger	Fortge-schrittene
Workout 1, ab Seite 119	grün	grün	grün	grün	grün	grün
Workout 2, ab Seite 125	rot	grün	rot	grün	grün	grün
Workout 3, ab Seite 131	rot	rot	rot	grün	rot	grün
Workout mit Hilfsmitteln aus der Umgebung, ab Seite 138	rot	rot	rot	grün	grün	grün
Workout mit Handtuch, ab Seite 143	rot	grün	rot	grün	grün	grün
Workout mit Erhöhung, ab Seite 148	rot	grün	rot	grün	grün	grün

Das 45-Minuten-Abspeck-Workout 1

Sie sind bereit für 45 Minuten Training am Stück? Klasse, allein das ist schon eine Spitzenleistung! Zur Feier des Tages gibt es dazu passend acht Spitzenübungen mit hohem Spaß-, Schweiß- und Speck-weg-Faktor – da kommt jedermann auf seine Kosten!

geeignet für	Superschwergewichte	Schwergewichte	Halbschwergewichte
Einsteiger			
Fortgeschrittene			

AUSFÜHRUNGSMÖGLICHKEITEN		
Intensität	**Trainingsform**	**Ausführung**
Leicht	Stationstraining	Von jeder Übung 4 Sätze à 45 Sekunden ausführen: 4 Sätze Übung 1, 4 Sätze Übung 2 usw. Pausen zwischen den Sätzen einer Übung: je 40 Sekunden; Pausen beim Übungswechsel: je 50 Sekunden Bewegungstempo: moderat (nach Belieben zwischen 2 und 5 Sekunden je Wiederholung), Ausnahmen sind Übung 1 (Sprints): schnell ausführen, Übung 2 (Raupengang): bis 8 Sekunden/Wiederholung, Übung 7 (Kombi): bis 15 Sekunden/Wiederholung
Mittel	Zirkeltraining	Alle 8 Übungen für jeweils 45 Sekunden nacheinander mit jeweils 15 Sekunden Pause dazwischen (= 1 Durchgang) ausführen; anschließend 90 Sekunden Pause, dann Durchgang 2, wieder 90 Sekunden Pause, dann Durchgang 3 usw. Insgesamt 5 Durchgänge Bewegungstempo: zügig bis moderat (nach Belieben zwischen 1 und 5 Sekunden je Wiederholung), Ausnahmen sind Übung 1 (Sprints): explosiv ausführen, Übung 7 (Kombi): bis 10 Sekunden/Wiederholung
Anstrengend	HIIT-Supersätze	Immer 2 Übungen im Supersatz-Doppelpack direkt nacheinander ausführen: Ü1 & Ü2, Ü3 & Ü4, Ü5 & Ü6, Ü7 & Ü8. Jeweils 5 Sätze: zunächst 5 Sätze Ü1 & Ü2 à je 40 Sekunden (= 80 Sekunden Belastung), dann 5 Sätze mit Ü3 & Ü4, 5 Sätze mit Ü5 & Ü6 und 5 Sätze mit Ü7 & Ü8 ausführen Pausen zwischen den Supersätzen eines Doppelpacks: je 40 Sekunden; Pausen beim Doppelpack-Wechsel: je 120 Sekunden Bewegungstempo: hoch (so viele Wiederholungen wie in vorgegebener Zeit möglich)

Sprinten auf der Stelle

TRAINIERT Beine, Gesäß und Rumpf.

 A

- Hüftbreit und aufrecht hinstellen. Körperspannung aufbauen, die Arme leicht anwinkeln, dann auf der Stelle lossprinten: Den rechten Fuß explosiv abdrücken und dabei den linken Arm vorschwingen, dann …

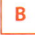 **B**

- … blitzschnell wechseln: Den rechten Fuß in den Boden drücken, den linken explosiv anheben und so in der Folge bei maximalem Tempo auf der Stelle laufen. Dabei die Bodenkontaktzeiten möglichst kurz halten.

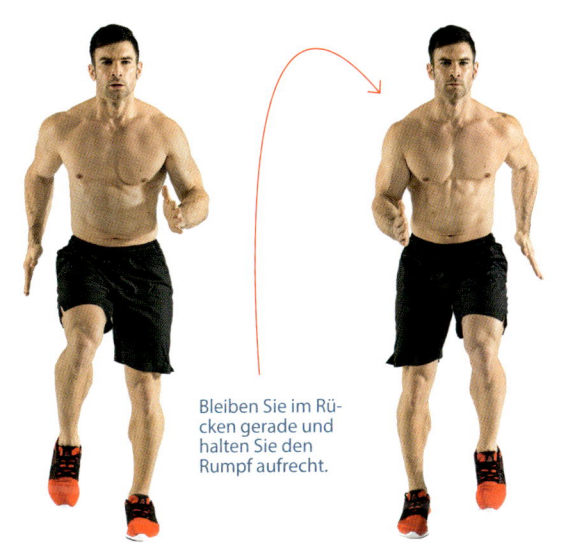

Bleiben Sie im Rücken gerade und halten Sie den Rumpf aufrecht.

Die 45-Minuten-Workouts

Raupengang

TRAINIERT den ganzen Körper.

Wenn die Hände den Boden vor den Füßen berühren, die Beine möglichst wieder strecken.

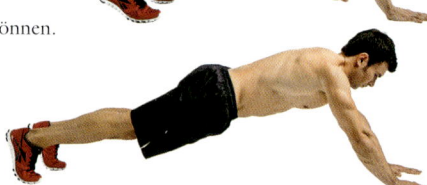

- Hüftbreit hinstellen, das Gesäß nach hinten schieben, die Knie leicht beugen und den geraden Oberkörper so weit vorbeugen, dass die Hände den Boden vor den Füßen berühren können.

B

- Mit den Händen nach vorn wandern, während die Füße stehen bleiben. Nur die Fersen heben vom Boden ab. Die Hände weiterbewegen, bis Sie ...

C

- ... eine lang gestreckte Position erreichen, die Sie noch halten können.
- Kurz halten, dann mit den Füßen zu den Händen „wandern", ohne die Beine zu beugen. Dabei das Gesäß wieder nach oben schieben. In Position A angekommen, mit den Händen die nächste Wiederholung einleiten.

HILFE, DAS SCHAFFE ICH NICHT!
Wandern Sie mit den Händen so weit es geht vor, dann setzen Sie die Knie auf, stehen auf und beginnen von Neuem.

Kreuzheben

TRAINIERT Beine, Gesäß und den unteren Rücken.

Das Gesäß sollte in der tiefsten Position auf Höhe oder unterhalb der Knie stehen.

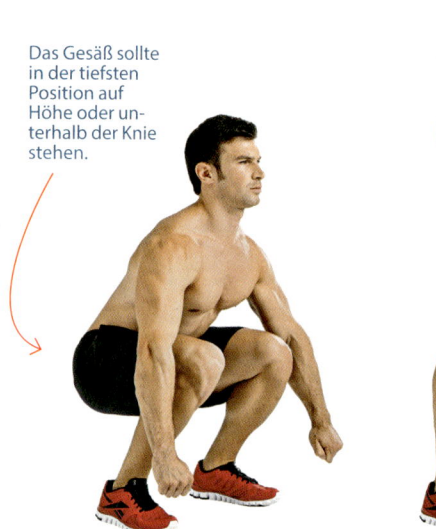
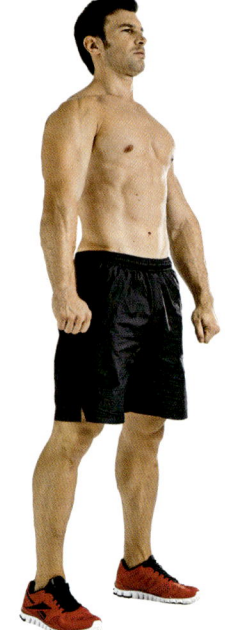

- Hüftbreit hinstellen und Körperspannung aufbauen. Das Gesäß nach hinten schieben und die Knie beugen, so in eine tiefe Hocke gehen. Der Rücken bleibt gerade, die Fersen auf dem Boden. Die Arme sind außen neben den Knien nach unten gestreckt und fest angespannt, als würden Sie ein schweres Gewicht halten.

B

- Kräftig nach oben drücken und den Oberkörper mit geradem Rücken aufrichten. Oben die Brust rausschieben und die Schulterblätter aktiv zusammendrücken. Die Arme weiter unter Spannung halten, dann sofort zur nächsten Wiederholung ansetzen.

HILFE, DAS SCHAFFE ICH NICHT!
Gehen Sie nicht ganz so tief in die Hocke.

HEY, DAS REICHT MIR NICHT!
Greifen Sie mit jeder Hand einen Gegenstand (zum Beispiel Buch, Tasche oder Flasche).

Kniebeugen mit den Armen hinter dem Kopf

TRAINIEREN Beine und Gesäß.

A

- Schulterbreit hinstellen und die Handflächen locker an den Hinterkopf legen. Die Brust rausstrecken und die Schulterblätter zusammenziehen, sodass die Ellenbogen zu den Seiten zeigen.

B

- Das Gesäß zurückschieben und die Knie beugen, bis die Oberschenkel etwa waagerecht sind. Die Knie tendenziell nach außen drücken, damit sie nicht nach innen wandern. Die Fersen bleiben auf dem Boden, der Rücken ist gerade und der Oberkörper so aufrecht wie möglich – dazu auch unten die Brust öffnen.

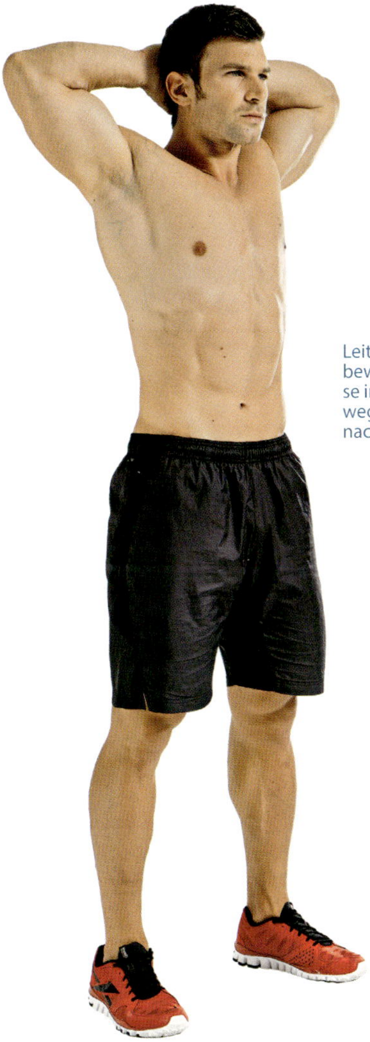

Leiten Sie Kniebeugebewegungen wie diese immer mit einer Bewegung des Gesäßes nach hinten ein.

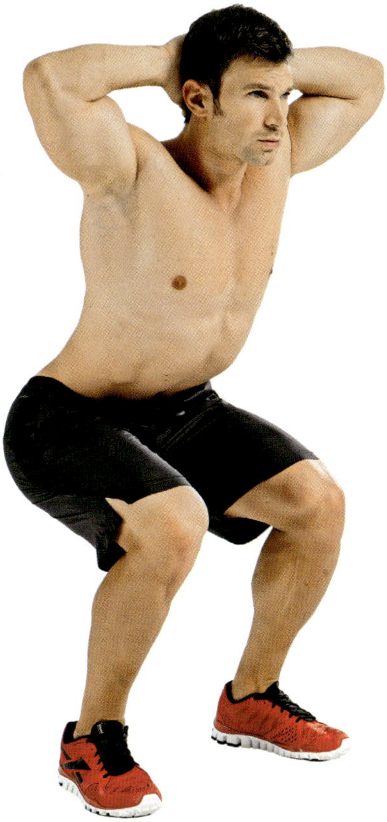

HILFE, DAS SCHAFFE ICH NICHT!
Halten Sie die Hände alternativ vor der Brust.

Unterarmstütz-Kickbacks

TRAINIEREN Rumpf, Gesäß und Beine.

A

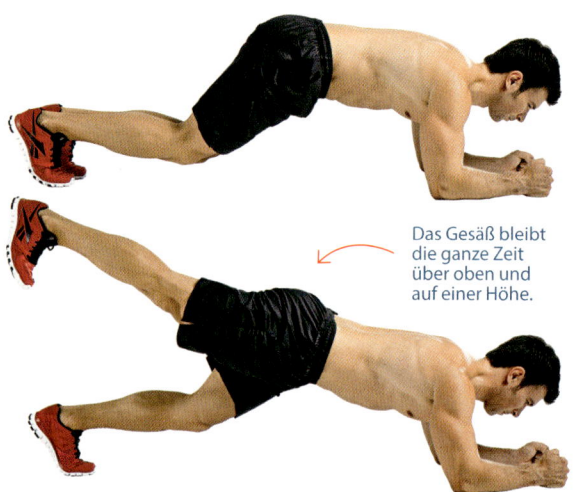

- In den Unterarmstütz gehen: Die Ellenbogen stützen den Oberkörper unter den Schultern ab, der Körper bildet eine gerade Linie.

- Nun die Füße ein wenig anziehen und die Knie angewinkelt in der Luft halten.

B

Das Gesäß bleibt die ganze Zeit über oben und auf einer Höhe.

- Das rechte Bein dynamisch nach hinten oben strecken, dabei die Ferse weit wegdrücken. Die Streckung halten, dann das Knie anziehen und den Fuß absenken, ohne ihn wieder abzustellen.

- Gleich danach wiederholt strecken, im nächsten Durchgang die Beine wechseln. Bei ungerader Satzzahl im letzten Satz nach der halben Zeit die Seiten wechseln.

HILFE, DAS SCHAFFE ICH NICHT!
Wechseln Sie die Beine von Wiederholung zu Wiederholung und/oder absolvieren Sie die Übung im Knien.

Ausfallschritte mit Drehung

TRAINIEREN Beine, Gesäß und Rumpf.

A

Halten Sie den Oberkörper stets aufrecht – es hilft, wenn Sie dafür die Schulterblätter durchgehend zusammenziehen.

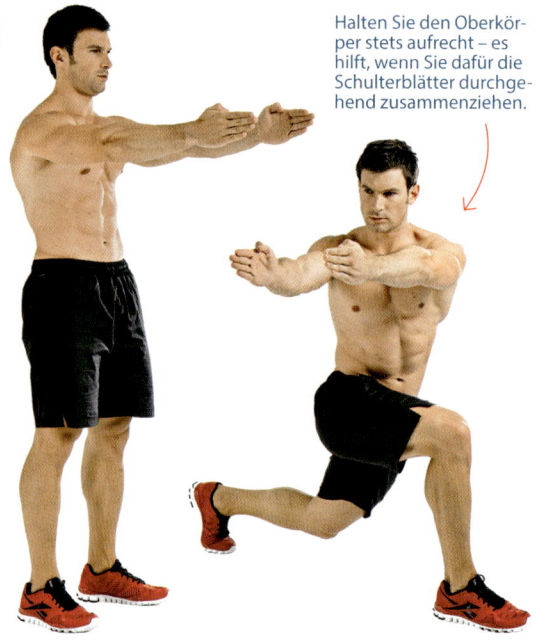

- Hüftbreit hinstellen, die Arme auf Schulterhöhe nach vorn strecken und Rumpfspannung aufbauen.

B

- Mit rechts einen großen Schritt nach vorn machen, sodass der rechte Oberschenkel waagerecht steht. Das rechte Knie zeigt in dieselbe Richtung wie der Fuß und steht über ihm. Gleichzeitig den Rumpf nach rechts drehen, die gestreckten Armen folgen passiv. Die Spannung halten, dann zurückdrehen und hoch in den aufrechten Stand.

- Die nächste Wiederholung mit links ausführen und in der Folge wechselweise fortfahren.

HILFE, DAS SCHAFFE ICH NICHT!
Drehen Sie sich anfangs nur ein bisschen und erweitern Sie Ihren Bewegungsspielraum nach und nach.

HEY, DAS REICHT MIR NICHT!
Kippen Sie in der Endposition zusätzlich den Oberkörper zur Seite ab.

Liegestütz-Crunch-Roll-Kombinationen

TRAINIEREN den ganzen Körper.

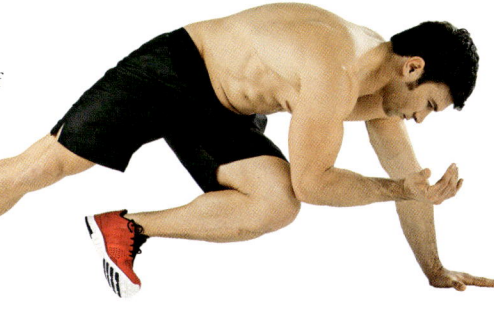

A

- In eine Liegestützposition gehen: Der Körper ist von Kopf bis Fuß auf einer Linie gestreckt, die Arme sind unterhalb der Schultern. Die Arme beugen und einen vollen Liegestütz ausführen.

- Das linke Knie und den rechten Ellenbogen unter dem Körper zusammenführen, dabei die Bauchmuskeln intensiv anspannen.

- Zurück in den hohen Liegestütz, dann mit linkem Arm und rechtem Bein wiederholen.

B

- Wieder die Arme beugen, den Körper nun kontrolliert ablegen. Arme und Beine parallel zum Boden ausstrecken.

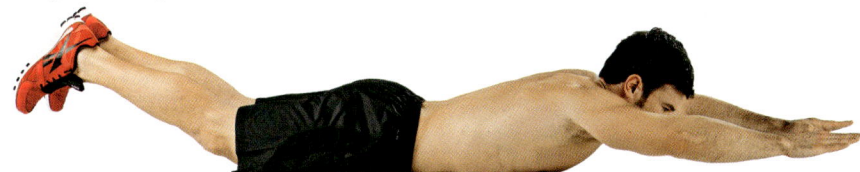

C

- Den gestreckten Körper ohne Abstoßen auf den Rücken drehen.

Legen Sie weder Arme noch Beine ab.

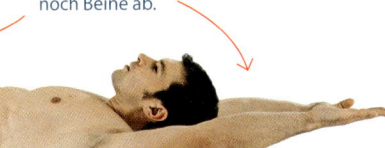

D

- Einen Crunch aus dem Bauch heraus ausführen. Dabei die Arme gestreckt nach vorn bringen und die Beine gestreckt anheben. Die Spannung kurz halten, dann wieder in die liegende Streckung gehen.

- Auf dem gleichen Weg zurück in den hohen Liegestütz. Das ist eine Wiederholung. In der nächsten Wiederholung in die andere Richtung rollen, dann wechselseitig fortfahren.

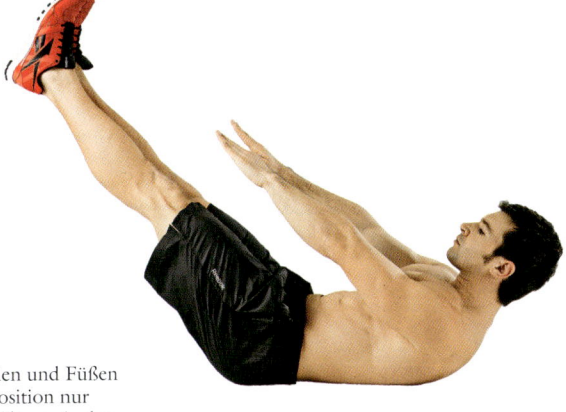

HILFE, DAS SCHAFFE ICH NICHT!
Helfen Sie beim Rollen auf dem Boden mit Händen und Füßen nach und/oder führen Sie eingangs in der Stützposition nur einen Crunch aus (die Seiten dabei abwechseln). Alternativ den vollen Liegestütz weglassen.

Dynamische Brücke mit Hochgreifen

TRAINIERT den ganzen Körper.

A

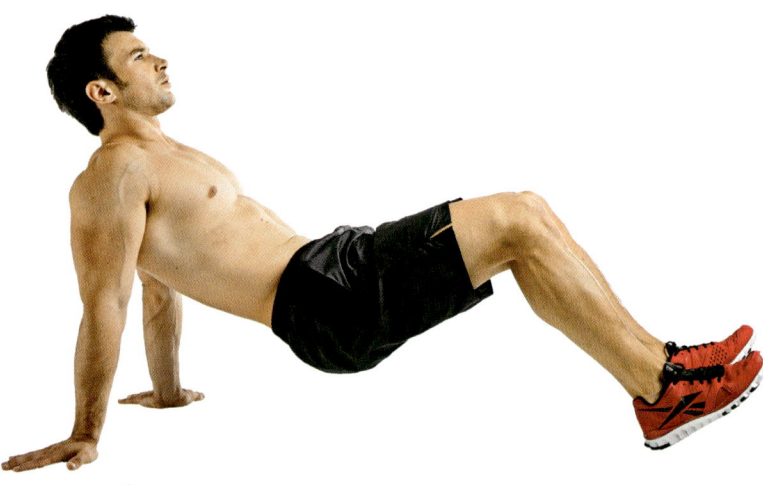

- Auf den Boden setzen, ein Stück zurücklehnen und die Hände hinter dem Gesäß schulterbreit aufsetzen. Die Beine etwas anwinkeln, die Füße auf die Fersen stellen und das Gesäß anheben.

B

- Das Gesäß dynamisch hochdrücken. Gleichzeitig die linke Hand vom Boden lösen und so weit es geht hochstrecken.

- Die Hand wieder aufsetzen und das Gesäß bis dicht über dem Boden absenken. Gleich die nächste Wiederholung anschließen, diesmal mit dem rechten Arm. Danach wechselweise zügig fortfahren.

Das Gesäß sollte auf einer Linie mit Rumpf und Oberschenkeln sein.

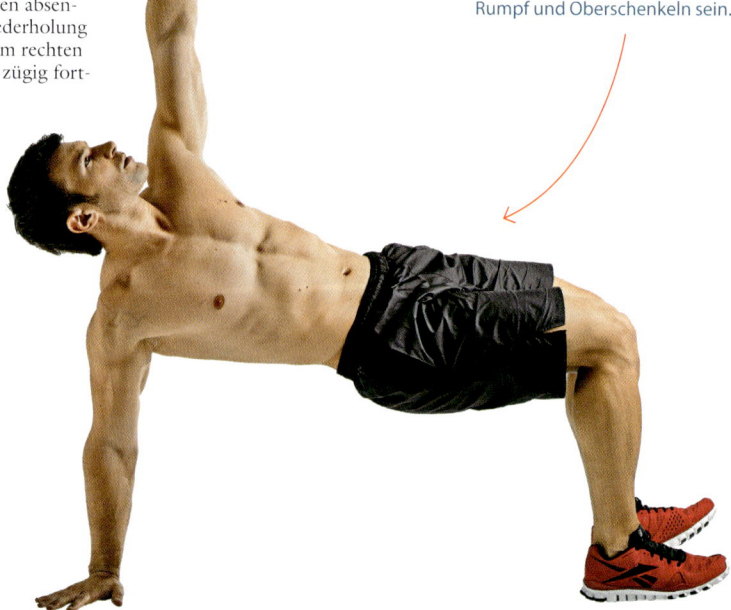

HILFE, DAS SCHAFFE ICH NICHT!
Setzen Sie sich zwischendurch kurz hin.

Das 45-Minuten-Abspeck-Workout 2

Dieses „Eightpack" an Übungen ist eine feine Kombination aus Stützpositionen und äußerst dynamischen Bewegungen. Trainingserfahrung ist bei Halbschwergewichten wünschenswert, bei Schwer- und Superschwergewichten sogar Bedingung.

geeignet für	Superschwergewichte	Schwergewichte	Halbschwergewichte
Einsteiger			
Fortgeschrittene			

AUSFÜHRUNGSMÖGLICHKEITEN		
Intensität	**Trainings-form**	**Ausführung**
Leicht	Stations-training	Von jeder Übung 4 Sätze à 50 Sekunden ausführen: 4 Sätze Übung 1, 4 Sätze Übung 2 usw. Pausen zwischen den Sätzen einer Übung: je 35 Sekunden; Pausen beim Übungswechsel: je 45 Sekunden. Bewegungstempo: moderat (nach Belieben zwischen 2 und 5 Sekunden je Wiederholung), Ausnahme Übung 6: Sternstütz halten
Mittel	Zirkel-training	Alle 8 Übungen für jeweils 60 Sekunden nacheinander mit jeweils 15 Sekunden Pause dazwischen (= 1 Durchgang) ausführen; anschließend 120 Sekunden Pause, dann Durchgang 2, wieder 120 Sekunden Pause, dann Durchgang 3 usw. Insgesamt 4 Durchgänge. Bewegungstempo: moderat (nach Belieben zwischen 1 und 5 Sekunden je Wiederholung), Ausnahme Übung 6: Sternstütz halten
Anstren-gend	HIIT-Super-sätze	Immer 2 Übungen im Supersatz-Doppelpack direkt nacheinander ausführen: Ü1 & Ü2, Ü3 & Ü4, Ü5 & Ü6, Ü7 & Ü8. Jeweils 4 Sätze: zunächst 4 Sätze Ü1 & Ü2 à 35 Sekunden (= 70 Sekunden Belastung), dann 4 Sätze mit Ü3 & Ü4, 4 Sätze mit Ü5 & Ü6 und 4 Sätze mit Ü7 & Ü8 ausführen. Pausen zwischen den Supersätzen eines Doppelpacks: je 30 Sekunden; Pausen beim Doppelpack-Wechsel: je 120 Sekunden. Bewegungstempo: hoch (so viele saubere Wiederholungen wie in vorgegebener Zeit möglich), Ausnahme Übung 6: Sternstütz halten

Vorgebeugte Hampelmann-Bewegungen

TRAINIEREN den ganzen Körper.

A

- Hüftbreit hinstellen und Körperspannung aufbauen. Das Gesäß nach hinten schieben und die Knie beugen. Den geraden Oberkörper vorbeugen, bis er fast auf den Oberschenkeln aufliegt. Die Arme nach hinten strecken.

B

- Explosiv mit beiden Füßen abdrücken, hochspringen und dann deutlich breiter wieder aufsetzen. Gleichzeitig schwungvoll die gestreckten Arme in einem Halbkreis nach vorn oben schwingen.

- Kurz innehalten, dann ebenso dynamisch in die Startposition zurückspringen. Den Rücken stets gerade halten.

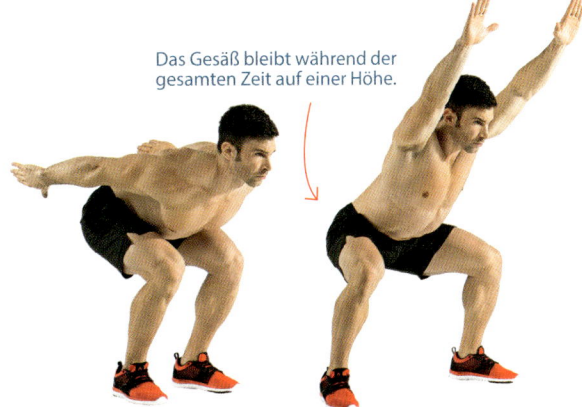
Das Gesäß bleibt während der gesamten Zeit auf einer Höhe.

HILFE, DAS SCHAFFE ICH NICHT!
Beugen Sie sich nicht so weit vor und/oder halten Sie die Arme rechtwinklig gebeugt neben dem Körper und heben Sie sie beim „Sprung" nur auf Schulterhöhe („Entenbewegung").

Unterarmstütz-Liegestütz-Kombinationen

TRAINIEREN Rumpf, Schultern und Arme.

A

- In einen sauberen Unterarmstütz gehen: Die Ellenbogen sind unterhalb der Schultern auf dem Boden, der ganze Körper bildet eine Linie vom Scheitel bis zu den Sohlen.

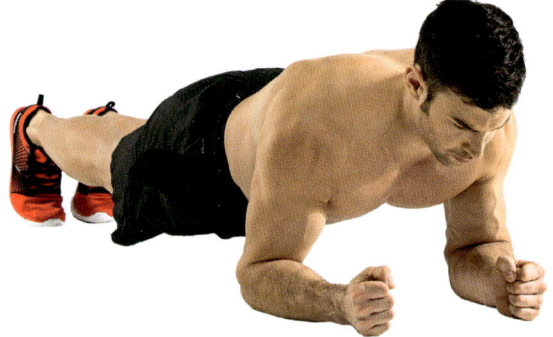

B

- Den linken Ellenbogen vom Bo lösen und dafür die linke Hand der Schulter aufsetzen.

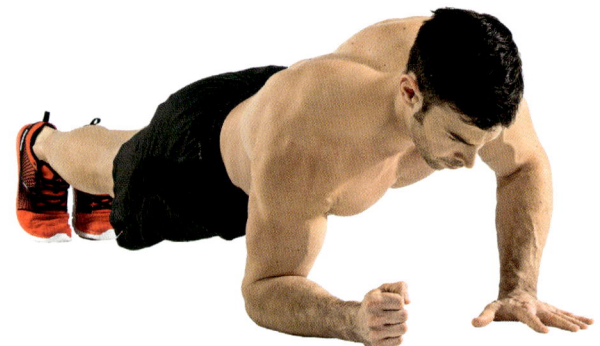

C

- Das Gewicht auf die linke Hand verlagern, dann auch den rechten Ellenbogen lösen und die rechte Hand unter der Schulter aufsetzen. So in den hohen Liegestütz gelangen.

- Ohne Pause mit rechts wieder auf den Ellenbogen gehen, dann mit links nachziehen und in der Startposition landen. Die nächste Wiederholung sofort mit der rechten Seite beginnen, dann im Wechsel fortfahren.

Die Hüfte bleibt stets oben.

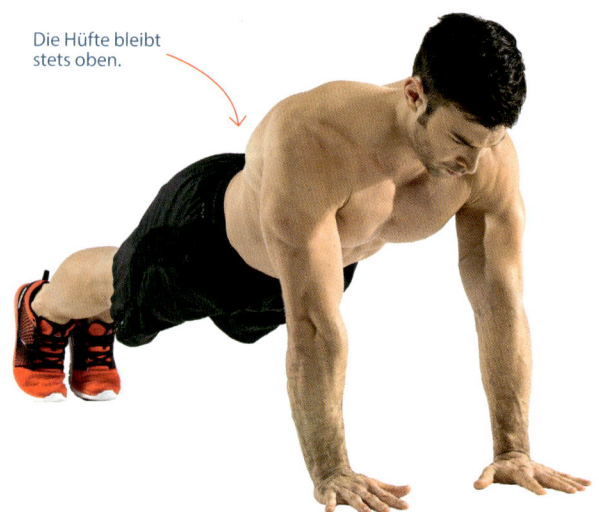

HILFE, DAS SCHAFFE ICH NICHT!
Gehen Sie zwischendurch kurz auf die Knie.

Eselstritte

TRAINIEREN den ganzen Körper.

A

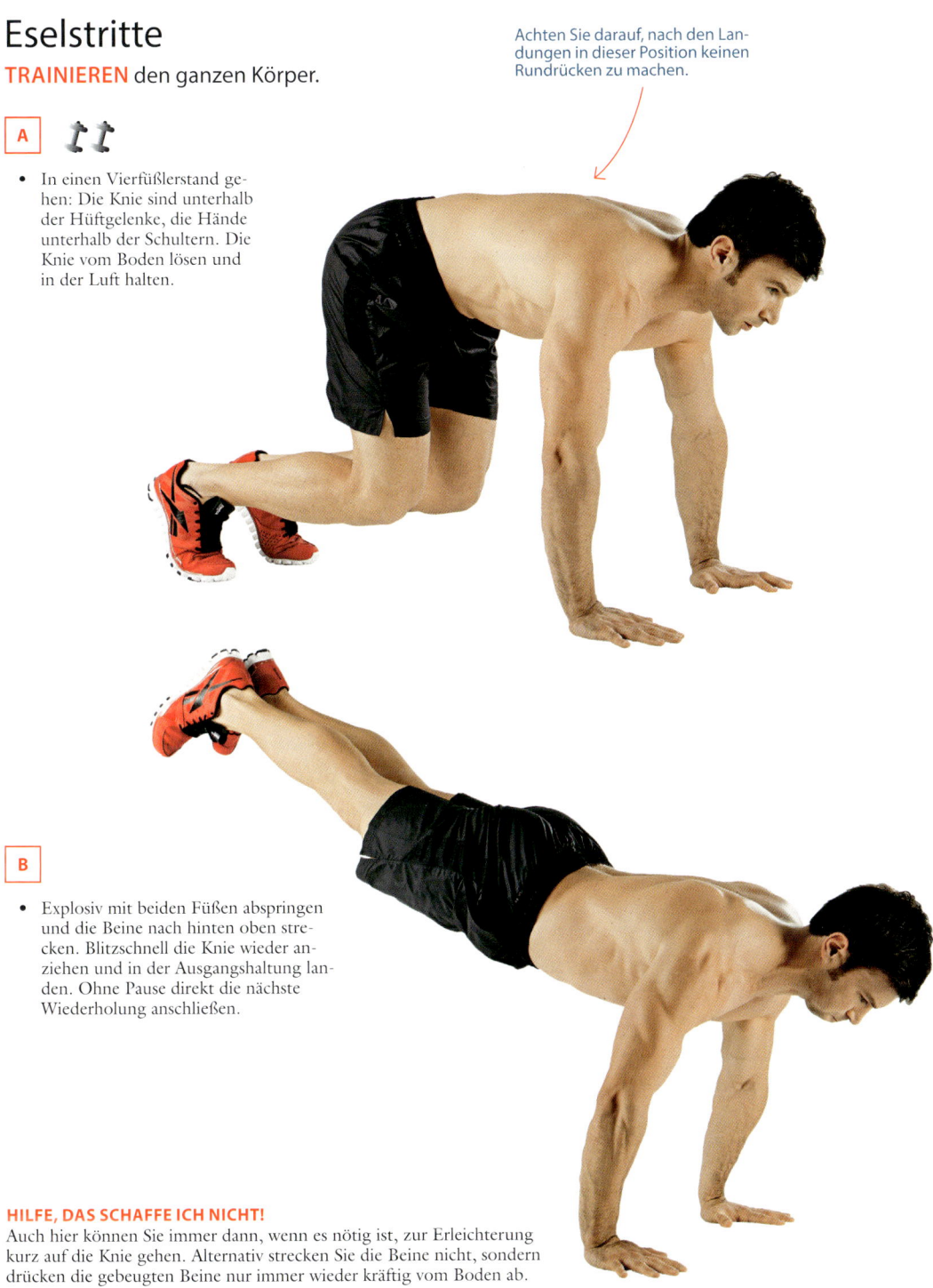

- In einen Vierfüßlerstand gehen: Die Knie sind unterhalb
  der Hüftgelenke, die Hände
  unterhalb der Schultern. Die
  Knie vom Boden lösen und
  in der Luft halten.

Achten Sie darauf, nach den Lan-
dungen in dieser Position keinen
Rundrücken zu machen.

B

- Explosiv mit beiden Füßen abspringen
  und die Beine nach hinten oben strecken. Blitzschnell die Knie wieder anziehen und in der Ausgangshaltung landen. Ohne Pause direkt die nächste
  Wiederholung anschließen.

HILFE, DAS SCHAFFE ICH NICHT!
Auch hier können Sie immer dann, wenn es nötig ist, zur Erleichterung
kurz auf die Knie gehen. Alternativ strecken Sie die Beine nicht, sondern
drücken die gebeugten Beine nur immer wieder kräftig vom Boden ab.

127

Crunches mit versetzt gestreckten Beinen

TRAINIEREN Bauch und Beine.

A

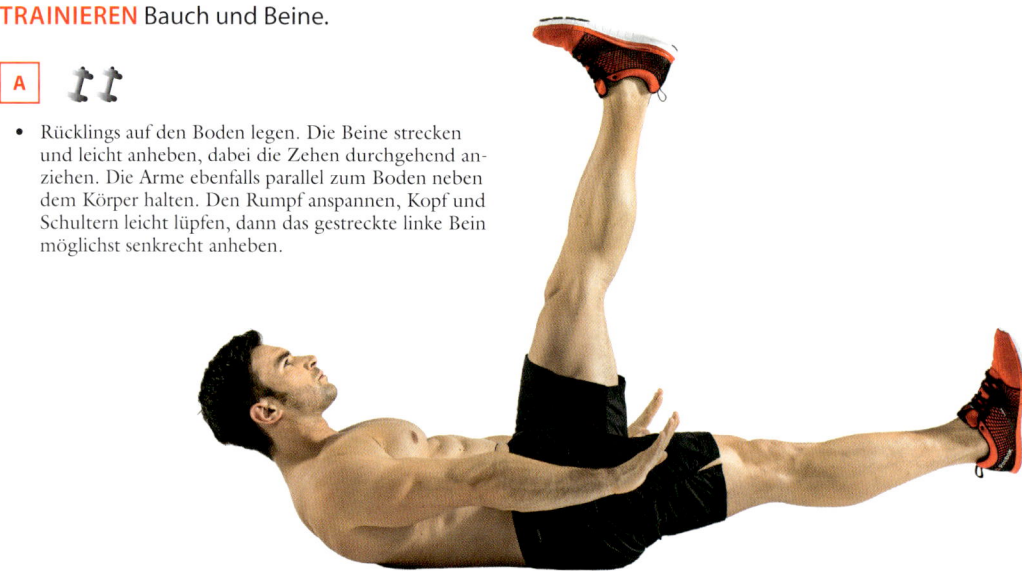

- Rücklings auf den Boden legen. Die Beine strecken und leicht anheben, dabei die Zehen durchgehend anziehen. Die Arme ebenfalls parallel zum Boden neben dem Körper halten. Den Rumpf anspannen, Kopf und Schultern leicht lüpfen, dann das gestreckte linke Bein möglichst senkrecht anheben.

B

- Den Bauch fest anspannen und den Rumpf beugen, wobei sich die Schulterpartie weiter vom Boden löst. Die Spannung halten und den Rumpf wieder etwas absenken, ohne die Schulterpartie abzulegen.

- Nun die Beine wechseln: Das gestreckte linke absenken, das rechte senkrecht anheben. Einen erneuten Crunch ausführen, dann wechselseitig fortfahren, ohne Schultern oder Beine nochmals abzulegen.

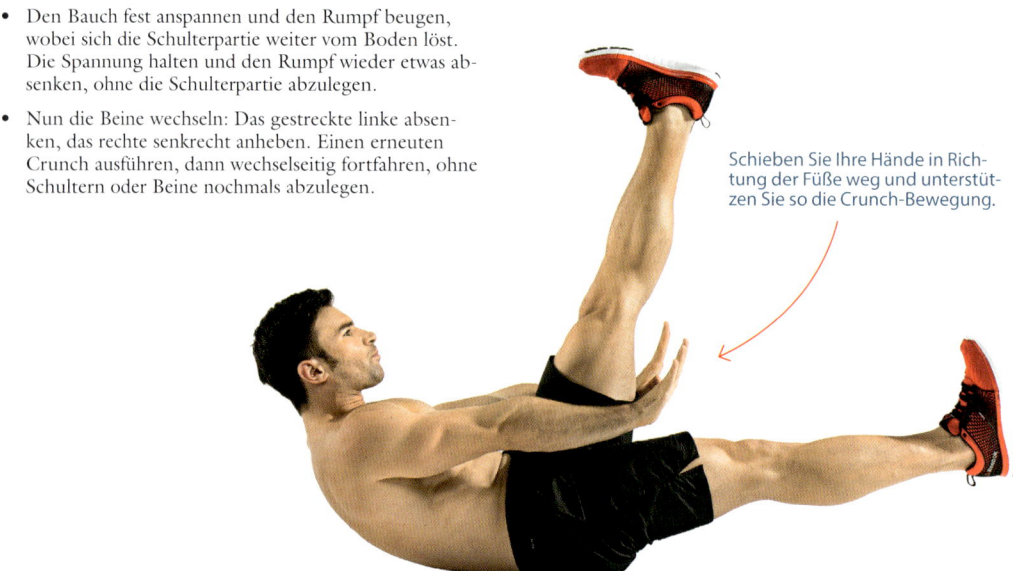

Schieben Sie Ihre Hände in Richtung der Füße weg und unterstützen Sie so die Crunch-Bewegung.

HILFE, DAS SCHAFFE ICH NICHT!
Halten Sie die Beine ein wenig gebeugt und/oder legen Sie, wann immer nötig, das untere Bein kurz auf dem Boden ab.

Kniebeugen auf Zehenspitzen

TRAINIEREN Beine und Gesäß.

A

- Hüftbreit hinstellen, die Hände locker an den Hinterkopf legen und die Ellenbogen zu den Seiten drücken. Zur Unterstützung die Schulterblätter zusammenziehen und die Brust öffnen. Auf die Zehenspitzen gehen.

B

- Das Gesäß nach hinten schieben und die Knie beugen, bis die Oberschenkel etwa waagerecht sind. Dabei die Fersen so weit wie möglich hochdrücken. Den Oberkörper aufrecht halten.

- Wieder aufrichten, ohne die Fersen abzusetzen. Sofort die nächste Wiederholung anschließen.

HILFE, DAS SCHAFFE ICH NICHT!
Setzen Sie die Fersen zwischen den Wiederholungen kurz ab.

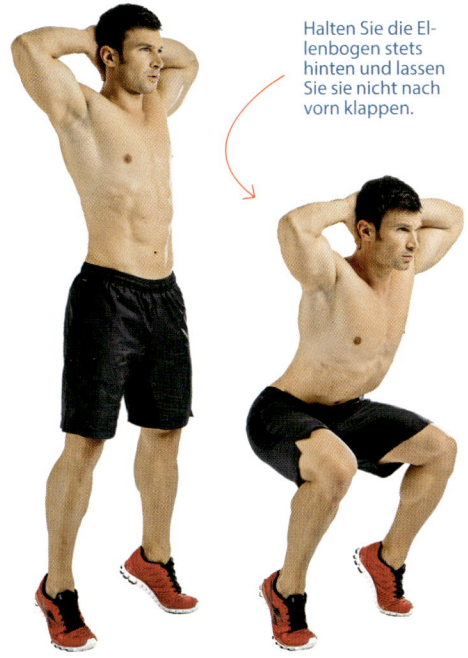

Halten Sie die Ellenbogen stets hinten und lassen Sie sie nicht nach vorn klappen.

Sternstütz

TRAINIERT den ganzen Körper.

Ausführung

- In eine Liegestützposition begeben, die Sie sogleich auflösen: Zunächst die Füße möglichst weit gespreizt aufsetzen, dann die Hände immer weiter nach vorn und außen schieben, bis Ihre Extremitäten eine Sternform erreicht haben, die Sie gerade noch halten können. Und genau das tun Sie jetzt: Die Position halten.

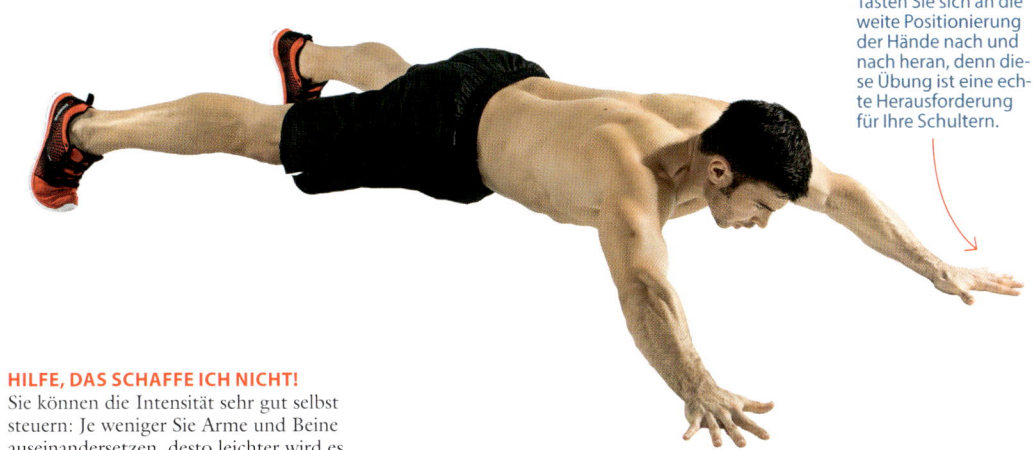

Tasten Sie sich an die weite Positionierung der Hände nach und nach heran, denn diese Übung ist eine echte Herausforderung für Ihre Schultern.

HILFE, DAS SCHAFFE ICH NICHT!
Sie können die Intensität sehr gut selbst steuern: Je weniger Sie Arme und Beine auseinandersetzen, desto leichter wird es.

Tiefes Schleichen im Liegestützgang

TRAINIERT den ganzen Körper.

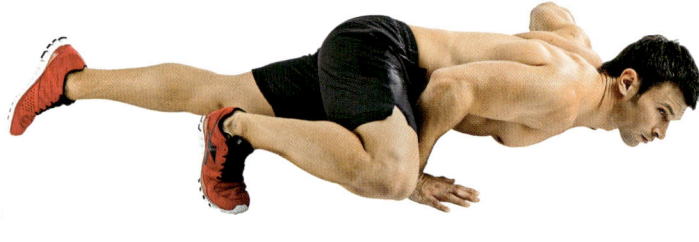

A

- In eine saubere Liegestützposition gehen, dann die Arme beugen und den Körper bis dicht über den Boden absenken. Die linke Hand nach vorn setzen, gleichzeitig das rechte Knie anziehen und zum Ellenbogen führen, dann den Fuß aufsetzen.

B

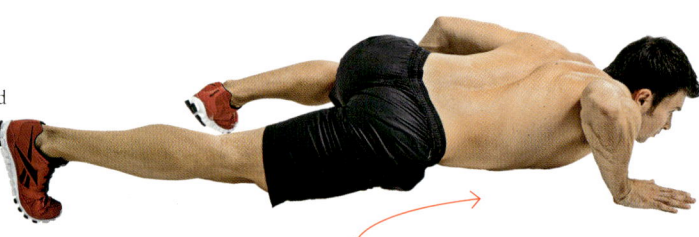

- Nun die rechte Hand vorsetzen und parallel dazu das linke Knie zum linken Ellenbogen ziehen. In der Folge den Körper möglichst dicht über dem Boden vorwärtsbewegen, ohne ihn abzulegen.

HILFE, DAS SCHAFFE ICH NICHT!
Legen Sie sich zwischendurch kurz ab oder führen Sie die Übung in einer höheren Stützhaltung durch.

Bewegen Sie sich möglichst fließend und geschmeidig wie eine geduckte Katze über den Boden.

Hohe einbeinige Brücke

TRAINIERT den ganzen Körper.

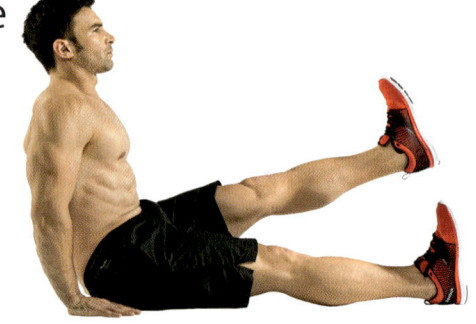

A

- Auf den Boden setzen, den Oberkörper leicht zurücklehnen und die Hände neben dem Gesäß abstützen. Das linke Bein gestreckt anheben und beide Füße anziehen. Körperspannung aufbauen, dann das Gesäß leicht vom Boden lösen.

B

In der Endposition befinden sich das gestreckte Bein, Hüfte und Oberkörper auf einer Linie.

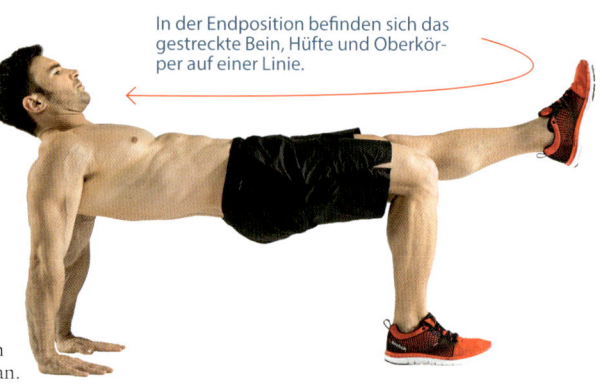

- Die Hüfte nach oben drücken, dabei auf den rechten Fuß rollen. Die Arme sind unterhalb der Schultern, der Unterschenkel des Standbeins unter dem Knie. In der obersten Position kurz halten, dann kontrolliert zurück, ohne das Gesäß vollständig abzusetzen.

- Im nächsten Satz die Beine wechseln.

HILFE, DAS SCHAFFE ICH NICHT!
Führen Sie die Übung auf beiden Beinen durch oder wechseln Sie bei jeder Wiederholung das Standbein. Und wenn Sie anfangs die Hüfte nicht ganz nach oben bekommen, macht das nichts – arbeiten Sie einfach dran.

Das 45-Minuten-Abspeck-Workout 3

Achtung: Diese Kreation aus acht knackigen Übungsköstlichkeiten ist ein Gruß aus der Fettverbrennungsküche. Nichts für Einsteiger und garantiert schweißtreibend.

geeignet für	Superschwergewichte	Schwergewichte	Halbschwergewichte
Einsteiger			
Fortgeschrittene			

AUSFÜHRUNGSMÖGLICHKEITEN		
Intensität	**Trainings-form**	**Ausführung**
Leicht	Stations-training	Von jeder Übung 4 Sätze à 60 Sekunden ausführen: 4 Sätze Übung 1, 4 Sätze Übung 2 usw. Pausen zwischen den Sätzen einer Übung: je 25 Sekunden; Pausen beim Übungswechsel: je 40 Sekunden Bewegungstempo: moderat (nach Belieben zwischen 2 und 5 Sekunden je Wiederholung)
Mittel	Zirkel-training	Alle 8 Übungen für jeweils 60 Sekunden nacheinander mit jeweils 15 Sekunden Pause dazwischen (= 1 Durchgang) ausführen; anschließend 120 Sekunden Pause, dann Durchgang 2, wieder 120 Sekunden Pause, dann Durchgang 3 usw. Insgesamt 4 Durchgänge Bewegungstempo: zügig bis moderat (nach Belieben zwischen 1 und 5 Sekunden je Wiederholung)
Anstren-gend	HIIT-Super-sätze à la Tabata	Immer 2 Übungen im Supersatz-Doppelpack direkt nacheinander ausführen: Ü1 & Ü2, Ü3 & Ü4, Ü5 & Ü6, Ü7 & Ü8. Jeweils 6 Sätze: zunächst 6 Sätze Ü1 & Ü2 à 20 Sekunden (= 40 Sekunden Belastung), dann 6 Sätze mit Ü3 & Ü4, 6 Sätze mit Ü5 & Ü6 und 6 Sätze mit Ü7 & Ü8 Pausen zwischen den Supersätzen eines Doppelpacks: je 15 Sekunden; Pausen beim Doppelpack-Wechsel: je 40 Sekunden Bewegungstempo: hoch (so viele Wiederholungen wie in vorgegebener Zeit möglich)

Gesprungene Ausfallschritte mit Körperdrehung

TRAINIEREN den ganzen Körper.

A

- Hüftbreit hinstellen, dann einen großen rückwärtigen Ausfallschritt mit rechts machen. Das linke Knie ist rechtwinklig gebeugt. Die Finger verschränken und die Arme waagerecht nach vorn ausstrecken.

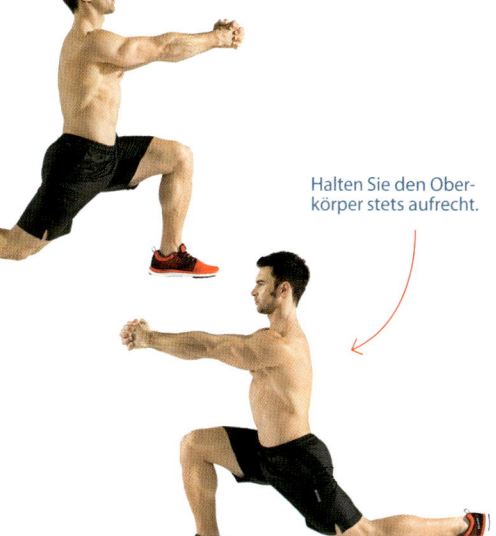

Halten Sie den Oberkörper stets aufrecht.

B

- Explosiv mit beiden Füßen abdrücken und blitzschnell die Ausrichtung des Körper um 180 Grad drehen. In der umgekehrten Ausgangsposition landen: Das rechte Knie ist vorn und rechtwinklig gebeugt, das linke Bein nach hinten gestreckt.

- Ohne Pause sofort wieder zurückspringen und in der Folge zügig fortfahren.

HILFE, DAS SCHAFFE ICH NICHT!
Springen Sie in einer kleineren Schrittstellung und/oder beugen Sie die Knie nicht so tief.

Spiderman-Liegestütze

TRAINIEREN den ganzen Körper.

A

- In eine saubere Liegestützposition gehen: Der Körper ist von Kopf bis Fuß auf einer Linie, die Hände auf Schulterhöhe.

B

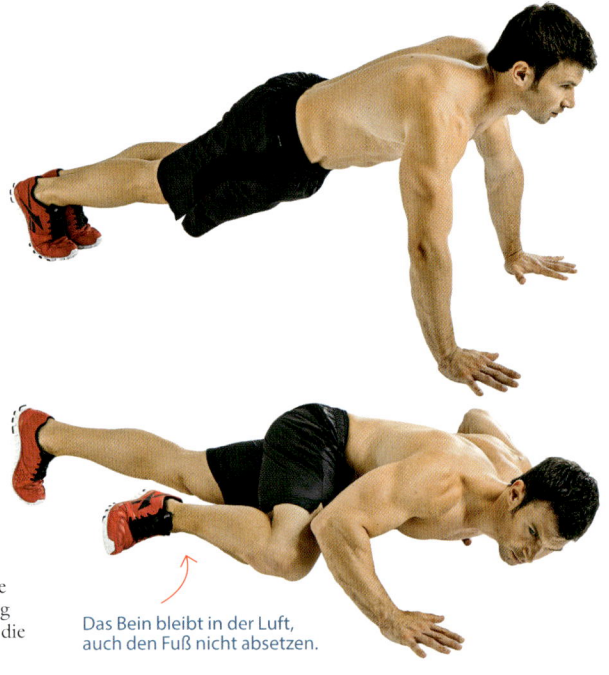

- Die Arme beugen und den Körper absenken. Dabei das rechte Bein anziehen und das Knie kontrolliert zum rechten Ellenbogen führen. Beim Hochdrücken das Bein wieder strecken und zur Startposition zurückkehren.

- Die nächste Wiederholung anschließen, diesmal mit dem linken Bein. In der Folge wechselweise fortfahren.

HILFE, DAS SCHAFFE ICH NICHT!
Setzen Sie nach jeder zweiten Wiederholung die Knie kurz auf. Oder absolvieren Sie die Übung von Anfang an im gehaltenen Unterarmstütz und ziehen Sie nur die Knie immer wechselseitig an.

Das Bein bleibt in der Luft, auch den Fuß nicht absetzen.

Skater-Kniebeugen

TRAINIEREN Beine, Gesäß und Rumpf.

A

- Mehr als doppelt hüftbreit hinstellen. Die Knie ganz leicht beugen, die Füße zeigen stets nach vorn. Körperspannung aufbauen, dann das Gesäß nach hinten schieben, das linke Knie beugen und den Oberkörper zum linken Fuß absenken, bis Sie den Fuß mit der rechten Hand berühren können. Der linke Arm ist nach hinten gestreckt.

- Zurück in die mittige, aufrechte Position, dann die Übung sofort …

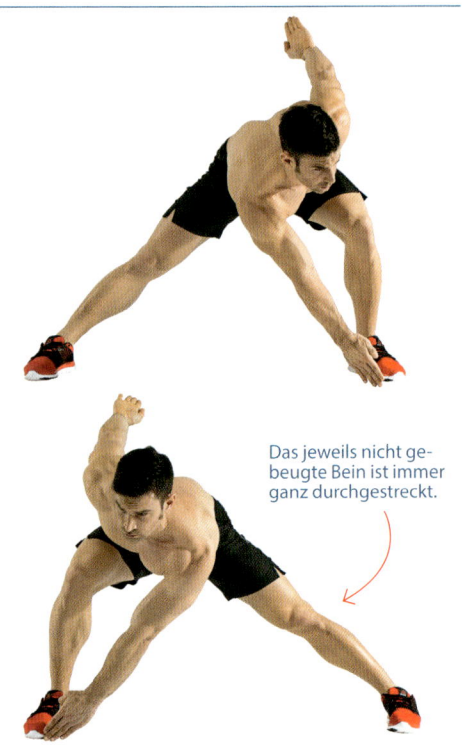

B

- … zur anderen Seite ausführen: Das rechte Knie beugen, den Oberkörper nach rechts absenken. Mit der linken Hand den rechten Fuß berühren und den rechten Arm nach hinten strecken. Ohne Pause wieder aufrichten, dann wechselseitig zügig fortfahren. Den Rücken dabei immer gerade halten.

Das jeweils nicht gebeugte Bein ist immer ganz durchgestreckt.

HILFE, DAS SCHAFFE ICH NICHT!
Stellen Sie sich weniger breit hin und/oder gehen Sie mit Ihrer Hand nur so weit nach unten, wie es geht, auch wenn Sie den Fuß dann nicht berühren können.

Rückwärtiger Stütz mit Knieanziehen

TRAINIERT den ganzen Körper.

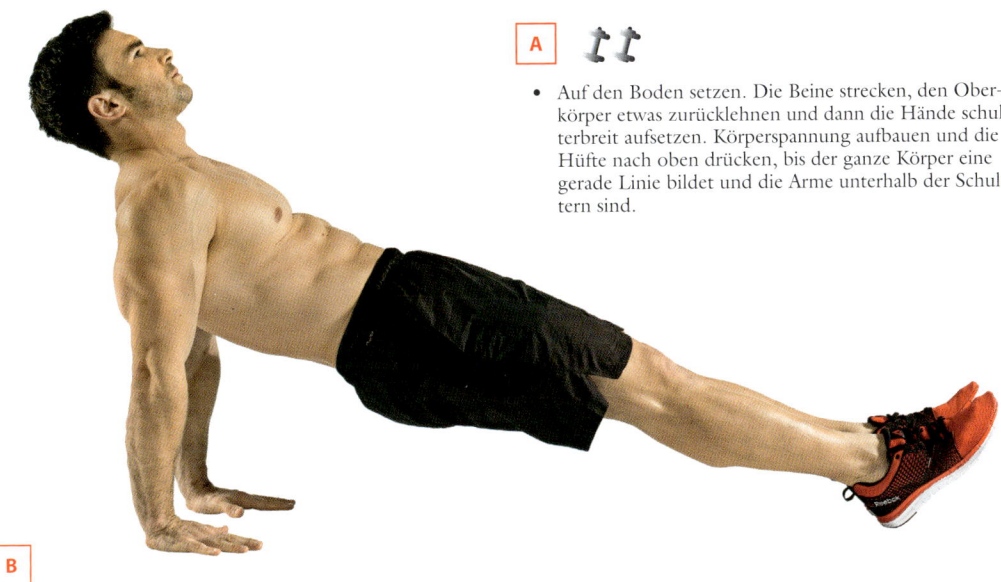

A

- Auf den Boden setzen. Die Beine strecken, den Oberkörper etwas zurücklehnen und dann die Hände schulterbreit aufsetzen. Körperspannung aufbauen und die Hüfte nach oben drücken, bis der ganze Körper eine gerade Linie bildet und die Arme unterhalb der Schultern sind.

B

- Das rechte Knie anziehen, bis es etwa rechtwinklig gebeugt ist. Kurz halten, dann den Fuß wieder abstellen.
- Ohne die Hüftstreckung und damit die gerade Ausrichtung des Körpers aufzulösen, das linke Knie anziehen und kurz halten. Zurück, dann im Wechsel ohne Pause fortfahren.

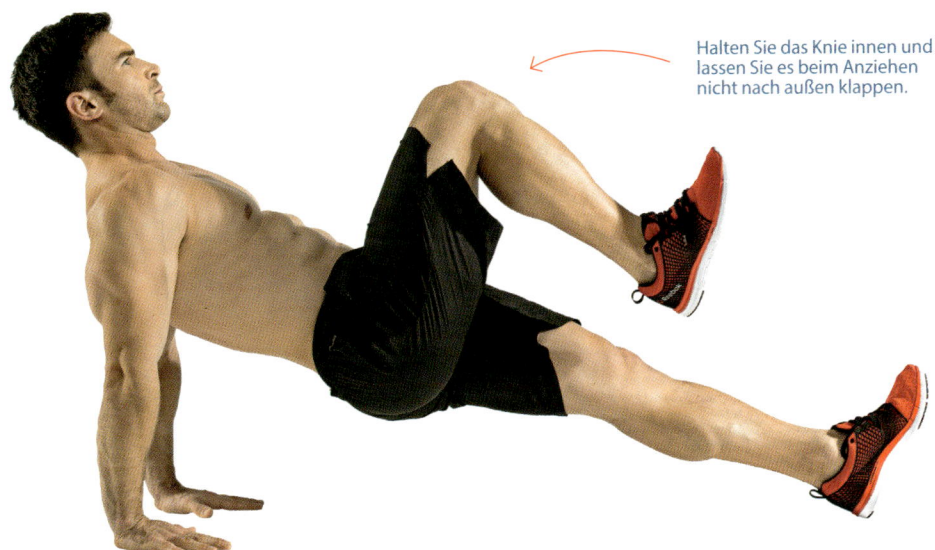

Halten Sie das Knie innen und lassen Sie es beim Anziehen nicht nach außen klappen.

HILFE, DAS SCHAFFE ICH NICHT!
Setzen Sie das Gesäß zwischendurch kurz ab oder stellen Sie von Anfang an die Füße etwas näher zum Gesäß auf, sodass die Beine immer gebeugt bleiben.

Spreizsprünge in der Kniebeuge

TRAINIEREN Beine und Gesäß.

A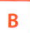

- Hüftbreit hinstellen und Körperspannung aufbauen. Das Gesäß nach hinten schieben und die Knie beugen, bis die Oberschenkel waagerecht stehen. Den Oberkörper mit geradem Rücken vorbeugen. Die Arme anwinkeln und die Hände zu Fäusten geballt vor dem Körper halten.

B

- Explosiv beide Beine nach außen drehen und in einer gespreizten, etwa doppelt hüftbreiten Position landen. Die Füße zeigen nun deutlich nach außen. Das Gesäß bleibt auf gleicher Höhe, der Oberkörper ist unbewegt.

- Kurz halten, dann schnell zurückspringen. Ohne Pause die Spreizsprünge fortführen.

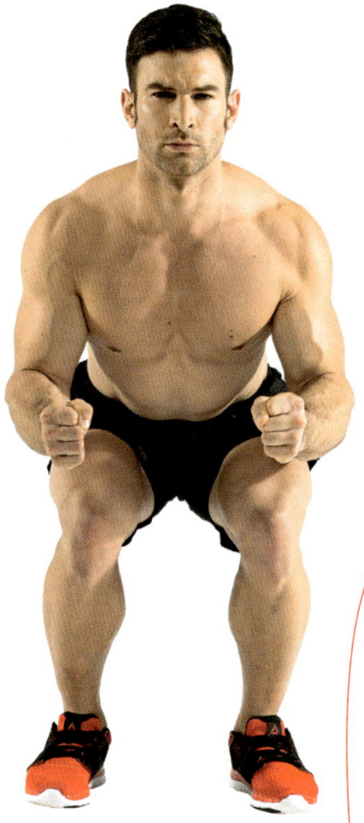

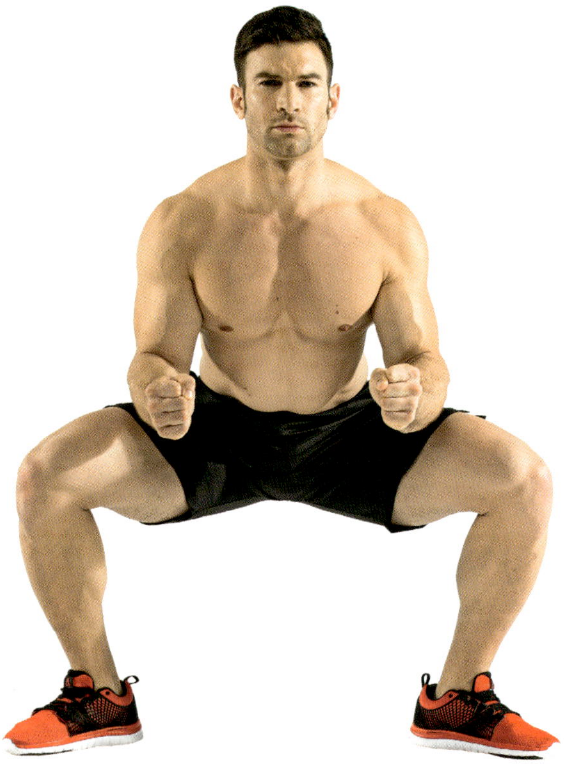

Halten Sie die Knie immer in Richtung der Füße ausgerichtet – sie dürfen nicht nach innen eindrehen.

HILFE, DAS SCHAFFE ICH NICHT!
Beugen Sie die Oberschenkel etwas weniger und/oder spreizen Sie die Beine nicht ganz so weit auseinander.

Hüftheben mit diagonalem Armstrecken

TRAINIERT den ganzen Körper.

A

- Rücklings auf den Boden legen. Die Füße aufstellen, die Arme neben dem Rumpf ablegen.

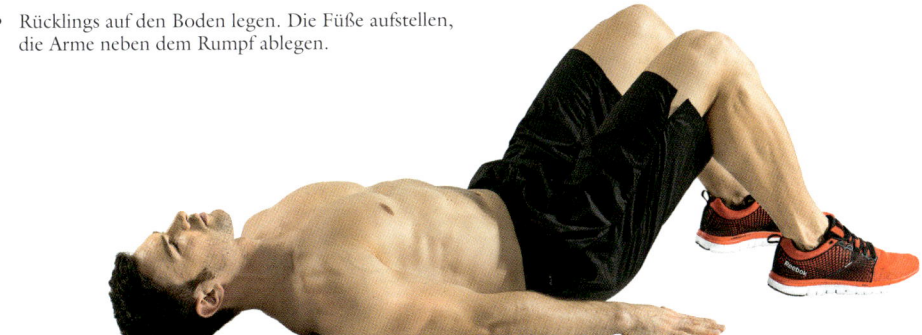

B

- Körperspannung aufbauen, dann die Hüfte nach oben drücken, bis Rumpf und Oberschenkel eine Linie bilden. Gleichzeitig den Rumpf nach rechts aufdrehen und den linken Arm gestreckt nach rechts oben hinter den Kopf führen, dort mit der Hand den Boden berühren. Die Füße bleiben auf dem Boden. Die Spannung halten, dann kontrolliert zurück: Erst die Rumpfdrehung auflösen, dann die Hüfte absenken, ohne sie ganz abzulegen.

- Die nächste Wiederholung zur anderen Seite ausführen, dann wechselseitig fortfahren.

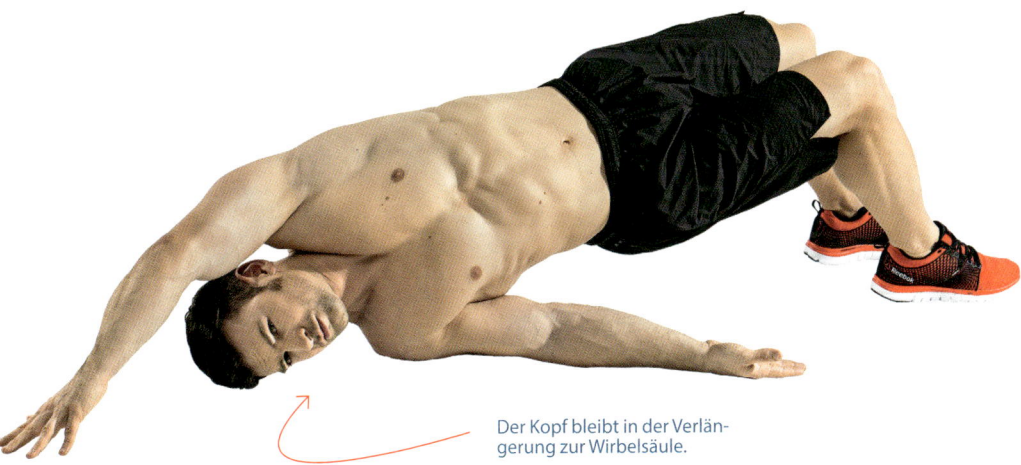

Der Kopf bleibt in der Verlängerung zur Wirbelsäule.

HILFE, DAS SCHAFFE ICH NICHT!
Drehen Sie sich nur so weit es geht, selbst wenn Sie dann den Boden mit der Hand nicht berühren können. Wichtig ist, dass Sie eine Streckung im Körper spüren.

Seitliches Rumpfheben im Liegen

TRAINIERT den Rumpf.

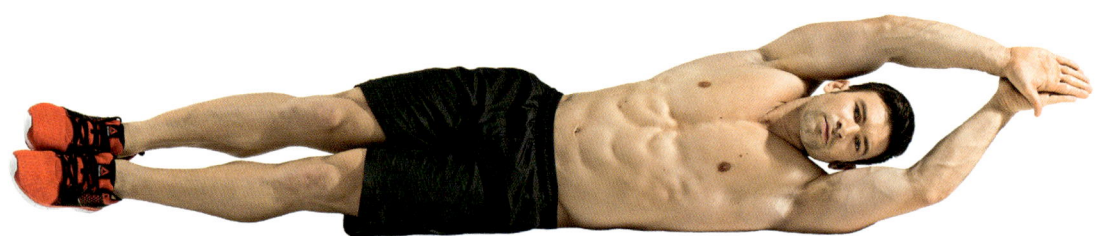

A

- Mit der linken Seite auf den Boden legen. Die Arme am Kopf vorbeistrecken und die Hände übereinanderlegen. Die gestreckten Beine anheben, dann Rumpfspannung aufbauen und auch den Schulterbereich vom Boden lösen.

B

- Aus dem Rumpf Arme und Beine so weit es geht nach oben führen. Die Spannung in der hohen Position halten, dann langsam zurück, ohne Arme oder Beine wieder abzulegen. Ohne Pause gleich den nächsten Seit-Crunch anschließen.
- Im nächsten Satz die Seite wechseln.

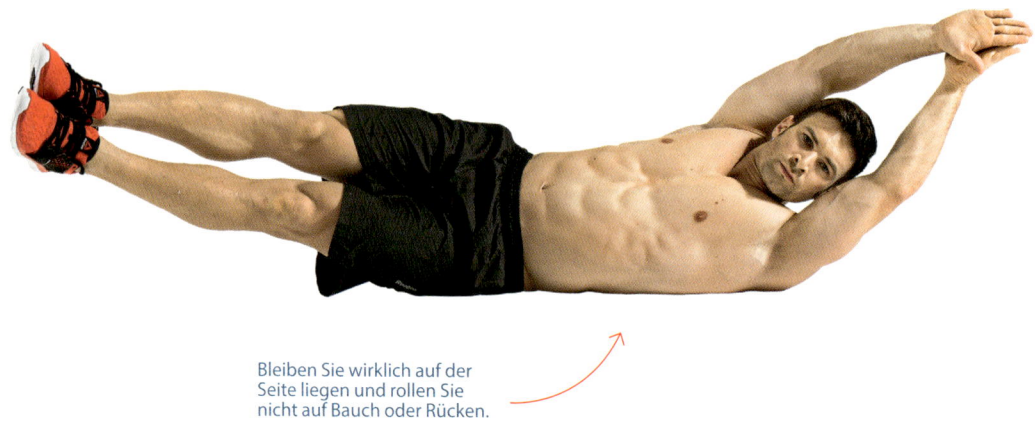

Bleiben Sie wirklich auf der Seite liegen und rollen Sie nicht auf Bauch oder Rücken.

HILFE, DAS SCHAFFE ICH NICHT!
Heben Sie abwechselnd in einer Wiederholung die Beine, in der nächsten den Oberkörper mit den Armen an.

Delfin-Schwimmen

TRAINIERT Rücken und Schultern.

A

- Auf den Bauch legen. Die gestreckten Beine ebenso wie die neben dem Rumpf gestreckten Arme über dem Boden halten. Auch die Brustpartie etwas anheben und oben halten.

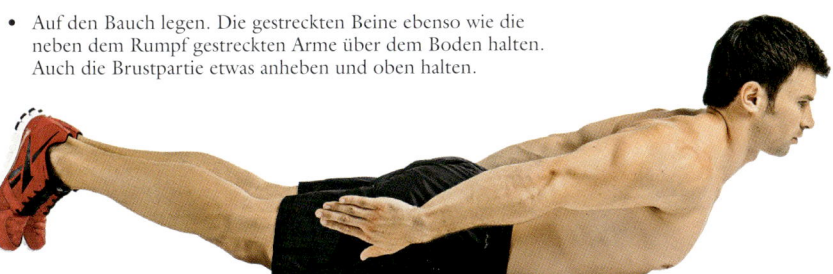

B

- Den Oberkörper hochdrücken. Dabei die Arme nach oben führen, drehen und zur Seite strecken.

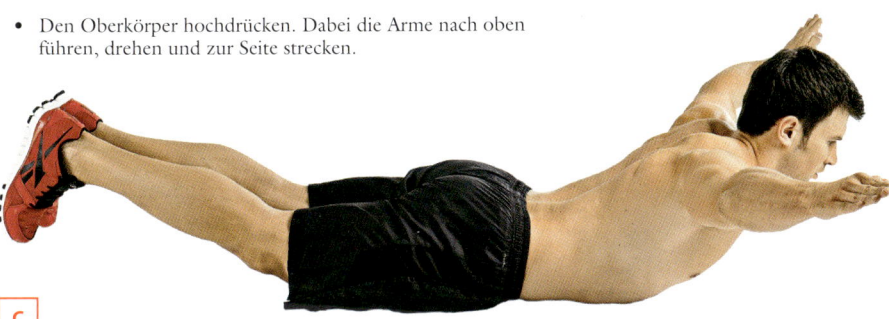

C

- Die Bewegung dynamisch fortsetzen, den Oberkörper noch möglichst lange möglichst weit oben halten und die Arme parallel zueinander weit nach vorn strecken, ohne sie abzulegen. In der Endposition die Schulterblätter zusammenpressen. Kurz halten, dann die Arme am Körper entlang zurück in die Ausgangsposition ziehen. Beine, Oberkörper und Arme nicht ablegen, sondern gleich zur nächsten Wiederholung ansetzen.

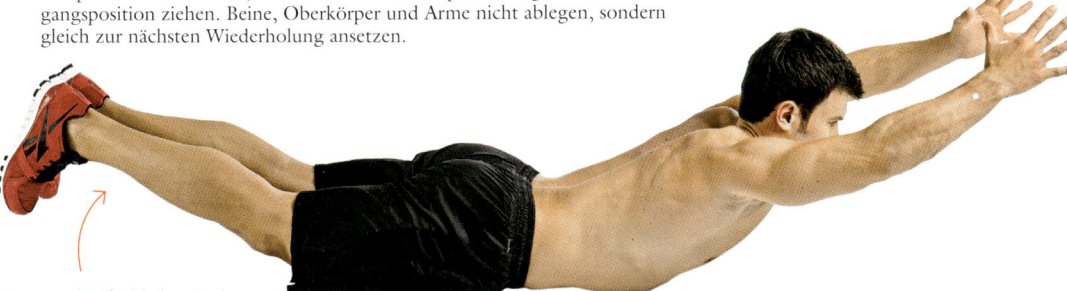

Beine und Füße bleiben in der Luft, wenn Sie den Oberkörper nach oben bewegen.

HILFE, DAS SCHAFFE ICH NICHT!
Zwei Erleichterungsmöglichkeiten: Halten Sie die Arme zu Beginn seitlich gestreckt auf Schulterhöhe und führen Sie sie von dort aus nach vorn. Oder legen Sie bei Bedarf die Beine kurz ab.

Die 45-Minuten-Workouts

Das 45-Minuten-Abspeck-Workout mit Hilfsmitteln aus der Umgebung

Abhängen während des Workouts? Klingt verlockend, aber lassen Sie sich nicht täuschen: Um sich wie hier bei einigen Übungen an Ast oder Stange zu halten oder gar hochzuziehen, ist Kraft gefragt. Und zwar umso mehr, je höher Ihr Körpergewicht ausfällt.

geeignet für	Superschwergewichte	Schwergewichte	Halbschwergewichte
Einsteiger			
Fortgeschrittene			

AUSFÜHRUNGSMÖGLICHKEITEN		
Intensität	**Trainings-form**	**Ausführung**
Leicht	Stations-training	Von jeder Übung 4 Sätze à 45 Sekunden ausführen: 4 Sätze Übung 1, 4 Sätze Übung 2 usw. Pausen zwischen den Sätzen einer Übung: je 40 Sekunden; Pausen beim Übungswechsel: je 50 Sekunden Bewegungstempo: moderat (nach Belieben zwischen 2 und 5 Sekunden je Wiederholung, bei Übung 4 = türkisches Aufstehen: bis 15 Sekunden je Wiederholung)
Mittel	Pyramiden-training	Von jeder Übung 6 Sätze mit folgenden Zeiten für Satz 1 bis 6 ausführen: 60, 50, 40, 40, 50 und 60 Sekunden Belastungsphase Pausen zwischen den Sätzen einer Übung: je 20 Sekunden; Pausen beim Übungswechsel: je 60 Sekunden Bewegungstempo: zügig bis moderat (nach Belieben zwischen 1 und 5 Sekunden je Wiederholung, bei Übung 4 = türkisches Aufstehen: bis 12 Sekunden je Wiederholung)
Anstren-gend	HIIT-Dauer-zirkel	Von Anfang bis Ende gilt die einfache Regel: 30 Sekunden Belastung, 20 Sekunden Pause. So geht's: Alle 7 Übungen für jeweils 30 Sekunden nacheinander mit jeweils 20 Sekunden Pause dazwischen (= 1 Durchgang) ausführen; anschließend 20 Sekunden Pause, dann Durchgang 2, wieder 20 Sekunden Pause usw. Insgesamt 8 Durchgänge Bewegungstempo: hoch (so viele Wiederholungen wie in vorgegebener Zeit möglich)

Klimmzüge im Untergriff

TRAINIEREN den oberen Rücken, Schultern und Bizeps.

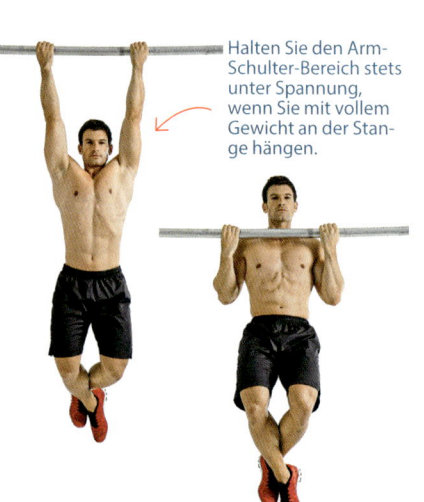

Halten Sie den Arm-Schulter-Bereich stets unter Spannung, wenn Sie mit vollem Gewicht an der Stange hängen.

A

- Eine stabile Querstange (Gerüst, Spielplatz, Teppichstange o. Ä.) oder einen festen Ast mit den Händen schulterbreit im Untergriff (die Daumen zeigen nach außen) fassen. Körperspannung aufbauen, dann die Füße vom Boden lösen und die Unterschenkel überkreuzen.

B

- Den Körper durch Beugen der Ellenbogen hochziehen, bis das Kinn die Hände passiert. Kurz halten, dann langsam wieder absenken. Vermeiden Sie, dass der Körper ins Schwingen kommt. Fortfahren.

HILFE, DAS SCHAFFE ICH NICHT!
Helfen Sie mit den Füßen von unten nach. Alternativ beginnen Sie in der höchsten Position (lassen Sie sich hochheben oder nutzen Sie einen Tritt), um sich dann immer wieder langsam (!) herabzulassen. In dieser Bewegungsrichtung haben Sie die meiste Kraft.

HEY, DAS REICHT MIR NICHT!
Greifen Sie im breiten Obergriff an die Hängevorrichtung – die Daumen zeigen zueinander.

Umgekehrte Flys an der Wand

TRAINIEREN den oberen Rücken, Schultern und Trizeps.

  A

- In etwa einem halben Meter Entfernung mit dem Rücken vor eine Wand stellen, dann mit Rücken und Gesäß anlehnen. Die Arme und die Handaußenkanten an die Wand legen.

B

- Körperspannung aufbauen, dann den geraden Oberkörper von der Wand abstoßen, indem Sie mit Armen und Händen dagegendrücken. Der Rumpf bleibt vollkommen unbewegt. Kurz halten, dann langsam zurück.

HILFE, DAS SCHAFFE ICH NICHT!
Beugen Sie die Arme und drücken Sie sich nur mit den Ellenbogen von der Wand ab.

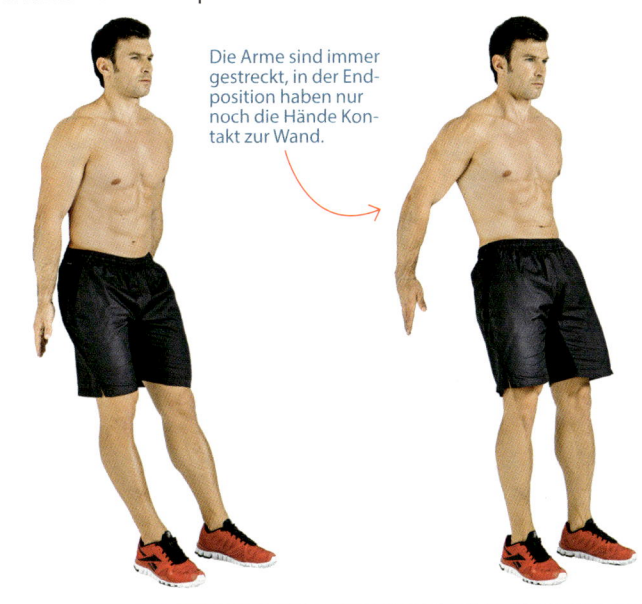

Die Arme sind immer gestreckt, in der Endposition haben nur noch die Hände Kontakt zur Wand.

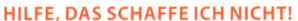

Seitneigen mit über Kopf gestrecktem Handtuch

TRAINIERT Rumpf und Schultern.

  A

- Hüftbreit hinstellen und die Knie ganz leicht beugen. Ein zusammengerolltes Handtuch schulterbreit fassen und mit gestreckten Armen über dem Kopf unter Spannung halten.

B

- Den Oberkörper weit nach links neigen, ohne die Hüfte nach rechts zu schieben. Die Arme gehen passiv mit und ziehen weiter am Handtuch. Die Dehnung kurz halten, dann langsam zurück und sofort zur anderen Seite neigen. Im Wechsel fortfahren.

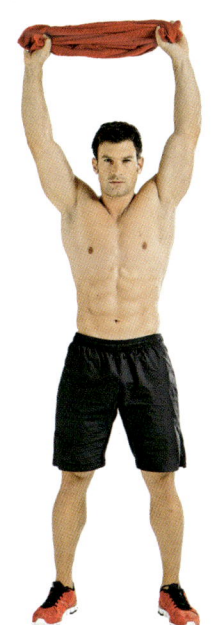

Halten Sie die Spannung in den Armen und strecken Sie sich, als wollten Sie sich in die Länge ziehen.

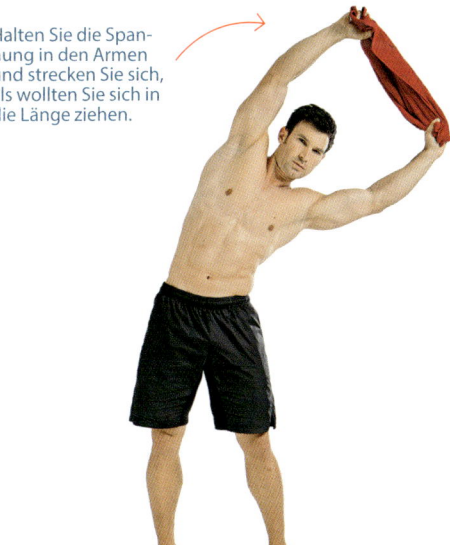

Türkisches Aufstehen

TRAINIERT den ganzen Körper.

A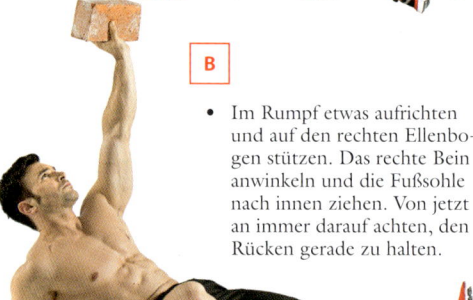

- Mit dem Rücken auf den Boden legen, die Beine ausstrecken. Den rechten Arm ablegen, mit dem linken einen Gegenstand gestreckt über der Schulter halten: Hier ist es ein Ziegelstein, es kann auch ein Buch, eine Wasserflasche oder ein Ball sein. Die Übung geht auch ohne Gegenstand, dann ballen Sie die Hand durchgehend fest zur Faust.

C

- Die Rumpfspannung beibehalten und den rechten Arm auf die Hand stützen. Das linke Knie anziehen und den Fuß aufstellen, die rechte Ferse weiter zum Gesäß ziehen.

B

- Im Rumpf etwas aufrichten und auf den rechten Ellenbogen stützen. Das rechte Bein anwinkeln und die Fußsohle nach innen ziehen. Von jetzt an immer darauf achten, den Rücken gerade zu halten.

Der Blick bleibt während der gesamten Übung auf den Gegenstand in der Hand gerichtet und der Arm steht immer senkrecht über der Schulter.

D

- Mit dem rechten Arm und dem linken Fuß die Hüfte vom Boden abdrücken, den freien rechten Fuß nach hinten ziehen und auf dem rechten Knie landen. Die rechte Hand vom Boden lösen und den Oberkörper aufrichten.

E

- Aus den Füßen nach oben drücken und ganz aufrecht und sicher stehen. Kurz halten, dann auf dem gleichen Weg zurück. Im nächsten Satz die Seiten wechseln.

HILFE, DAS SCHAFFE ICH NICHT!
Wechseln Sie bei jeder Wiederholung die Seite.

Schräges Beinheben im Hang

TRAINIERT Bauch, Schultern und Beine.

A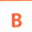

- Nutzen Sie eine Hängemöglichkeit wie einen Ast, ein Bau- oder Klettergerüst oder einen stabilen Querbalken. Diese im Obergriff etwas mehr als schulterbreit fassen – die Daumen zeigen zueinander.

- Körperspannung aufbauen, dann die Füße vom Boden lösen und die Knie nach rechts oben bis auf Hüfthöhe ziehen. Kurz halten, dann …

B

- … zurück in die Ausgangsposition, ohne die Beine abzusetzen. Sofort die Knie wieder anziehen und nach links hochziehen. Kurz halten, dann zurück und im Wechsel fortfahren.

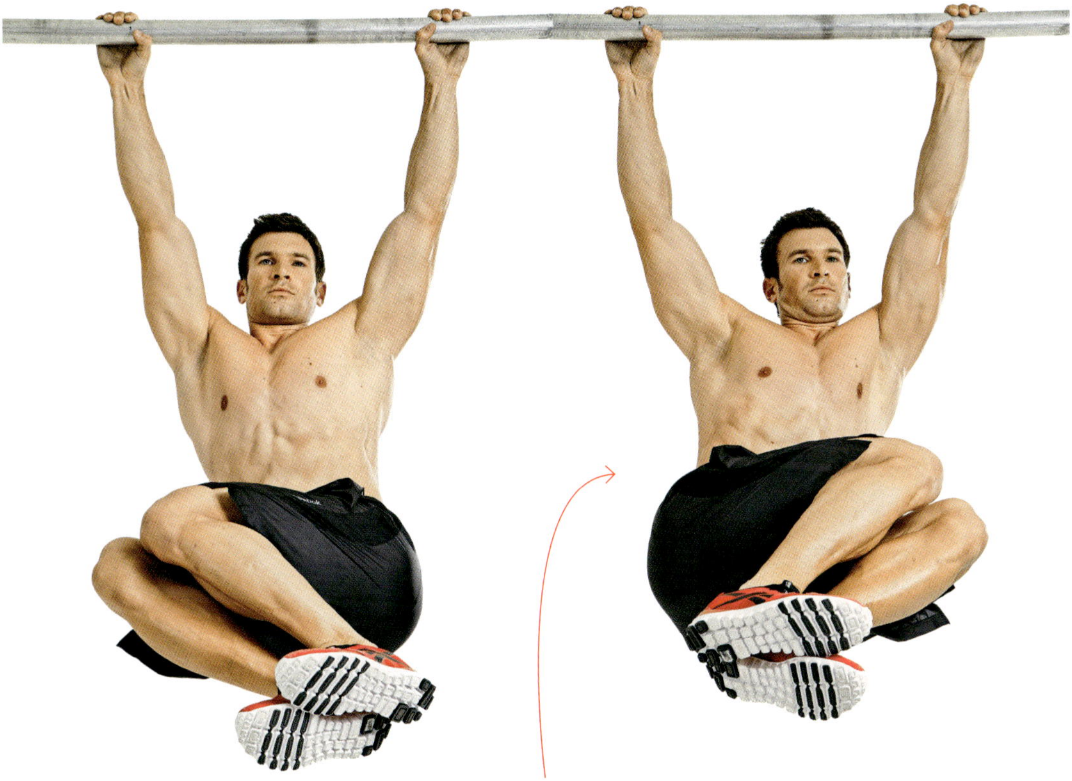

Arbeiten Sie nicht mit Schwung, sonst kommen Sie schnell ins Pendeln.

HILFE, DAS SCHAFFE ICH NICHT!
Drei Erleichterungsmöglichkeiten: Setzen Sie zwischendurch die Beine ab. Machen Sie weniger Wiederholungen, aber halten Sie dafür die Knie möglichst lange oben. Ziehen Sie die Knie nur halb so hoch.

Schulterheben mit ausgestreckten Armen und Gewicht

TRAINIERT Schultern und Arme.

A

- Hüftbreit und aufrecht hinstellen. Mit jeder Hand einen Gegenstand greifen und an gestreckten Armen seitlich auf Schulterhöhe halten.

B

- Die Schultern so weit es geht zu den Ohren ziehen, ohne die Stellung der Arme zu verändern. Die Spannung am höchsten Punkt kurz halten, dann langsam zurück und mit der nächsten Wiederholung beginnen. Die Arme bleiben die ganze Zeit über gestreckt.

HILFE, DAS SCHAFFE ICH NICHT!
Arbeiten Sie ohne Gegenstände in den Händen oder lassen Sie die Arme einfach hängen und ziehen Sie dann die Schultern hoch.

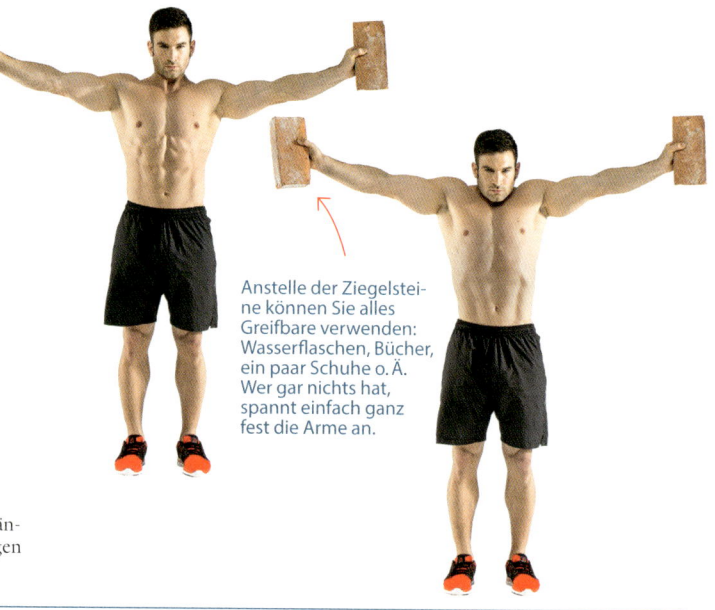

Anstelle der Ziegelsteine können Sie alles Greifbare verwenden: Wasserflaschen, Bücher, ein paar Schuhe o. Ä. Wer gar nichts hat, spannt einfach ganz fest die Arme an.

Umgekehrtes Rudern

TRAINIERT den oberen Rücken, Bizeps und Schultern.

A

- Nutzen Sie für diese Übung zum Beispiel eine stabile Tischplatte, einen niedrigen, festen Ast oder einen Fahrrad-Abstellbügel: Davor in die Knie gehen und den Gegenstand doppelt schulterbreit fassen – die Daumen zeigen nach innen. Die Beine drunter durchstrecken und die Füße auf die Fersen stellen. Das Becken hochdrücken, sodass der Körper in einer geraden Linie ausgerichtet ist.

B

- Rumpf und Schultern anspannen, dann die Arme beugen und den Körper hochziehen, bis das Kinn auf Höhe der Hände ist. Kurz halten und langsam wieder zurück. Das Becken nicht absacken lassen.

Halten Sie die ganze Zeit über die Muskelspannung. Der Körper bleibt immer gerade ausgerichtet.

HILFE, DAS SCHAFFE ICH NICHT!
Stellen Sie die Füße mit ganzer Sohle etwas dichter zum Gesäß auf, sodass die Beine nicht ganz gestreckt sind. Helfen Sie bei Bedarf ein wenig aus den Beinen nach.

Das 45-Minuten-Abspeck-Workout mit Handtuch

Gehen Sie auf Tuchfühlung: Dieses Workout zeigt auf wunderbare Weise die Vielseitigkeit des Hilfsmittels Handtuch. Große wie kleine Muskelgruppen bekommen hier ihr Fett weg und die Intensität dosieren Sie (mit mehr oder weniger Zug) ganz einfach selbst.

geeignet für	Superschwergewichte	Schwergewichte	Halbschwergewichte
Einsteiger			
Fortgeschrittene			

AUSFÜHRUNGSMÖGLICHKEITEN		
Intensität	**Trainings-form**	**Ausführung**
Leicht	Stations-training	Von jeder Übung 4 Sätze à 60 Sekunden ausführen: 4 Sätze Übung 1, 4 Sätze Übung 2 usw. Pausen zwischen den Sätzen einer Übung: je 30 Sekunden; Pausen beim Übungswechsel: je 60 Sekunden Bewegungstempo: moderat (nach Belieben zwischen 2 und 5 Sekunden je Wiederholung), Ausnahmen sind Übung 2 (Rudern) und Übung 7 (Bizeps-Curl): diese nach Anweisung halten
Mittel	Zirkel-training	Alle 7 Übungen direkt nacheinander für 45 Sekunden ausführen, dazwischen jeweils 15 Sekunden Pause (= 1 Durchgang). Insgesamt 6 Durchgänge Pausen zwischen den Durchgängen: je 60 Sekunden Bewegungstempo: zügig bis moderat (nach Belieben zwischen 1 und 5 Sekunden je Wiederholung), Ausnahmen sind Übung 2 (Rudern) und Übung 7 (Bizeps-Curl): diese nach Anweisung halten
Anstren-gend	Zirkel-Pyramiden-Taining	Alle 7 Übungen direkt nacheinander ohne Pause (= 1 Durchgang) ausführen. Insgesamt 6 Durchgänge mit variierenden Belastungszeiten: In Durchgang 1 jede Übung 60 Sekunden, in Durchgang 2 jede Übung 50 Sekunden, in den folgenden Durchgängen 40, 40, 50 und 60 Sekunden Belastungsphase Pausen zwischen den Durchgängen: je 120 Sekunden Bewegungstempo: hoch (so viele Wiederholungen wie in vorgegebener Zeit möglich), Ausnahmen sind Übung 2 (Rudern) und Übung 7 (Bizeps-Curl): diese nach Anweisung halten

Tiefe Kniebeugen mit Handtuch über dem Kopf

TRAINIEREN den ganzen Körper.

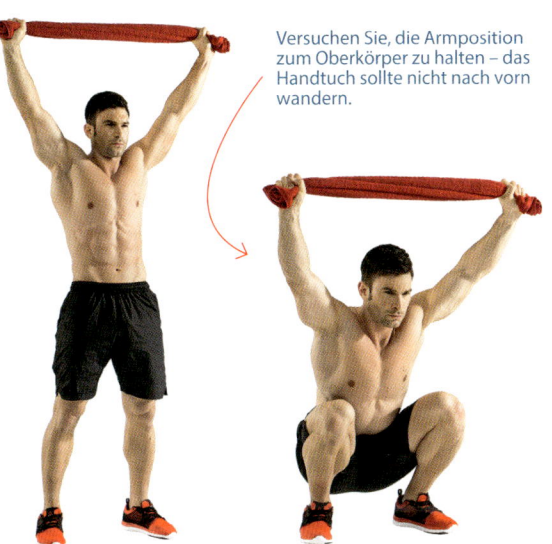

Versuchen Sie, die Armposition zum Oberkörper zu halten – das Handtuch sollte nicht nach vorn wandern.

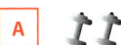

A

- Hüftbreit und aufrecht hinstellen. Mit beiden Händen ein zusammengerolltes Handtuch schulterbreit greifen und mit gestreckten Armen über dem Kopf halten. Die Schulterblätter zusammenziehen, die Knie ganz leicht anwinkeln.

B

- Die Knie tief beugen und das Gesäß nach hinten schieben, bis es unterhalb der Knie ist. Dabei den Rücken stets gerade und den Oberkörper möglichst aufrecht halten. Die Fersen bleiben die ganze Zeit über auf dem Boden. Kontrolliert zurück in die Startposition hochdrücken.

HILFE, DAS SCHAFFE ICH NICHT!
Lassen Sie das Handtuch weg oder halten Sie es vor der Brust unter Spannung.

Einarmiges statisches Rudern mit Handtuch

TRAINIERT den oberen Rücken, Schultern, Arme und Rumpf.

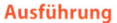

Ausführung

- Ein zusammengerolltes Handtuch auf den Boden legen. In einen sauberen Liegestütz gehen: Die Hände schulterbreit auf dem Handtuch abstützen, der ganze Körper bildet vom Scheitel bis zu den Sohlen eine gerade Linie.

- Die rechte Hand vom Boden lösen, das Handtuch weiter außen greifen. Den rechten Ellenbogen dicht an den Körper legen, dann das Handtuch in einer Ruderbewegung nach oben ziehen, bis die Hand die Brust passiert hat.

- Maximalen Zug auf das Handtuch ausüben, die Schulterblätter zusammenpressen und halten.

- Im nächsten Satz die Arme wechseln.

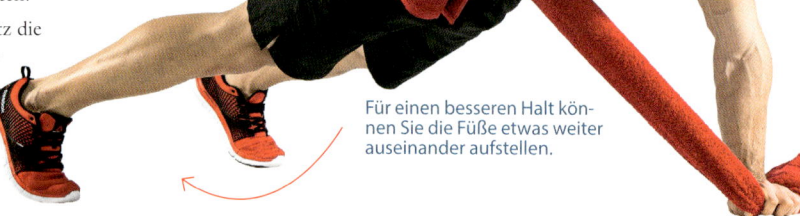

Für einen besseren Halt können Sie die Füße etwas weiter auseinander aufstellen.

Schulterdrücken mit Handtuch

TRAINIERT Schultern und Arme.

A

- Hüftbreit hinstellen und mit beiden Händen ein zusammengerolltes Handtuch vor der Brust unter Spannung halten. Die Hände sind etwas mehr als schulterbreit auseinander. Den Rumpf anspannen, die Knie ganz leicht beugen.

B

- Die Arme über den Kopf strecken. Dabei maximalen Zug auf das Handtuch ausüben und Arme und Schultern so stark es geht anspannen, als wollten Sie ein hohes Gewicht hochdrücken. Oben halten und die Schulterblätter zusammenziehen, dann kontrolliert zurück.

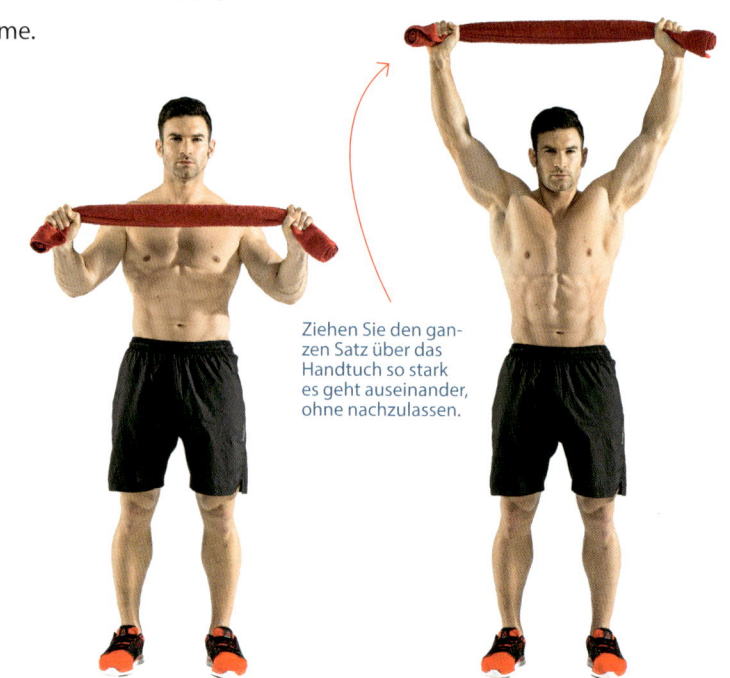

Ziehen Sie den ganzen Satz über das Handtuch so stark es geht auseinander, ohne nachzulassen.

Rumpfbeugen mit Handtuchstrecken

TRAINIERT Rumpf, Schultern und Beine.

A

- Hüftbreit und aufrecht hinstellen. Mit beiden Händen ein zusammengerolltes Handtuch greifen und mit gestreckten Armen hoch über dem Kopf halten. Körperspannung aufbauen.

B

- Bei gestreckten Beinen den Rumpf langsam nach vorn beugen, bis Sie die Dehnung in den hinteren Oberschenkeln spüren. Das Gesäß wandert dabei nach hinten, der Rücken bleibt gerade. Die Füße behalten vollen Bodenkontakt und die maximal gestreckten Arme samt Handtuch bleiben in Position. Die Spannung kurz halten, dann kontrolliert zurück.

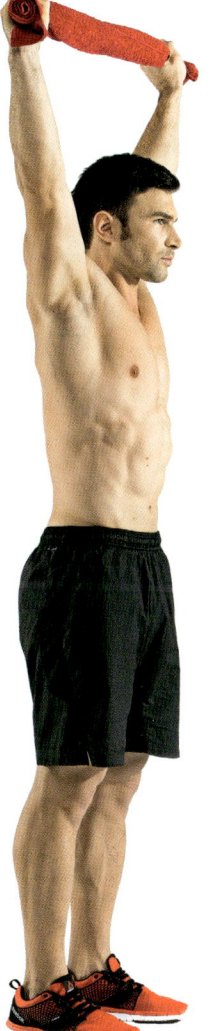

In der Endposition ist der Oberkörper etwa waagerecht ausgerichtet und die Arme bilden seine Verlängerung.

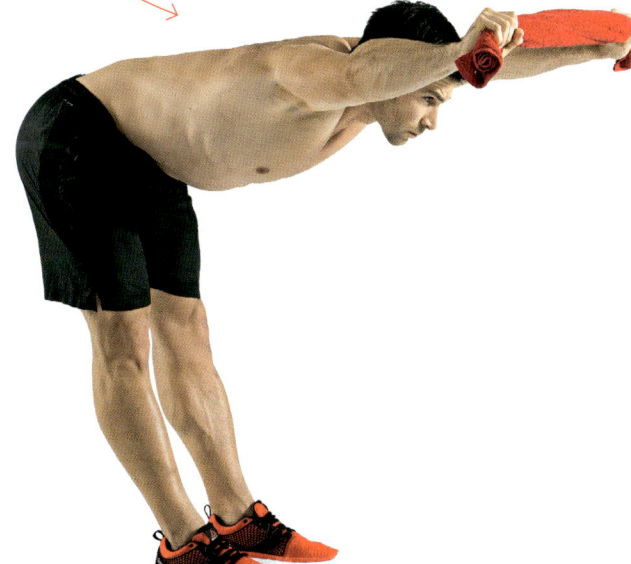

HILFE, DAS SCHAFFE ICH NICHT!
Lassen Sie die Beine bei Bedarf etwas gebeugt – eine Dehnspannung sollten Sie im hinteren Oberschenkel aber spüren.

Handtuchziehen in den Nacken

TRAINIERT den oberen Rücken, Schultern und Arme.

- Aufrecht und hüftbreit hinstellen. Ein zusammengerolltes Handtuch mit beiden Händen etwas weiter als
schulterbreit greifen, dann mit gestreckten Armen zur
Decke drücken. Körperspannung aufbauen, das Handtuch auseinanderziehen und die Knie ganz leicht beugen.

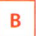

- Die Arme mit dem gespannten Handtuch langsam in
den Nacken senken. Arme und Schultern dabei so fest
es geht anspannen und auch das Handtuch mit
Höchstleistung auseinanderziehen. In der tiefen Position die Schulterblätter fest zusammenziehen, kurz
halten, dann die Arme wieder nach oben strecken.

Halten Sie den Kopf gerade oben
und die Brust vorgestreckt, damit
Sie nicht im Rumpf zusammen-
rollen.

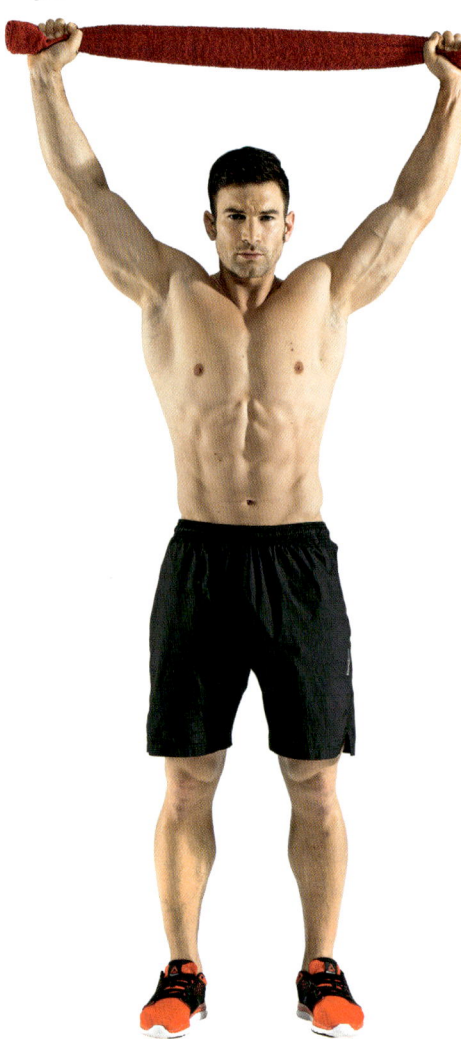

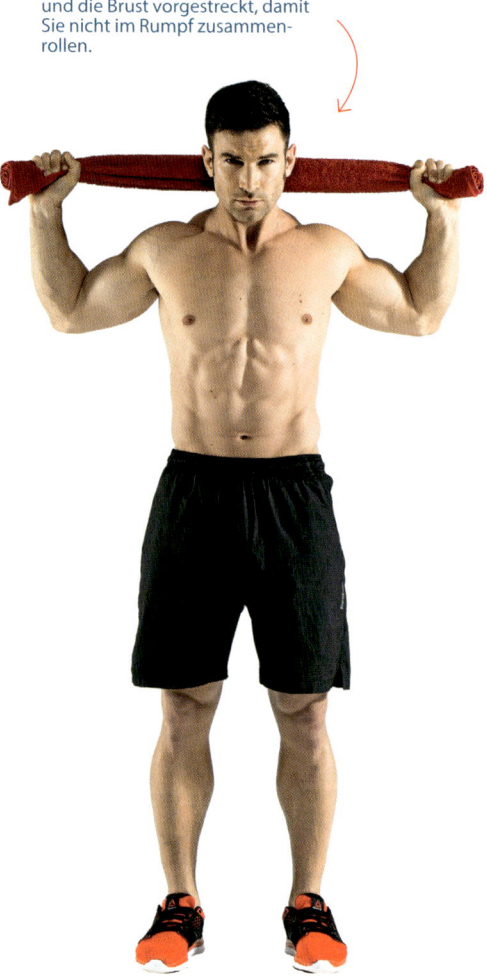

HILFE, DAS SCHAFFE ICH NICHT!
Falls Ihnen das Ziehen in den Nacken Probleme bereitet, können Sie die Bewegung auch über der Brust durchführen.

Trizepsdrücken mit Handtuch

TRAINIERT Trizeps und Schultern.

A

- Das eine Ende eines mittellangen, zusammengerollten Handtuchs mit rechts greifen, die Hand über den Kopf führen und das Handtuch hinter dem Rücken hängen lassen. Die linke Hand hinter den Rücken schieben und das andere Ende des Handtuchs damit greifen.

- Den rechten Oberarm etwa senkrecht stellen, den Unterarm waagerecht halten. Die Schulterblätter zusammenziehen. Rumpfspannung aufbauen.

B

- Die rechte Hand gegen den Zug der linken nach oben drücken, bis der Arm senkrecht gestreckt ist. Kontrolliert unter Höchstspannung des Arms zurück in die Ausgangsposition, ohne Pause fortfahren.

- Im nächsten Satz/Durchgang die Arme wechseln.

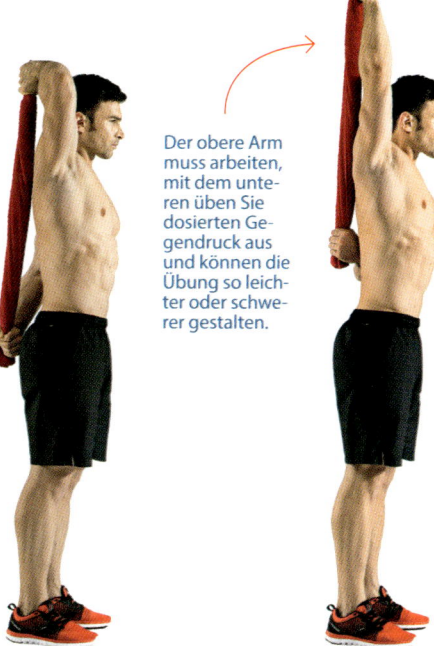

Der obere Arm muss arbeiten, mit dem unteren üben Sie dosierten Gegendruck aus und können die Übung so leichter oder schwerer gestalten.

Statischer Bizeps-Curl mit Handtuch

TRAINIERT den Bizeps.

Ausführung

- Ein längs zusammengelegtes Handtuch auf den Boden legen und das rechte Knie etwa mittig auf dem Handtuch absetzen. Das vordere Handtuchende greifen und hochziehen. Den Oberarm anlegen, der rechte Arm sollte jetzt etwa rechtwinklig gebeugt sein. Falls nicht, das Knie auf dem Handtuch umpositionieren.

- Den Oberkörper aufrichten, Rumpfspannung aufbauen und die Schulterblätter zusammenziehen. Nun maximalen Zug auf das Handtuch ausüben und diesen halten.

- Im nächsten Satz/Durchgang die Seite wechseln.

Halten Sie den Oberarm senkrecht und dicht am Körper.

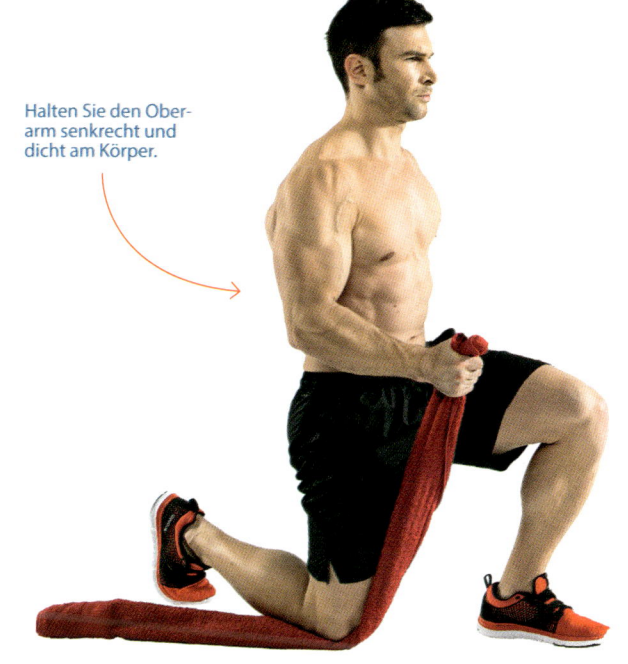

Die 45-Minuten-Workouts

Das 45-Minuten-Abspeck-Workout mit Erhöhung

Diese glorreichen sieben Übungen kämpfen für Ihre fettfreie Zukunft und führen beinahe direkt zur nächstkleineren Kleidergröße. Sie werden erstaunt sein, wie viel zusätzlichen Wumms eine kleine Erhöhung als Hilfsmittel in Ihr Trainingsleben bringt.

geeignet für	Superschwergewichte	Schwergewichte	Halbschwergewichte
Einsteiger			
Fortgeschrittene			

AUSFÜHRUNGSMÖGLICHKEITEN		
Intensität	**Trainings-form**	**Ausführung**
Leicht	Stations-Pyramiden-training	Von jeder Übung 6 Sätze mit folgenden Satzlängen ausführen: 60 Sekunden, dann 50, 40, 30, 20, 10 Sekunden. Also: 6 Sätze Übung 1, 6 Sätze Übung 2 usw. Satzpausen: je 30 Sekunden; Pausen beim Übungswechsel: je 30 Sekunden Bewegungstempo: moderat (nach Belieben zwischen 2 und 5 Sekunden je Wiederholung), Ausnahmen sind Übungen 1 und 5 (Step-up-Varianten): zügig durchführen
Mittel	Zirkel-Pyramiden-training	Alle 7 Übungen direkt nacheinander ohne Pause (= 1 Durchgang) ausführen. Insgesamt 8 Durchgänge mit variierenden Belastungszeiten: in Durchgang 1 jede Übung 45 Sekunden, in Durchgang 2 20 Sekunden, dann 30, 20, 45, 20, 30, 20 Sekunden Belastungsphase Pausen zwischen den Durchgängen: je 120 Sekunden Bewegungstempo: zügig bis moderat (nach Belieben zwischen 1 und 5 Sekunden je Wiederholung), Ausnahmen sind Übungen 1 und 5 (Step-up-Varianten): schnell durchführen
Anstren-gend	HIIT-Super-sätze	Immer 2 Übungen im Supersatz-Doppelpack direkt nacheinander: zunächst 4 Sätze Ü1 & Ü2 à je 40 Sekunden (= 80 Sekunden Belastung), dann 4 Sätze mit Ü3 & Ü4 und 4 Sätze mit Ü5 & Ü6 ausführen Pausenaufbau: zwischen den Supersätzen eines Doppelpacks jeweils nacheinander 40 Sekunden Pause, 40 Sekunden Übung 7, 40 Sekunden Pause; beim Wechsel von Übungspaar zu Übungspaar: nacheinander je 90 Sekunden Pause, 60 Sekunden Übung 7, 90 Sekunden Pause Das gesamte Workout mit je 60 Sekunden Übung 7 beginnen und beenden Bewegungstempo: hoch (so viele Wiederholungen wie in vorgegebener Zeit möglich)

Schnelle Step-ups

TRAINIEREN Beine, Gesäß und Rumpf.

- Vor eine Erhöhung (etwa in Höhe einer Parkbank oder einer Bettkante) stellen und den rechten Fuß darauf platzieren. Mit dem linken Fuß auf die Zehenspitzen gehen, der linke Arm ist vorgestreckt, der rechte nach hinten geführt, als wollten Sie lossprinten.

- Rumpfspannung aufbauen, dann mit beiden Füßen explosiv abstoßen und die Schrittstellung wechseln: Der linke Fuß landet auf der Erhöhung, der rechte unten auf dem Boden. Die Arme schwingen dynamisch mit.

- Direkt explosiv wieder abdrücken, die Fußstellung wechseln und schnell auf diese Weise fortfahren.

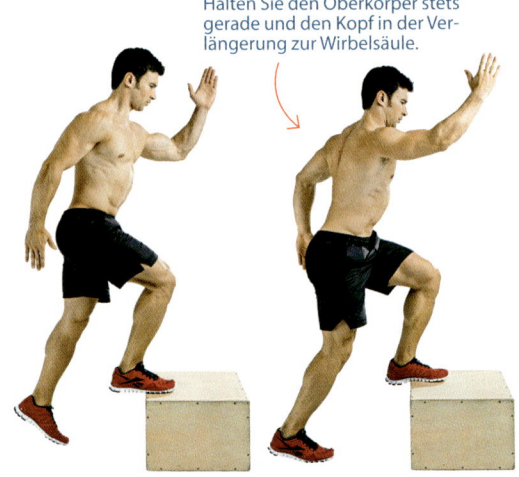

Halten Sie den Oberkörper stets gerade und den Kopf in der Verlängerung zur Wirbelsäule.

HEY, DAS REICHT MIR NICHT!
Springen Sie beidbeinig rauf und runter.

Seitliche Burpees mit Skater-Schritt

TRAINIEREN den ganzen Körper.

A

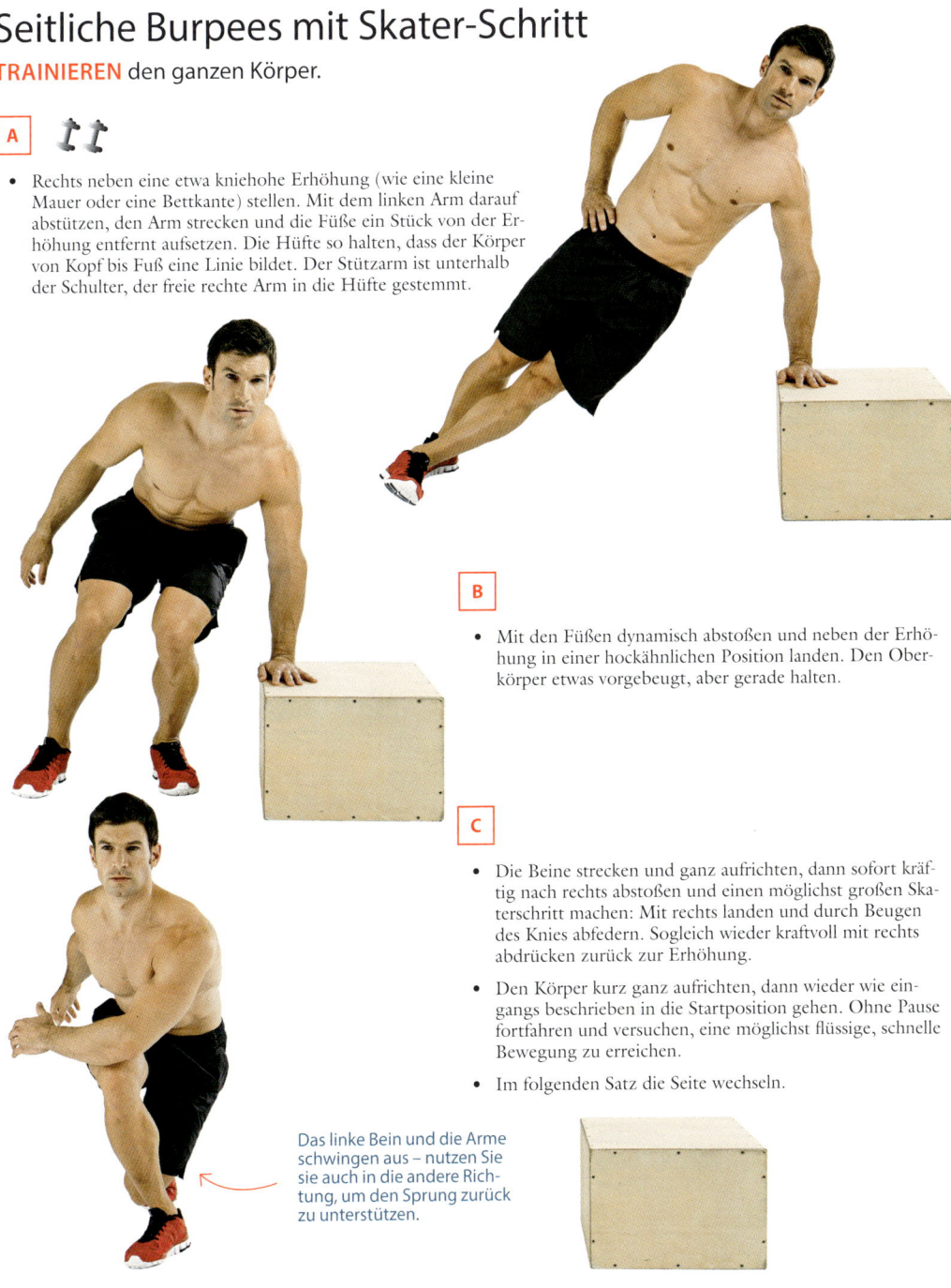

- Rechts neben eine etwa kniehohe Erhöhung (wie eine kleine Mauer oder eine Bettkante) stellen. Mit dem linken Arm darauf abstützen, den Arm strecken und die Füße ein Stück von der Erhöhung entfernt aufsetzen. Die Hüfte so halten, dass der Körper von Kopf bis Fuß eine Linie bildet. Der Stützarm ist unterhalb der Schulter, der freie rechte Arm in die Hüfte gestemmt.

B

- Mit den Füßen dynamisch abstoßen und neben der Erhöhung in einer hockähnlichen Position landen. Den Oberkörper etwas vorgebeugt, aber gerade halten.

C

- Die Beine strecken und ganz aufrichten, dann sofort kräftig nach rechts abstoßen und einen möglichst großen Skaterschritt machen: Mit rechts landen und durch Beugen des Knies abfedern. Sogleich wieder kraftvoll mit rechts abdrücken zurück zur Erhöhung.

- Den Körper kurz ganz aufrichten, dann wieder wie eingangs beschrieben in die Startposition gehen. Ohne Pause fortfahren und versuchen, eine möglichst flüssige, schnelle Bewegung zu erreichen.

- Im folgenden Satz die Seite wechseln.

Das linke Bein und die Arme schwingen aus – nutzen Sie sie auch in die andere Richtung, um den Sprung zurück zu unterstützen.

HILFE, DAS SCHAFFE ICH NICHT!
Stützen Sie sich alternativ mit beiden Armen auf der Erhöhung im Liegestütz ab. Dann wie bei den Burpees (siehe Seite 71) aufrichten, zwei kleinere Sprünge nach links und rechts machen und wieder in den Stütz gehen.

Umgekehrtes Dreiecksschulterdrücken

TRAINIERT Schultern, Trizeps, Rumpf und Brust.

A

- Vor einer etwa hüfthohen Erhöhung (zum Beispiel einem stabilen Tisch) so in einen Liegestütz gehen, dass Sie die Fußspitzen oben abstellen können. Die Hände in Richtung der Erhöhung bewegen und das Gesäß dabei immer höher schieben, bis der Oberkörper etwa senkrecht steht.

Die Hände sind deutlich weiter als schulterbreit platziert.

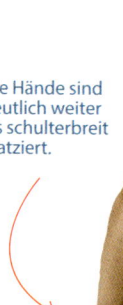

B

- Die Arme beugen, dabei den Oberkörper und den Kopf zur linken Hand schieben.

C

- Kopf und Oberkörper dicht über dem Boden zur rechten Hand bewegen. Dann wieder in die Startposition hochdrücken. In der nächsten Wiederholung die andere Richtung einschlagen, dann wechselweise fortfahren.

HILFE, DAS SCHAFFE ICH NICHT!
Setzen Sie die Hände etwas weiter von der Erhöhung entfernt auf, sodass Sie Ihren Körper nicht so steil hochdrücken und absenken müssen.

Einarmige Dips

TRAINIEREN Trizeps, Schultern und Rumpf.

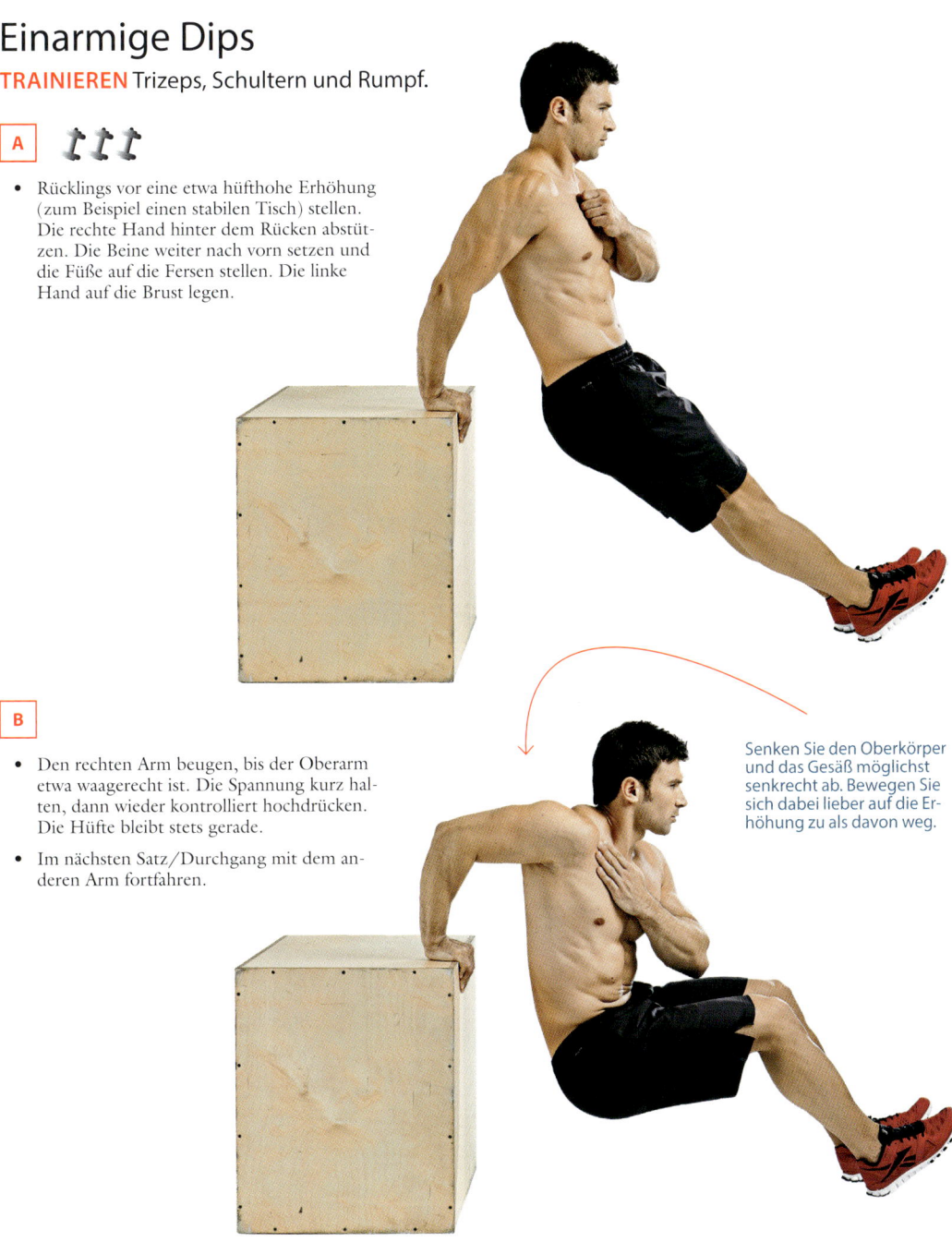

A

- Rücklings vor eine etwa hüfthohe Erhöhung (zum Beispiel einen stabilen Tisch) stellen. Die rechte Hand hinter dem Rücken abstützen. Die Beine weiter nach vorn setzen und die Füße auf die Fersen stellen. Die linke Hand auf die Brust legen.

B

- Den rechten Arm beugen, bis der Oberarm etwa waagerecht ist. Die Spannung kurz halten, dann wieder kontrolliert hochdrücken. Die Hüfte bleibt stets gerade.

- Im nächsten Satz/Durchgang mit dem anderen Arm fortfahren.

Senken Sie den Oberkörper und das Gesäß möglichst senkrecht ab. Bewegen Sie sich dabei lieber auf die Erhöhung zu als davon weg.

HILFE, DAS SCHAFFE ICH NICHT!
Stützen Sie sich mit beiden Armen auf, aber betonen Sie in jeder Wiederholung abwechselnd eine Seite. So kann der andere Arm immer ein bisschen mithelfen.

151

Explosive Step-ups

TRAINIEREN den ganzen Körper.

A

- Vor eine etwa kniehohe Erhöhung (wie eine Bank oder einen Stein) stellen und den linken Fuß daraufsetzen. Körperspannung aktivieren, dann den rechten Arm angewinkelt vorschwingen, den linken zurückstrecken.

B

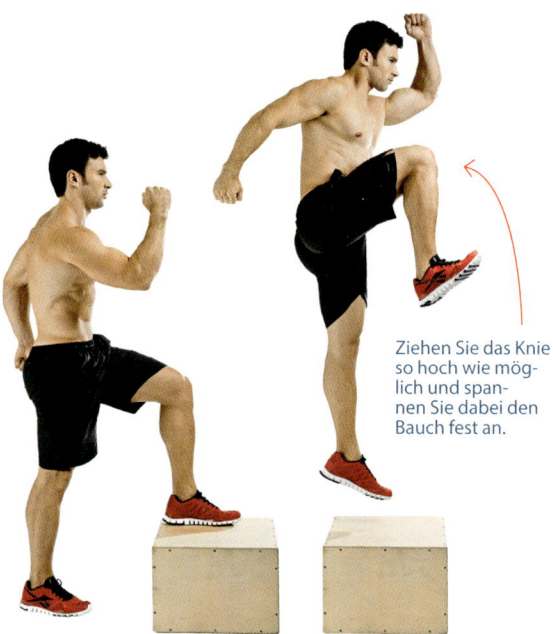

- Explosiv aus dem linken Fuß abstoßen und in die Luft springen. Das rechte Knie schwungvoll nach oben ziehen. Die Arme wechseln dynamisch mit: Der linke Arm schwingt vor, der rechte zurück.

- Wieder mit links oben landen und die Startposition einnehmen, dann sofort die nächste Wiederholung anschließen.

- Nach der halben Zeit die Seite wechseln.

Ziehen Sie das Knie so hoch wie möglich und spannen Sie dabei den Bauch fest an.

HILFE, DAS SCHAFFE ICH NICHT!
Wählen Sie eine niedrigere Erhöhung (etwa einen Bordstein) und/oder springen Sie weniger dynamisch hoch.

Einbeiniges Aufstehen

TRAINIERT Beine und Gesäß.

A

- Auf eine kniehohe, abgesicherte Erhöhung wie einen Stuhl setzen. Den Rücken gerade halten, die Arme auf Schulterhöhe und auch das rechte Bein nach vorn ausstrecken. Der linke Fuß hat direkt unterhalb des Knies vollen Bodenkontakt.

B

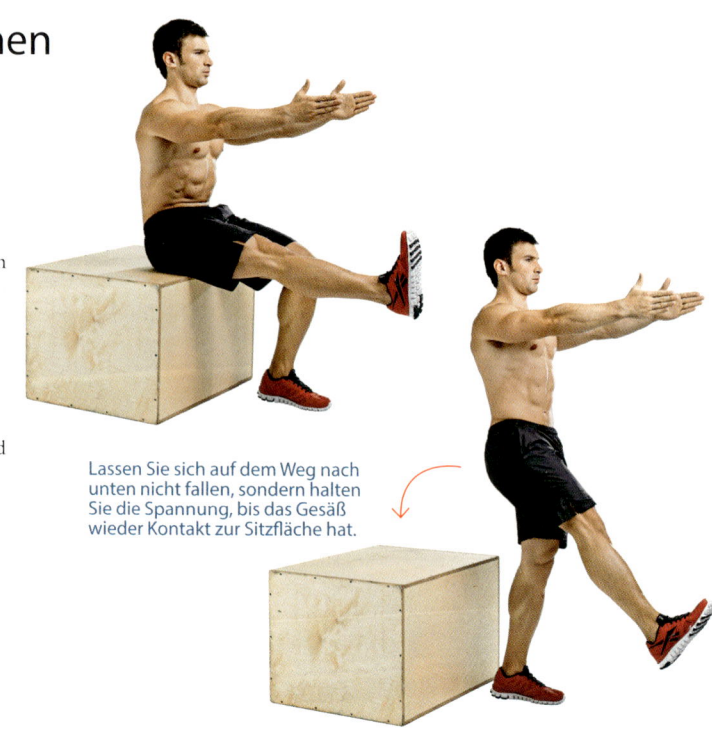

- Aus dem linken Bein hochdrücken und aufstehen, ohne das rechte Bein abzusetzen. Den Rücken weiterhin gerade und den Oberkörper aufrecht halten. Kurz stehen bleiben, dann langsam wieder hinsetzen.

- Im nächsten Satz/Durchgang Beinwechsel.

Lassen Sie sich auf dem Weg nach unten nicht fallen, sondern halten Sie die Spannung, bis das Gesäß wieder Kontakt zur Sitzfläche hat.

HEY, DAS REICHT MIR NICHT!
Setzen Sie sich einen Rucksack auf.

Ruder-Crunches im Sitzen

TRAINIEREN Bauch und Beine.

A

- Auf die Kante einer etwa
  kniehohen, stabilen Er-
  höhung setzen. Die
  Hände seitlich abstüt-
  zen, den Oberkörper ge-
  rade zurückneigen und
  die Beine geschlossen
  vorstrecken, bis sie etwa
  waagerecht stehen.

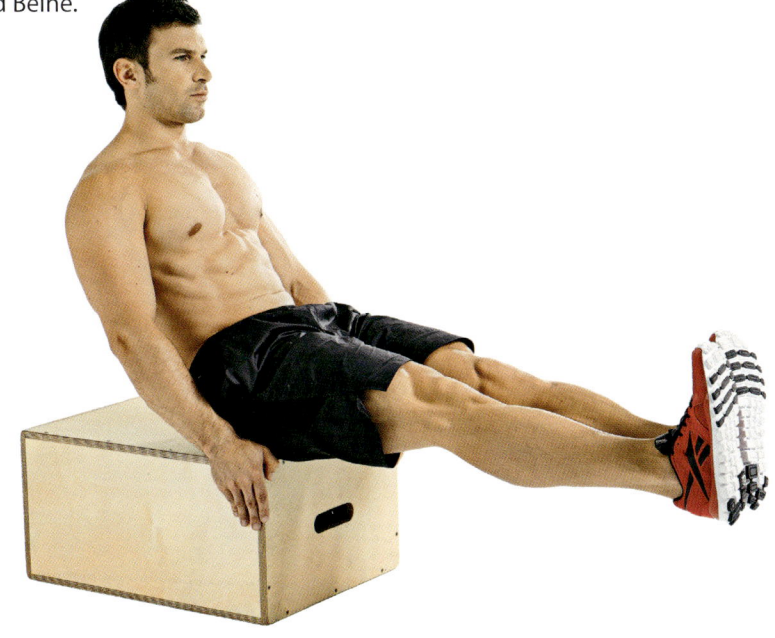

B

- Den ganzen Rumpf fest
  anspannen, dann die
  Knie zur Brust ziehen.
  Mit dem Oberkörper
  dieser Bewegung leicht
  entgegengehen, ohne
  den Rücken zu krüm-
  men. Einen Moment
  verharren, dann zurück.
  Die Beine während des
  ganzen Satzes nicht
  mehr ablegen.

Halten Sie die Knie
geschlossen, wenn
Sie sie anziehen.

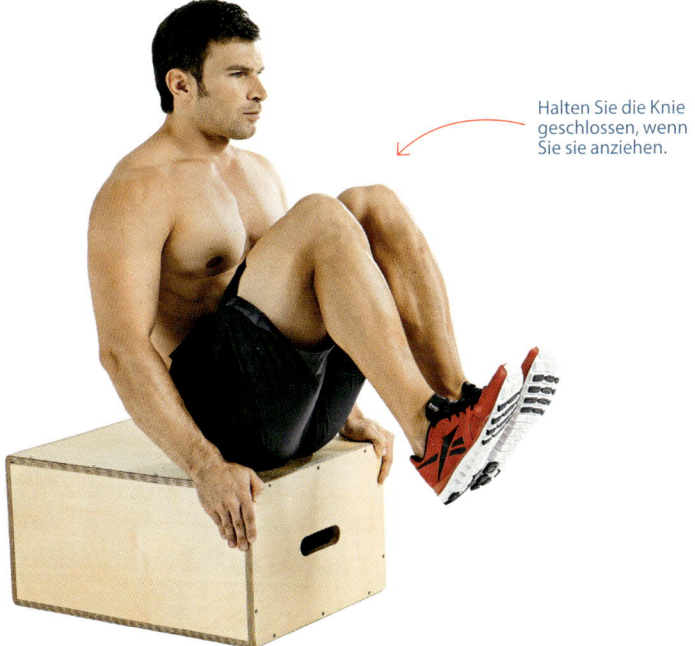

HILFE, DAS SCHAFFE ICH NICHT!
Bleiben Sie aufrechter im Oberkörper oder führen Sie die Übung auf dem
Boden sitzend aus, sodass Sie zwischendurch die Fersen absetzen können.

Die langen Sequenztrainingseinheiten

Die Grundidee dieser mindestens eine Stunde dauernden Workouts: Sie kombinieren die fettverbrennenden Vorzüge von Kraft- und Ausdauertraining in einer Einheit. Durch das wiederholte Wechseln der Beanspruchungen wird Ihr Körper permanent und immer wieder anders gefordert. Unter Abnehmaspekten wirkt das Training optimal, zudem vergeht die Zeit wie im Flug.

Zugegeben, ein richtig schweißtreibender Flug. Deshalb gilt: Wenn Sie Ihrem eigenen Plan folgen, lassen Sie am besten wenigstens einen ganzen Tag Pause zwischen zwei dieser Sequenztrainings-Workouts.

Die ersten beiden Einheiten sind grundsätzlich für jedermann geeignet und hier als einsteigertauglich gekennzeichnet. Allerdings werden insbesondere Superschwergewichte, die ganz frisch dabei sind, möglicherweise Probleme damit haben, die 60 Minuten Training überhaupt durchzuhalten. Aus diesem Grund kommen diese langen Workouts (ebenso wie die 45-Minuten-Workouts) in den Trainingsplänen ab Seite 190 auch erst nach Ablauf einiger Wochen zum Einsatz.

Wenn Sie also erstmals diese langen Workouts durchführen, dann sollten Sie zu Beginn auf Ihren Trainingsstand Rücksicht nehmen und nur so lange trainieren, wie Sie können, oder immer wieder kleine Extrapausen einlegen. Die sind erlaubt! Denn: Es ist besser, wenn Sie sich mit Zwischenpausen bewegen – als gar nicht.

Übersicht aller Sequenztrainingseinheiten

	Superschwergewichte		Schwergewichte		Halbschwergewichte	
	Einsteiger	Fortge-schrittene	Einsteiger	Fortge-schrittene	Einsteiger	Fortge-schrittene
60 Minuten Einstieg für jede Gewichtskasse, ab Seite 155	grün	grün	grün	grün	grün	grün
80 Minuten Vollgas für jede Gewichtskasse, ab Seite 161	grün	grün	grün	grün	grün	grün
60 Minuten Einstieg für Schwer- und Halbschwergewichte, ab Seite 167	rot	grün	grün	grün	grün	grün
80 Minuten Vollgas für Schwer- und Halbschwergewichte, ab Seite 173	rot	rot	rot	grün	grün	grün
60 Minuten Einstieg für Halbschwergewichte, ab Seite 179	rot	rot	rot	rot	grün	grün
90 Minuten Vollgas für Halbschwergewichte, ab Seite 184	rot	rot	rot	rot	grün	grün

Das 60-Minuten-Einstiegssequenztraining für jede Gewichtsklasse

Es ist ein kleiner Schritt für die Menschheit, aber ein großer Sprung für Sie: Hiermit absolvieren Sie Ihr erstes Sequenztraining über 60 Minuten, das Kraft- und Ausdauerelemente effektiv kombiniert. Der Countdown läuft – schießen Sie Ihre Fettdepots zum Mond!

geeignet für	Superschwergewichte	Schwergewichte	Halbschwergewichte
Einsteiger			
Fortgeschrittene			

Ausführung

- Die ersten drei Übungen direkt nacheinander für je 45 Sekunden ausführen; drei Durchgänge, zwischen den Durchgängen je 60 Sekunden aktive Pause.
- Zehn Minuten joggen, Rad fahren oder schwimmen.
- Die zweiten drei Übungen ebenfalls direkt nacheinander für je 45 Sekunden ausführen; drei Durchgänge, zwischen den Durchgän-
gen jeweils 60 Sekunden aktive Pause einlegen.
- Zehn Minuten joggen, Rad fahren oder schwimmen.
- Von jeder der sechs Übungen je einen Satz von 60 Sekunden absolvieren; zwischen den Übungen je 45 Sekunden aktive Pause.
- Zehn Minuten joggen, Rad fahren oder schwimmen.

BEWEGUNGSTEMPO		
Einsteiger	niedrige Intensität	moderates Tempo (bei den Übungen: nach Belieben zwischen 2 und 5 Sekunden je Wiederholung)
Einsteiger/Fortgeschrittene	mittlere Intensität	zügiges bis moderates Tempo (bei den Übungen: 1 bis 5 Sekunden je Wiederholung)
Fortgeschrittene	hohe Intensität	hohes Tempo (bei den Übungen: so viele Wiederholungen wie in vorgegebener Zeit möglich)

Dynamische Liegestütze mit Rausschieben des Gesäßes

TRAINIEREN den ganzen Körper.

A

- Eine saubere Liegestützposition einnehmen, dabei die Füße etwas mehr als hüftbreit auseinanderstellen. Das Gesäß nun weit nach hinten und oben schieben, bis die Arme gestreckt und die Knie etwa rechtwinklig gebeugt sind.

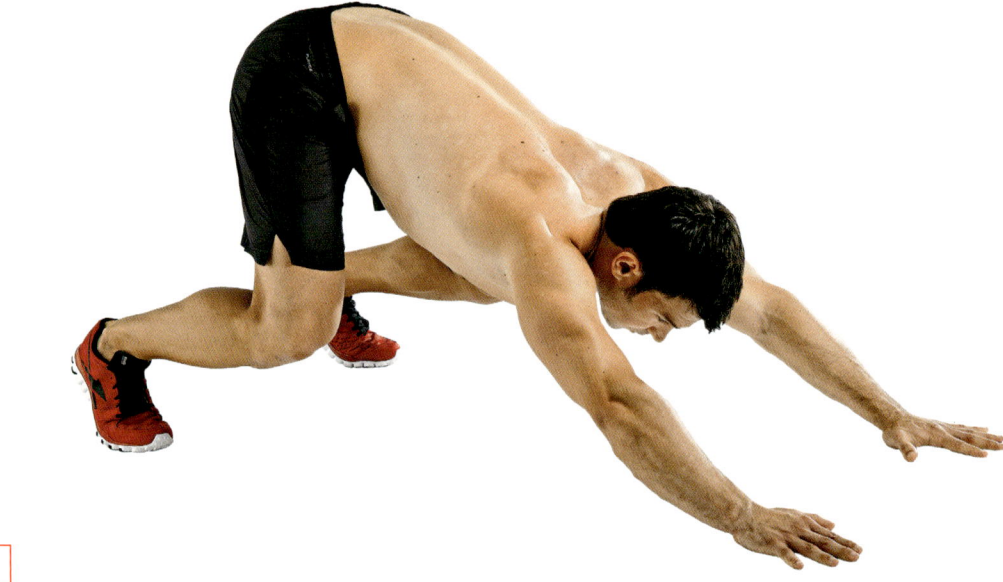

B

- Die Arme beugen, gleichzeitig den Körper zwischen den Händen hindurch nach vorn schieben, bis die Brust die Unterarme passiert hat. Der Körper ist nun knapp über dem Boden.

- Kurz halten, mit dem Gesäß voran in umgekehrter Richtung zurück.

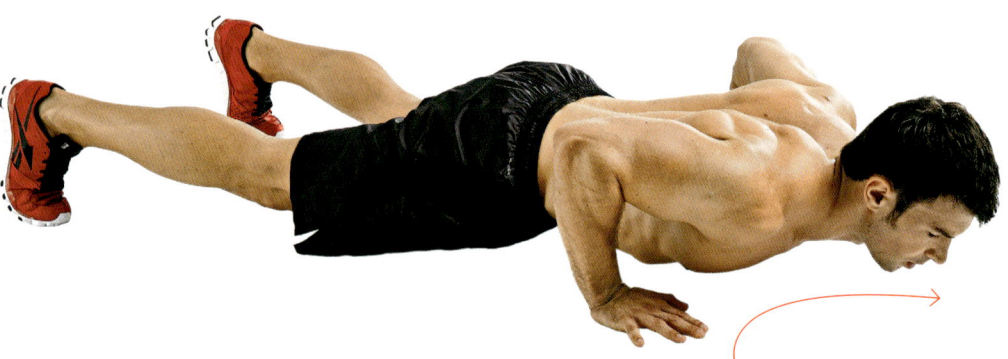

HILFE, DAS SCHAFFE ICH NICHT!
Gehen Sie auf halber Strecke auf die Knie, ehe Sie den Oberkörper ganz nach vorn schieben, und heben Sie sie auf dem Rückweg dort wieder an.

Kopf und Brust geben auf dem Weg in die Endposition die Richtung vor.

Kniestöße

TRAINIEREN Beine und Gesäß.

A

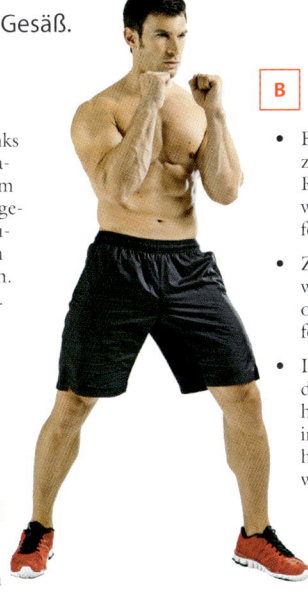

- Aufrecht hinstellen, mit links einen Schritt nach vorn machen. Der rechte Fuß ist um etwa 45 Grad nach außen gedreht. Locker die Knie beugen, die Hände zu Fäusten geballt vor der Brust halten. Rumpfspannung aufbauen.

B

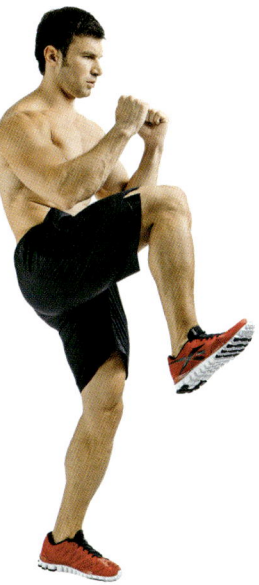

- Explosiv das rechte Knie zur Brust ziehen. Der Rumpf dreht dabei ein wenig mit, der Bauch ist fest angespannt.

- Zügig den rechten Fuß wieder absetzen, dann ohne Pause dynamisch fortfahren.

- Im nächsten Satz kommt das linke Knie an die Reihe. Bei ungerader Satzzahl im letzten Satz nach der halben Zeit die Seite wechseln.

HEY, DAS REICHT MIR NICHT!
Nachdem Sie das Knie wuchtig angezogen haben, kicken Sie in höchster Position den Fuß nach vorn, bis das Bein gestreckt ist.

Richten Sie den Körper in Richtung des vorderen Fußes aus.

Hohe Brücke mit Beinstrecken

TRAINIERT den ganzen Körper.

Ausführung

- Hinsetzen, den geraden Oberkörper leicht zurückneigen und die Hände schulterbreit hinter dem Gesäß platzieren. Die Knie etwas anziehen und die Füße hüftbreit aufstellen.

- Aus Füßen und Händen hochdrücken und die Hüfte strecken, bis Rumpf und Oberschenkel eine Linie bilden.

- Das rechte Bein in der Verlängerung zum Rumpf strecken. Kurz halten, dann den Fuß abstellen und das linke Bein strecken. In der Folge wechselseitig wiederholen. Das Gesäß während des Satzes nicht mehr absenken.

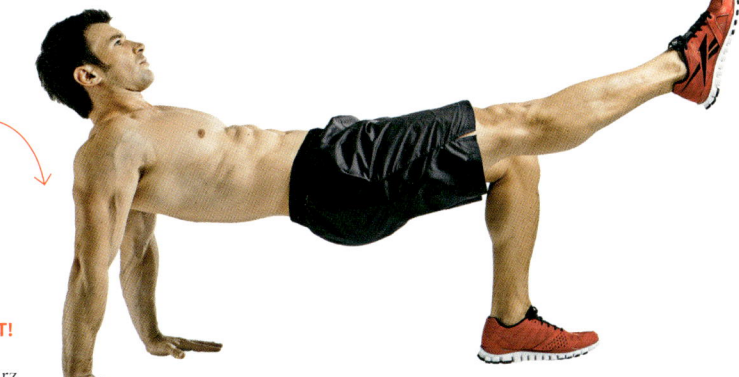

Die Arme sind senkrecht unter den Schultern, der Unterschenkel des Standbeins ist ebenfalls senkrecht ausgerichtet.

HILFE, DAS SCHAFFE ICH NICHT!
Lassen Sie das Beinstrecken weg oder setzen Sie zwischendurch kurz das Gesäß ab.

Strecksprünge

TRAINIEREN den ganzen Körper.

 A

B

- Schulterbreit hinstellen, das Gesäß zurückschieben und die Knie beugen. Dabei den Oberkörper gerade vorbeugen und die gestreckten Arme nach hinten führen.

- Explosiv abdrücken und so hoch wie möglich springen (Hinweis für Superschwergewichte: Wer richtig viel Übergewicht hat, sollte zumindest zu Beginn besser nur moderat springen, um die Gelenke zu schonen). Die Arme dabei dynamisch über den Kopf reißen. Weich landen und durch Beugen der Knie und Rausschieben des Gesäßes abfedern. Kurz die Haltung überprüfen, dann erneut hochspringen.

HILFE, DAS SCHAFFE ICH NICHT!
Wie bei allen Sprüngen können Sie mittels der Dynamik die Intensität steuern. Es sollten aber – abgesehen vielleicht von manchen Superschwergewichten – nicht nur kleine Hopser dabei rauskommen.

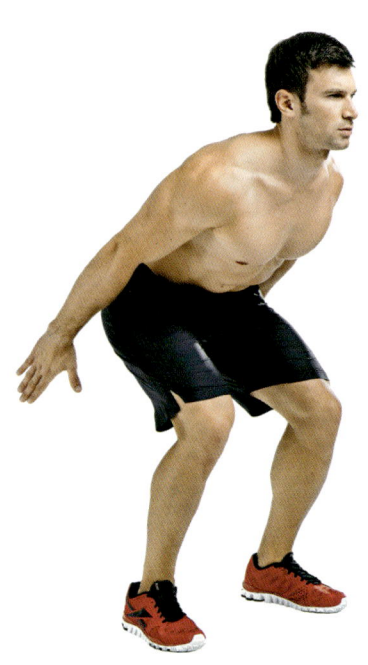

Machen Sie Ihren Körper in der Luft so lang es geht.

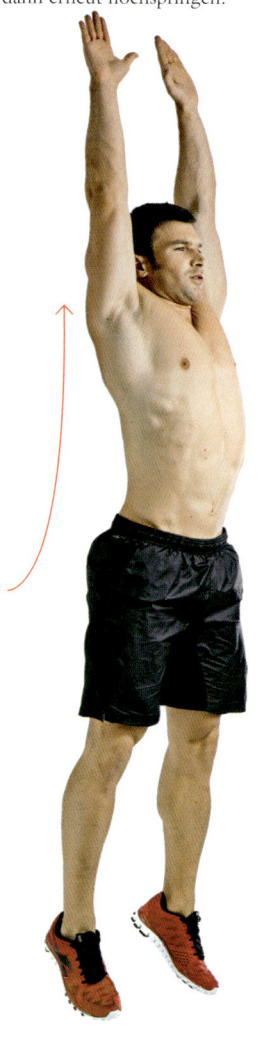

Crunches im Stehen

TRAINIEREN Rumpf und Beine.

- Schulterbreit hinstellen, Rumpfspannung aufbauen und die Finger locker an den Hinterkopf legen.

- Das linke Knie dynamisch hochziehen, bis der Oberschenkel wenigstens waagerecht ist. Gleichzeitig den Oberkörper nach links drehen, bis Sie mit dem rechten Ellenbogen das Knie (fast) berühren.
- Zurück in die Startposition, dann sofort mit dem rechten Knie wiederholen und in der Folge zügig wechselweise fortfahren.

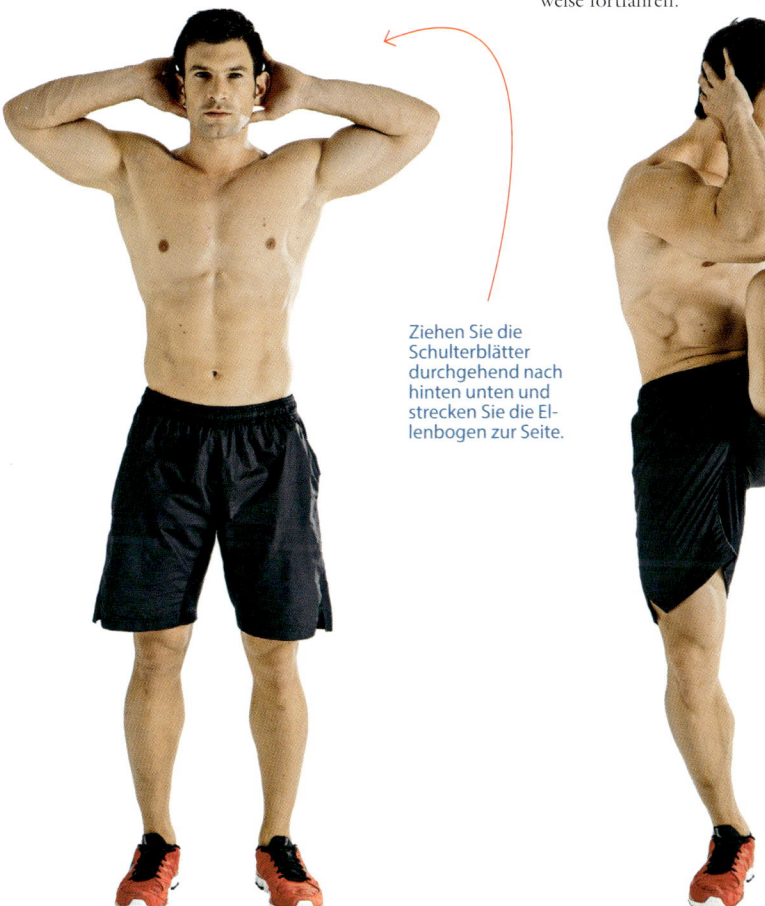

Ziehen Sie die Schulterblätter durchgehend nach hinten unten und strecken Sie die Ellenbogen zur Seite.

HEY, DAS REICHT MIR NICHT!
Strecken Sie bei etwas vorgeneigtem, geradem Oberkörper das linke Bein nach hinten und den rechten Arm nach vorn oben aus. Dann führen Sie Knie und Ellenbogen vor dem Körper zusammen, strecken sich wieder und so weiter. Das freie Bein nicht mehr absetzen – und den Seitenwechsel im nächsten Satz nicht vergessen.

HILFE, DAS SCHAFFE ICH NICHT!
Halten Sie alternativ die Hände vor der Brust und neigen Sie den Oberkörper nur leicht dem hochschnellenden Knie frontal entgegen.

Brustrotationen

TRAINIEREN Brust, Rumpf und Rücken.

A

- In den Vierfüßlerstand gehen: Die Knie etwa unterhalb der Hüfte aufsetzen, die Arme sind senkrecht unterhalb der Schultern. Den Oberkörper gerade halten und die rechte Hand locker auf den Hinterkopf legen.

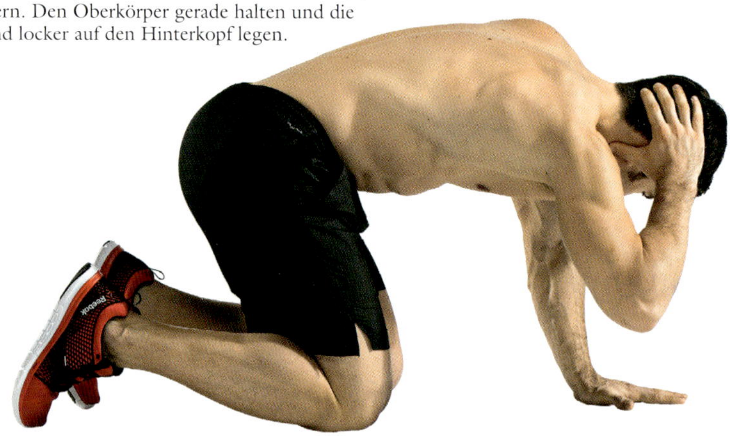

Ziehen und schieben Sie nicht am Kopf – der bleibt in der Verlängerung zur Wirbelsäule.

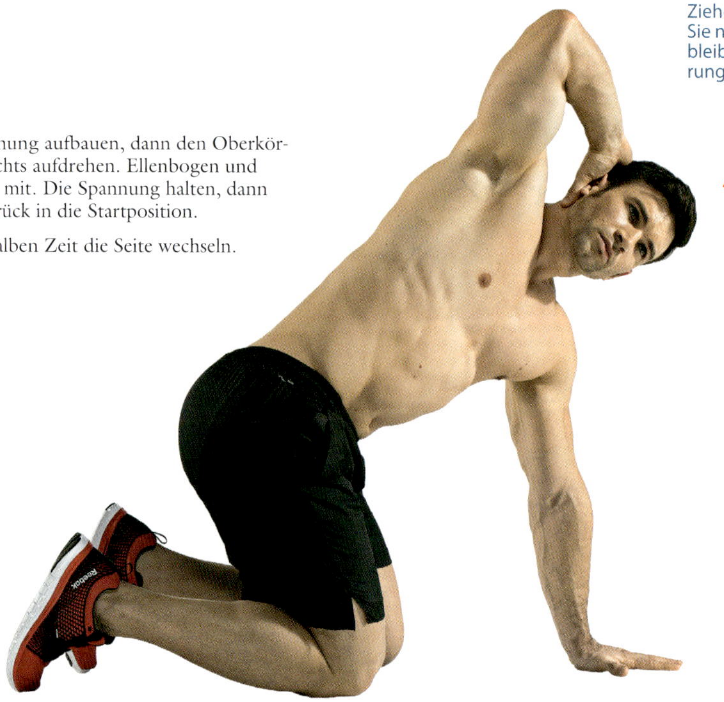

B

- Rumpfspannung aufbauen, dann den Oberkörper nach rechts aufdrehen. Ellenbogen und Kopf gehen mit. Die Spannung halten, dann langsam zurück in die Startposition.
- Nach der halben Zeit die Seite wechseln.

HEY, DAS REICHT MIR NICHT!
Wenn diese Übung zu leicht für Sie ist, führen Sie das Rumpfaufdrehen wie auf Seite 96 beschrieben aus.

Das 80-Minuten-Vollgas-Sequenztraining für jede Gewichtsklasse

In Ihren lästigen Speckmantel schlägt diese 80-Minuten-Einheit ein wie eine Rakete: willkommen zu einem wahrlich atemberaubenden

Fettverbrennungsfeuerwerk vom Feinsten! Und Spaß macht's auch noch – großes Abspecker-Ehrenwort!

geeignet für	Superschwergewichte	Schwergewichte	Halbschwergewichte
Einsteiger			
Fortgeschrittene			

Ausführung

- Die ersten beiden Übungen direkt nacheinander für je 60 Sekunden ausführen; drei Durchgänge, zwischen den Durchgängen je 60 Sekunden aktive Pause.
- Zwölf Minuten joggen, Rad fahren oder schwimmen.
- Die zweiten zwei Übungen direkt nacheinander für je 60 Sekunden ausführen; drei Durchgänge, zwischen den Durchgängen je 60 Sekunden aktive Pause.
- Zwölf Minuten joggen, Rad fahren oder schwimmen.

- Die letzten zwei Übungen direkt nacheinander für je 60 Sekunden ausführen; drei Durchgänge, zwischen den Durchgängen je 60 Sekunden aktive Pause.
- Zwölf Minuten joggen, Rad fahren oder schwimmen.
- Von allen sechs Übungen je einen Satz von 60 Sekunden Dauer absolvieren; zwischen den Sätzen jeweils 30 Sekunden Pause einlegen.
- Zwölf Minuten joggen, Rad fahren oder schwimmen.

BEWEGUNGSTEMPO		
Einsteiger	niedrige Intensität	Moderates Tempo (bei den Übungen: nach Belieben zwischen 2 und 5 Sekunden je Wiederholung), Ausnahme Übung 5 (einbeinige Brücke): nach Anleitung durchführen
Einsteiger/Fortgeschrittene	mittlere Intensität	zügiges bis moderates Tempo (bei den Übungen: 1 bis 5 Sekunden je Wiederholung), Ausnahme Übung 5 (einbeinige Brücke): nach Anleitung durchführen
Fortgeschrittene	hohe Intensität	hohes Tempo (bei den Übungen: so viele Wiederholungen wie in vorgegebener Zeit möglich), Ausnahme Übung 5 (einbeinige Brücke): nach Anleitung durchführen

Kniebeuge-Kniehebe-Kombinationen

TRAINIEREN Beine und Gesäß.

A

- Hüftbreit hinstellen, dann das Gesäß nach hinten schieben und die Knie beugen, bis die Oberschenkel etwa waagerecht sind. Den Oberkörper mit geradem Rücken vorbeugen und die Hände bei gestreckten Armen nach vorn wegdrücken.

B

- Energisch aufrichten und aus der Aufwärtsbewegung das linke Knie nach oben ziehen, bis der Oberschenkel etwa waagerecht in der Luft ist. Die Arme bleiben immer in Position.

- Wieder hüftbreit aufsetzen und in einer fließenden Bewegung sofort zurück in die gehockte Startposition. Ohne Pause die nächste Wiederholung anschließen – diesmal mit dem rechten Knie. Danach wechselseitig fortfahren.

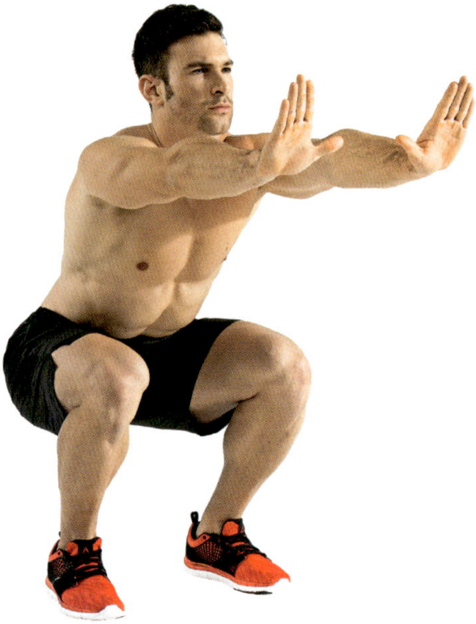

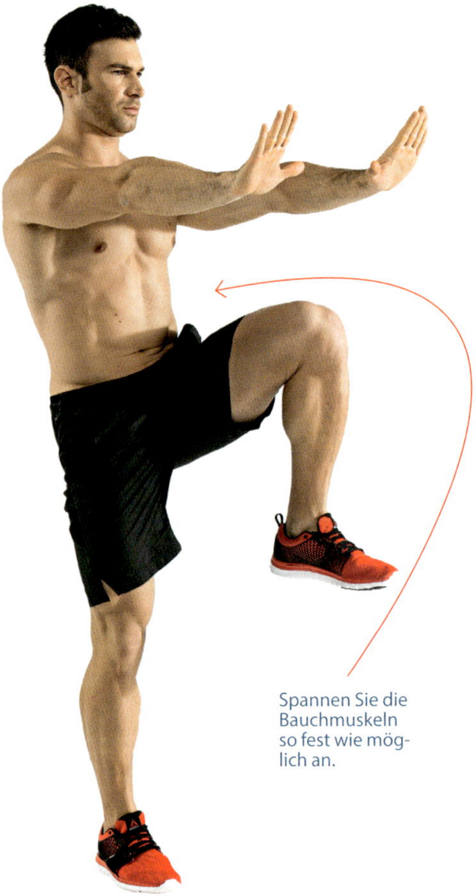

Spannen Sie die Bauchmuskeln so fest wie möglich an.

HILFE, DAS SCHAFFE ICH NICHT!
Ziehen Sie das Knie nur leicht an.

HEY, DAS REICHT MIR NICHT!
Machen Sie zusätzlich einen kleinen Hopser auf dem Standbein.

Liegestütz mit beidseitigem Aufdrehen

TRAINIEREN Brust, Rumpf und Schultern.

A

- In eine saubere Liegestützposition gehen: Die Arme sind unterhalb der Schultern, der ganze Körper ist von Kopf bis Fuß in einer geraden Linie ausgerichtet.

B

- Das Gewicht etwas nach links verlagern, dann den Oberkörper nach rechts aufdrehen und den rechten Arm hochstrecken. Das gestreckte linke Bein unter dem rechten hindurch nach vorn schieben.

- Zügig zurück in die Stützposition, dann sofort zur anderen Seite drehen. Wechselweise fortfahren.

Halten Sie auch in der Schwungphase die Hüfte immer hoch – das Becken darf nicht durchsacken.

HILFE, DAS SCHAFFE ICH NICHT!

Nutzen Sie als Grundposition nicht den gestreckten Liegestütz, sondern halten Sie die stützenden Beine immer ein wenig gebeugt – dazu in der Startposition einfach die Füße etwas näher zu den Händen bewegen. So müssen Sie beim Hindurchschieben des Beins nicht die volle Körperstreckung halten.

Die Sequenztrainingseinheiten

Ausfallschritte über Kreuz

TRAINIEREN Beine, Gesäß und Rumpf.

Der Oberkörper bleibt aufrecht und nach vorn ausgerichtet.

A

- Hüftbreit hinstellen, die Hände zu Fäusten geballt vor der Brust halten.
- Mit dem linken Bein einen diagonalen Ausfallschritt nach hinten rechts machen. Das Gesäß etwas zurückschieben, beide Knie beugen und den geraden Oberkörper ein Stück nach vorn neigen. Die Knie zeigen in die Richtung des entsprechenden Fußes.

HILFE, DAS SCHAFFE ICH NICHT!
Beschreiben Sie einen kleineren Bogen mit dem Bein und setzen Sie es nicht so weit außen auf.

B

- Rumpfspannung aufbauen, dann mit links wieder abstoßen, das linke Bein vor dem Körper nach rechts führen und den Fuß rechts vom linken Knie aufsetzen. Diese zur Startposition spiegelverkehrte Position kurz halten, dann auf dem gleichen Weg zurück.
- Ohne Pause fortfahren, im nächsten Durchgang dann die Beine wechseln. Bei ungerader Satzzahl im letzten Satz nach der Hälfte der Zeit die Seite wechseln.

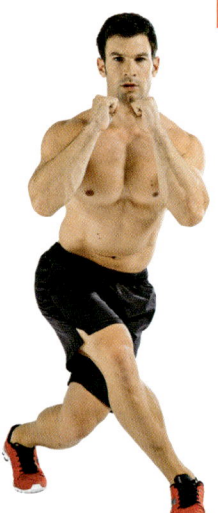

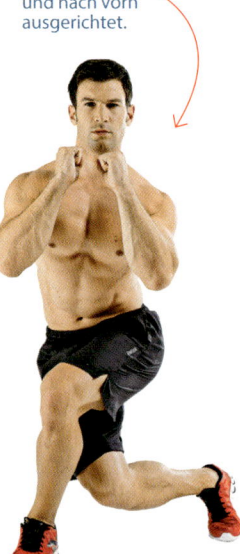

Einbeinige Brücke

TRAINIERT den ganzen Körper.

Ausführung

- Auf den Rücken legen, dann auf den Unterarmen abstützen, sodass die Oberarme senkrecht unter den Schultern stehen. Die Knie etwas beugen und die Fersen aufstellen.
- Nun das Gesäß anheben, dazu das linke Bein strecken. Die Position für etwa fünf Sekunden halten. Dann den Fuß wieder absetzen und das rechte Bein anheben. Im Wechsel fortfahren und das Gesäß möglichst nicht absetzen.

Spannen Sie die Rumpfmuskulatur an, so fest es geht.

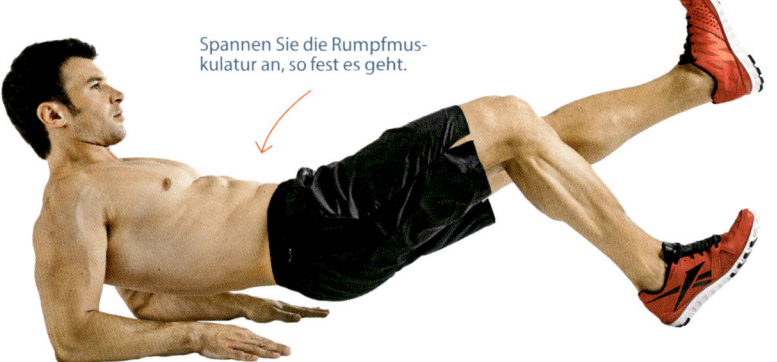

HILFE, DAS SCHAFFE ICH NICHT!
Halten Sie die jeweilige Position nur so lange es geht oder lassen Sie immer beide Fersen auf dem Boden.

Beidbeinige Liegestützsprünge

TRAINIEREN den ganzen Körper.

A

- In eine saubere Liegestützposition gehen: Der ganze Körper ist vom Scheitel bis zu den Sohlen auf einer geraden Linie ausgerichtet, die Arme sind senkrecht unter den Schultern.

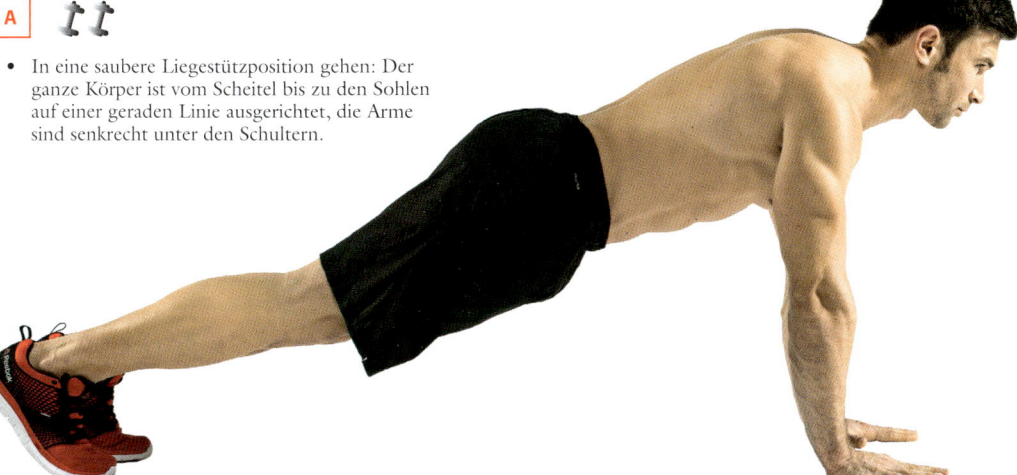

B

- Körperspannung aufbauen, dann beidbeinig abdrücken, die Knie anziehen und im Vierfüßlerstand landen.
- Sofort zurückspringen, gleich die nächste Wiederholung anschließen und zügig weitermachen.

Halten Sie das Gesäß durchgehend oben in Position.

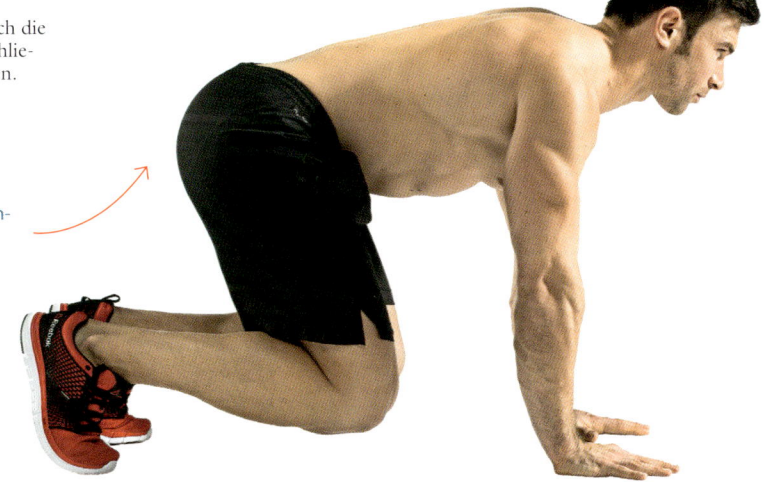

HILFE, DAS SCHAFFE ICH NICHT!
Ziehen Sie die Knie nicht ganz so weit in Richtung Brust, sondern fangen Sie erst einmal mit kleinen Hopsern an, die Sie nach und nach vergrößern.

Die Sequenztrainingseinheiten

Beinkreisen

TRAINIERT den Rumpf, vor allem den Bauch.

A

- Hinlegen, dann die Ellenbogen unterhalb der Schultern aufstützen. Die Beine gestreckt über dem Boden halten und während des Satzes nicht mehr ablegen. Rumpfspannung aufbauen.

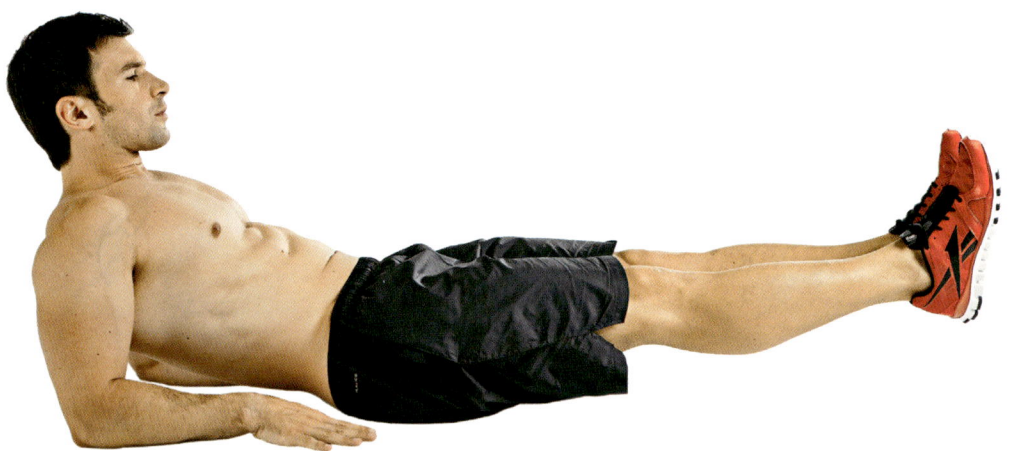

B

- Die Beine in wechselnd großen Kreisen durch die Luft bewegen. Hin und wieder auch die Richtung ändern. Den Oberkörper und das Becken möglichst ruhig halten, zur Unterstützung die Hände unter das Gesäß schieben.

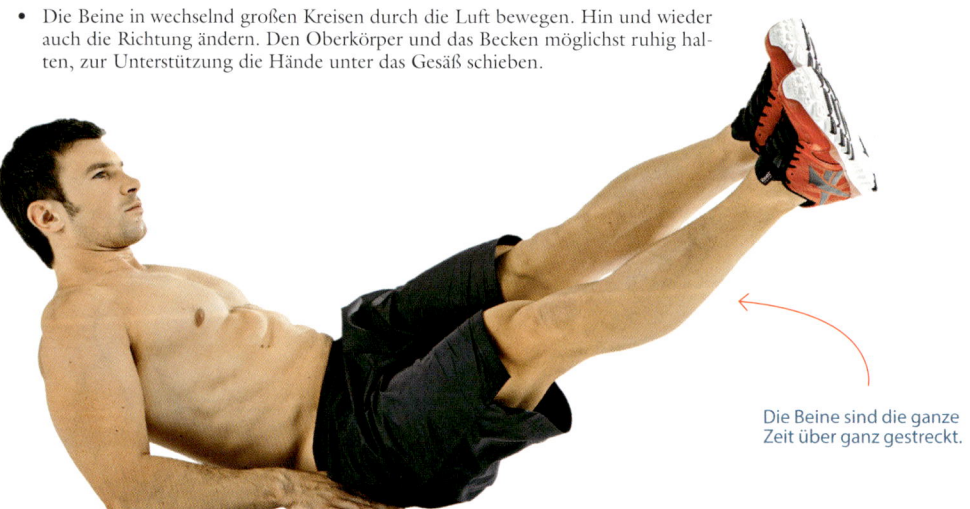

Die Beine sind die ganze Zeit über ganz gestreckt.

HILFE, DAS SCHAFFE ICH NICHT!
Beugen Sie die Beine ein wenig und/oder setzen Sie sie zwischendurch kurz ab.

HEY, DAS REICHT MIR NICHT!
Klemmen Sie ein Handtuch zwischen Ihre Füße, das dann während des Satzes nicht runterfallen darf.

Das 60-Minuten-Einstiegssequenztraining für Schwer- und Halbschwergewichte

Das Wochenende hat 48 Stunden: Wenn Sie nur eine davon mit diesem Sequenzprogramm verbringen, sind Sie schon voll auf Abnehm-kurs. Und die restlichen 47 Stunden nutzen Sie dann einfach dafür, um sich auf die Einheiten der nächsten Woche zu freuen.

geeignet für	Superschwergewichte	Schwergewichte	Halbschwergewichte
Einsteiger			
Fortgeschrittene			

Ausführung

- Die ersten beiden Übungen direkt nacheinander für je 60 Sekunden ausführen; drei Durchgänge, zwischen den Durchgängen je 45 Sekunden aktive Pause.
- Zehn Minuten joggen, Rad fahren oder schwimmen.
- Die zweiten zwei Übungen direkt nacheinander für je 60 Sekunden ausführen; drei Durchgänge, dazwischen je 45 Sekunden aktive Pause.
- Zwölf Minuten joggen, Rad fahren oder schwimmen.
- Die letzten zwei Übungen direkt nacheinander für je 60 Sekunden ausführen; drei Durchgänge, zwischen den Durchgängen je 45 Sekunden aktive Pause.
- 15 Minuten joggen, Rad fahren oder schwimmen.

BEWEGUNGSTEMPO		
Einsteiger	niedrige Intensität	moderates Tempo (bei den Übungen: nach Belieben zwischen 2 und 5 Sekunden je Wiederholung,) Ausnahme Übung 6 (Stützgang): zügig bewegen
Einsteiger/Fortgeschrittene	mittlere Intensität	zügiges bis moderates Tempo (bei den Übungen: 1 bis 5 Sekunden je Wiederholung)
Fortgeschrittene	hohe Intensität	hohes Tempo (bei den Übungen: so viele Wiederholungen wie in vorgegebener Zeit möglich)

Ausfallschritt-Wechselsprünge

TRAINIEREN Beine und Gesäß.

A

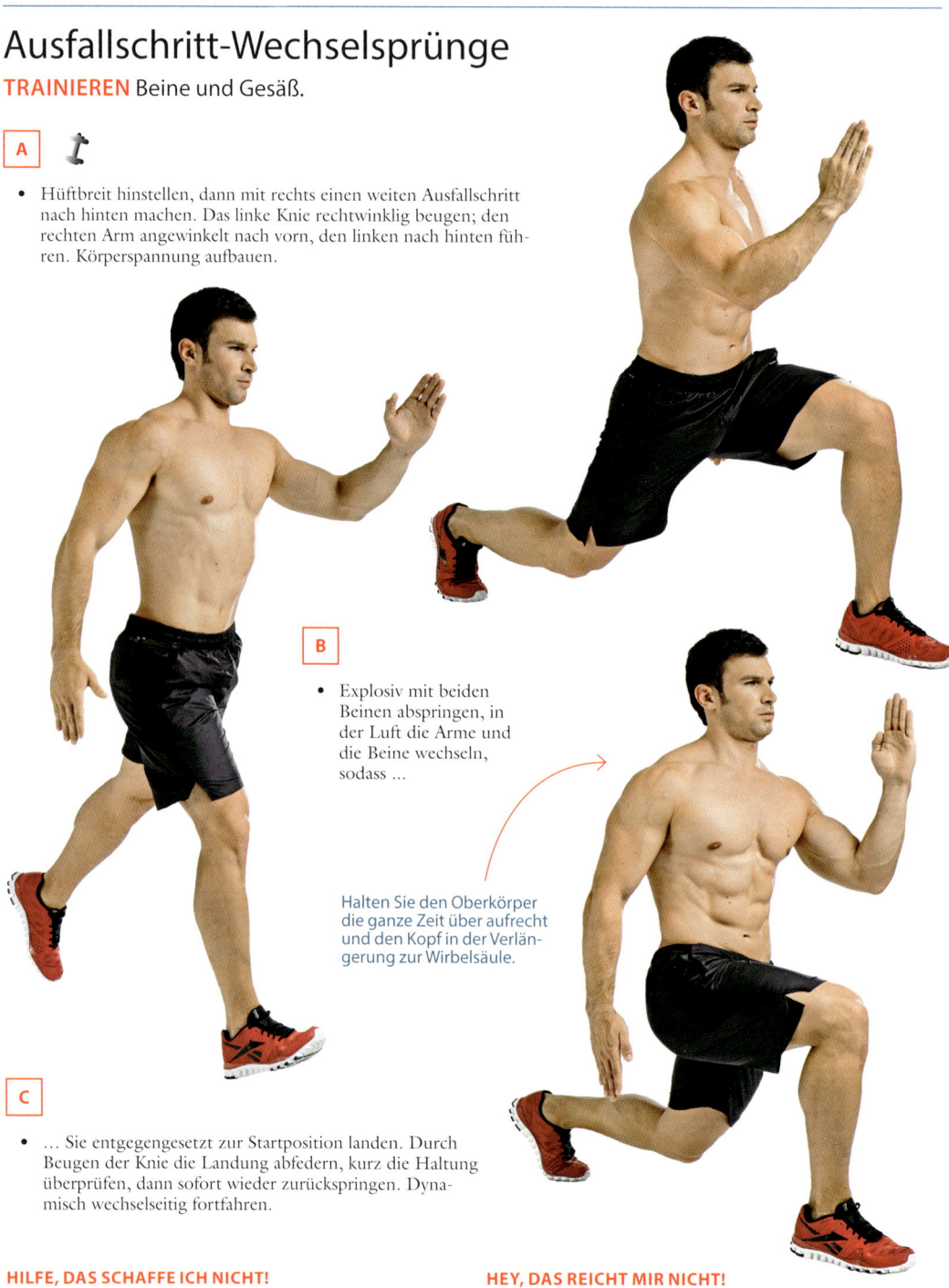

- Hüftbreit hinstellen, dann mit rechts einen weiten Ausfallschritt nach hinten machen. Das linke Knie rechtwinklig beugen; den rechten Arm angewinkelt nach vorn, den linken nach hinten führen. Körperspannung aufbauen.

B

- Explosiv mit beiden Beinen abspringen, in der Luft die Arme und die Beine wechseln, sodass ...

Halten Sie den Oberkörper die ganze Zeit über aufrecht und den Kopf in der Verlängerung zur Wirbelsäule.

C

- ... Sie entgegengesetzt zur Startposition landen. Durch Beugen der Knie die Landung abfedern, kurz die Haltung überprüfen, dann sofort wieder zurückspringen. Dynamisch wechselseitig fortfahren.

HILFE, DAS SCHAFFE ICH NICHT!
Machen Sie kleinere Ausfallschritte und/oder springen Sie nicht ganz so schwungvoll.

HEY, DAS REICHT MIR NICHT!
Halten Sie während der gesamten Übung ein Handtuch mit gestreckten Armen hoch über dem Kopf unter Spannung.

Gerade Crunches

TRAINIEREN den Bauch.

A

- Rücklings hinlegen und die Finger locker an den Hinterkopf legen. Die Knie anziehen und die Füße aufstellen. Rumpfspannung aufbauen und den Kopf vom Boden lösen.

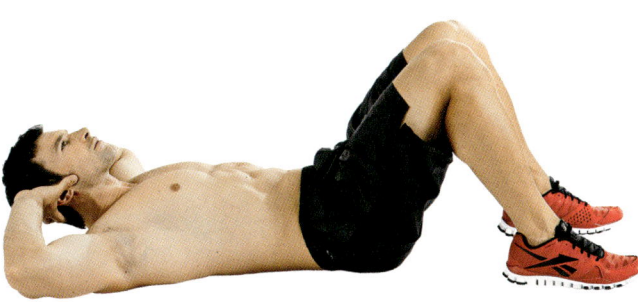

Ziehen Sie die Schulterblätter durchgehend zusammen und drücken Sie gleichzeitig die Ellenbogen nach hinten.

B

- Aus dem Bauch heraus den Rumpf beugen, dabei den oberen Rücken vom Boden abheben. Nicht mit den Händen am Kopf ziehen. Am höchsten Punkt kurz verharren, dann langsam wieder zurück, ohne die Schulterpartie ganz abzulegen. Sofort zur nächsten Wiederholung ansetzen.

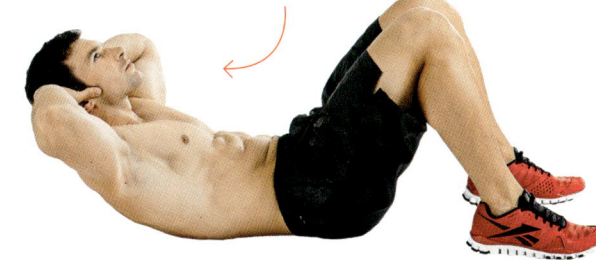

HEY, DAS REICHT MIR NICHT!
Halten Sie die ganze Zeit über die Beine gestreckt knapp über dem Boden.

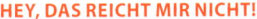

Kugelstoß-Bewegungen

TRAINIEREN den ganzen Körper.

A

- Hüftbreit hinstellen, dann mit links einen Ausfallschritt machen. In die Knie gehen, bis der linke Oberschenkel etwa waagerecht ist, dabei den Oberkörper mit geradem Rücken vorbeugen. Die rechte Ferse vom Boden lösen.

- Den rechten Arm auf Schulterhöhe nach vorn strecken, den linken anwinkeln und die Faust wie die Kugel eines Kugelstoßers über der linken Brust halten.

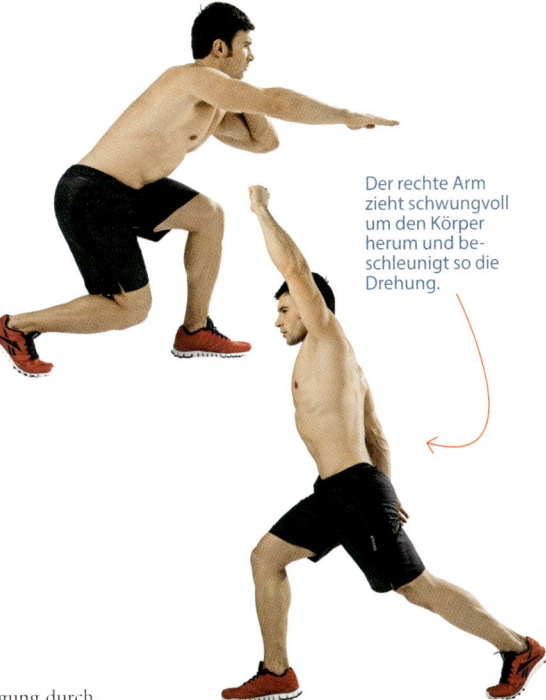

Der rechte Arm zieht schwungvoll um den Körper herum und beschleunigt so die Drehung.

B

- Körperspannung aufbauen, dann explosiv den Körper um etwa 180 Grad nach rechts drehen. Dabei die linke Faust wuchtig in den Himmel stoßen.

- Die Endspannung kurz halten, dann kontrolliert zurück und sofort die nächste Wiederholung starten.

- Im nächsten Satz kommt die andere Seite an die Reihe. Bei ungerader Satzzahl im letzten Satz nach der halben Zeit wechseln.

HILFE, DAS SCHAFFE ICH NICHT!
Führen Sie die explosive Drehung erst einmal ohne Armbewegung durch.

Die Sequenztrainingseinheiten

Stoßdämpfer-Bewegungen

TRAINIEREN den ganzen Körper.

A

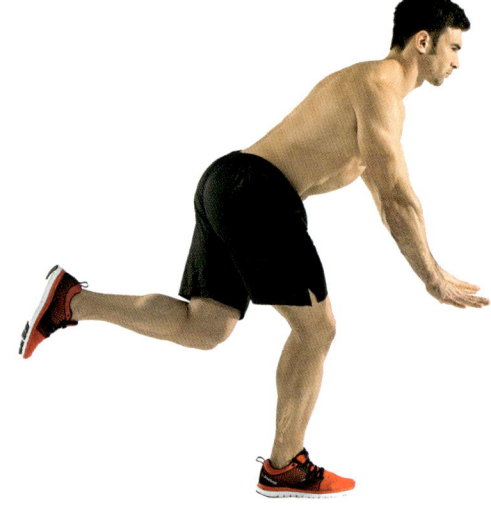

- Hüftbreit hinstellen, dann das linke Bein angewinkelt nach hinten strecken. Das rechte Bein beugen, den Oberkörper mit geradem Rücken etwas vorneigen. Die Hände bei minimal gebeugten Armen vor dem Körper zum Boden hin ausrichten.

Das angewinkelte Bein bleibt immer in der gleichen Ausrichtung gegenüber dem Oberkörper.

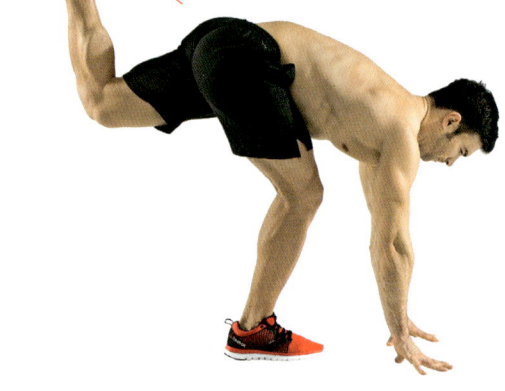

B

- Körperspannung aufbauen, dann den Oberkörper nach vorn kippen lassen. Das Standbein dabei etwas weiter beugen und mit den Händen die Bewegung abfangen. Nicht innehalten, sondern gleich …

C

- … wieder nach oben abdrücken, zurück in die Startposition. Sofort die nächste Wiederholung anschließen. Den Rücken dabei stets gerade halten.

- Im nächsten Satz auf das andere Standbein stellen. Bei ungerader Satzzahl im letzten Durchgang nach der halben Zeit die Seite wechseln.

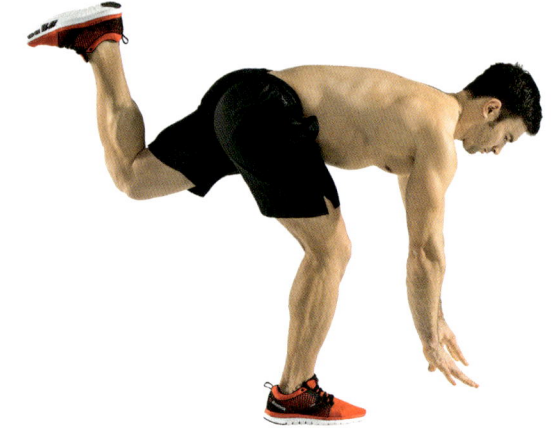

HILFE, DAS SCHAFFE ICH NICHT!
Tippen Sie mit den Zehen des freien Fußes in Position A kurz unterstützend auf und/oder suchen Sie sich eine kleine Erhöhung wie eine Treppenstufe, die Sie mit den Händen erreichen müssen.

Klassische Liegestütze

TRAINIEREN Brust, Schultern und Trizeps.

A

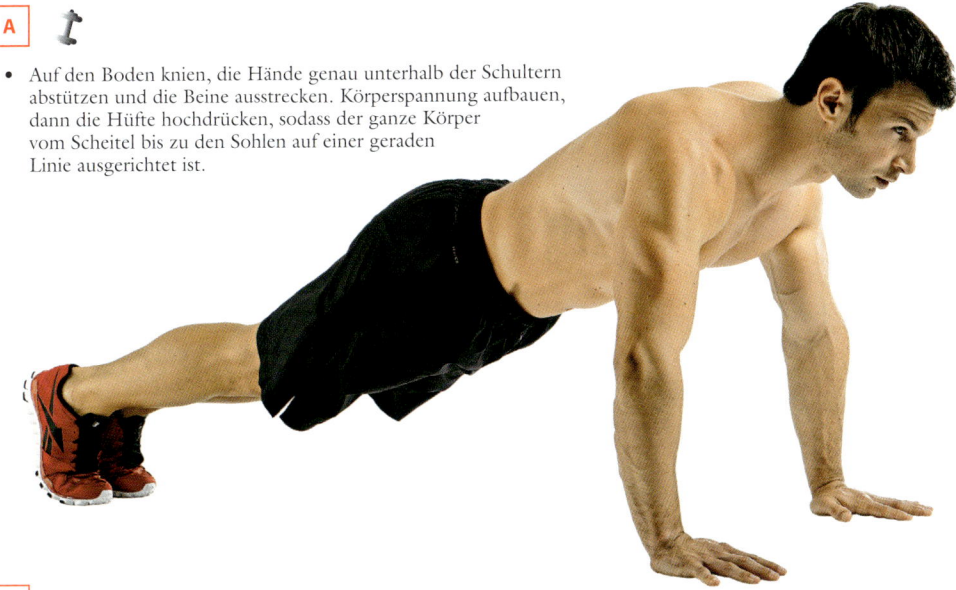

- Auf den Boden knien, die Hände genau unterhalb der Schultern abstützen und die Beine ausstrecken. Körperspannung aufbauen, dann die Hüfte hochdrücken, sodass der ganze Körper vom Scheitel bis zu den Sohlen auf einer geraden Linie ausgerichtet ist.

B

- Den Körper absenken, indem Sie die Arme beugen, bis die Brust knapp über dem Boden ist. Die tiefe Position kurz halten, dann kraftvoll in die Ausgangsposition hochdrücken, ohne dass das Becken durchsackt.

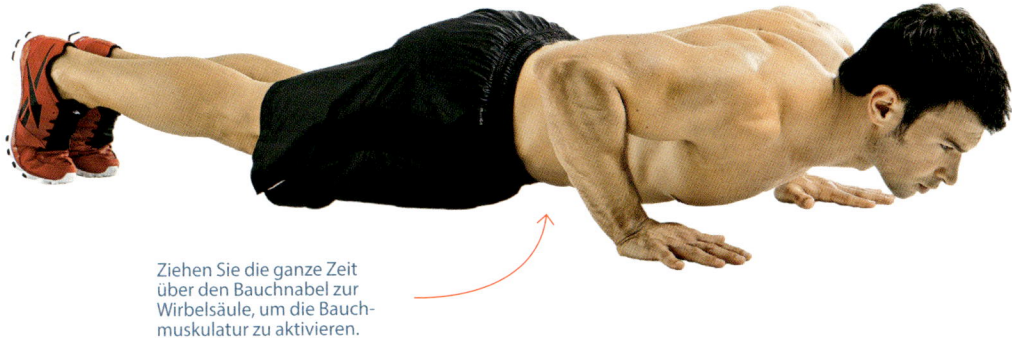

Ziehen Sie die ganze Zeit über den Bauchnabel zur Wirbelsäule, um die Bauchmuskulatur zu aktivieren.

HILFE, DAS SCHAFFE ICH NICHT!
Führen Sie die Übung von Beginn an oder ab dem Moment, wenn Sie nicht mehr anders können, im Knien aus.

HEY, DAS REICHT MIR NICHT!
Führen Sie die Übung extrem langsam aus, sodass Sie möglichst wenig Wiederholungen im Satz schaffen. Sie werden sich wundern, wie (an)spannend das sein wird.

Rückwärtiger Stützgang

TRAINIERT den ganzen Körper.

A

- Auf den Boden setzen, den geraden Oberkörper leicht zurückneigen und die Hände schulterbreit aufsetzen. Die Knie anziehen und die Füße aufstellen.

- Das Gesäß anheben, dann mit rechts einen Schritt nach vorn machen.

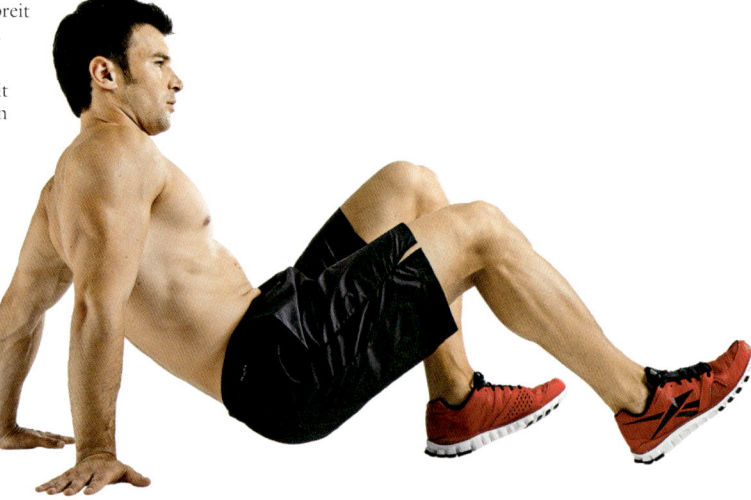

B

- Sogleich die Hände und den linken Fuß nachziehen und in der Folge auf diese Weise in alle Richtungen (auch seitwärts und rückwärts) bewegen, ohne das Gesäß abzusetzen.

Versuchen Sie eine möglichst flüssige Bewegung zu erreichen, als wäre dies die normalste Fortbewegungsart der Welt.

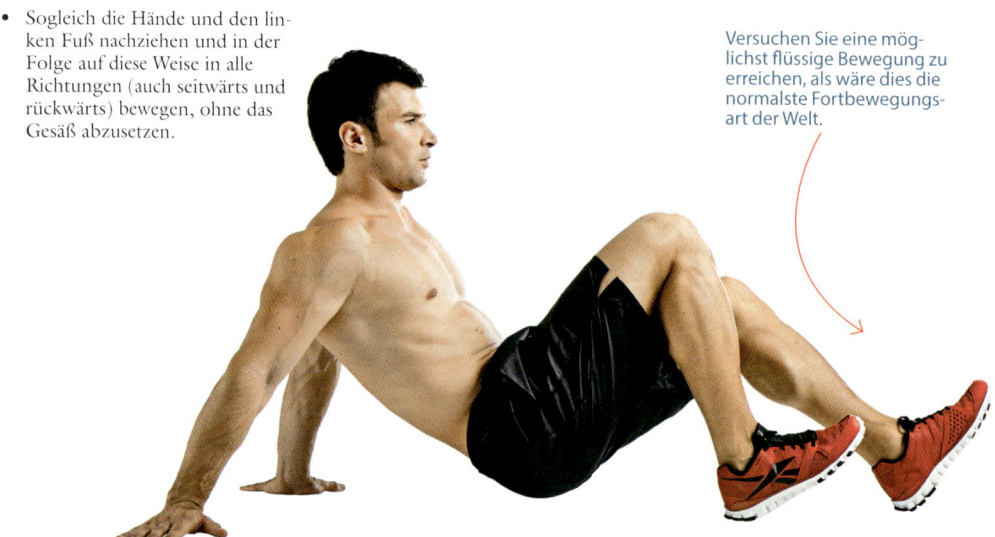

HILFE, DAS SCHAFFE ICH NICHT!
Setzen Sie sich zwischendurch kurz hin.

Das 80-Minuten-Vollgas-Sequenztraining für Schwer- und Halbschwergewichte

Nie war es gerechtfertigter, entspannt die Füße hochzulegen – wie im Anschluss an diese lange 80-Minuten-Einheit. Sie ist ebenso ein High-light Ihrer Abnehmbemühungen wie das unbeschreibliche Gefühl des Stolzes, das sich nach getaner Arbeit einstellt. Sie Glücklicher!

geeignet für	Superschwergewichte	Schwergewichte	Halbschwergewichte
Einsteiger			
Fortgeschrittene			

Ausführung

- Von jeder der sechs Übungen einen Satz von 60 Sekunden absolvieren; zwischen den Übungen je 45 Sekunden aktive Pause.
- Zehn Minuten joggen, Rad fahren oder schwimmen.
- Von jeder der sechs Übungen einen Satz von 60 Sekunden absolvieren; zwischen den Übungen je 45 Sekunden aktive Pause.
- Zehn Minuten joggen, Rad fahren oder schwimmen.

- Von jeder der sechs Übungen einen Satz von 60 Sekunden absolvieren; zwischen den Übungen je 45 Sekunden aktive Pause.
- Zehn Minuten joggen, Rad fahren oder schwimmen.
- Von jeder der sechs Übungen einen Satz von 60 Sekunden absolvieren; zwischen den Übungen je 45 Sekunden aktive Pause.
- Zehn Minuten joggen, Rad fahren oder schwimmen.

BEWEGUNGSTEMPO		
Einsteiger	niedrige Intensität	moderates Tempo (bei den Übungen: nach Belieben zwischen 2 und 5 Sekunden je Wiederholung), Ausnahmen Übung 1 (Hampelmann): Zügig ausführen, Übung 4 (statische Crunches): nach der Beschreibung trainieren
Einsteiger/Fortgeschrittene	mittlere Intensität	zügiges bis moderates Tempo (bei den Übungen: 1 bis 5 Sekunden je Wiederholung), Ausnahme Übung 4 (statische Crunches): nach der Beschreibung trainieren
Fortgeschrittene	hohe Intensität	hohes Tempo (bei den Übungen: so viele Wiederholungen wie in vorgegebener Zeit möglich), Ausnahme Übung 4 (statische Crunches): nach der Beschreibung trainieren

Hampelmann-Grätschsprünge in der Kniebeuge

TRAINIEREN Beine, Gesäß und Rumpf.

A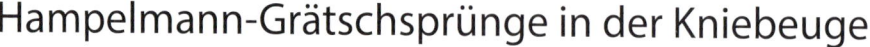

- Hüftbreit hinstellen, dann das Gesäß nach hinten schieben und die Knie beugen, bis sie etwa im rechten Winkel stehen. Den Oberkörper mit geradem Rücken vorbeugen, die Arme angewinkelt nach vorn strecken. Körperspannung aufbauen.

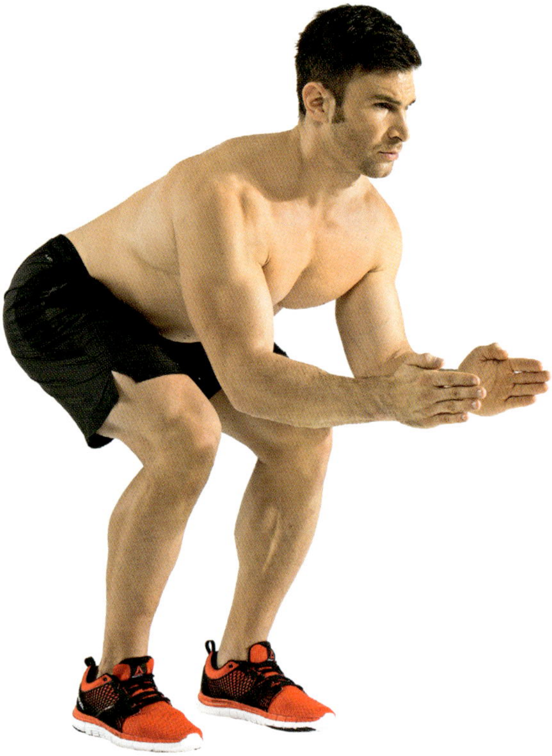

Halten Sie den Rücken stets gerade und das Gesäß auf einer Höhe.

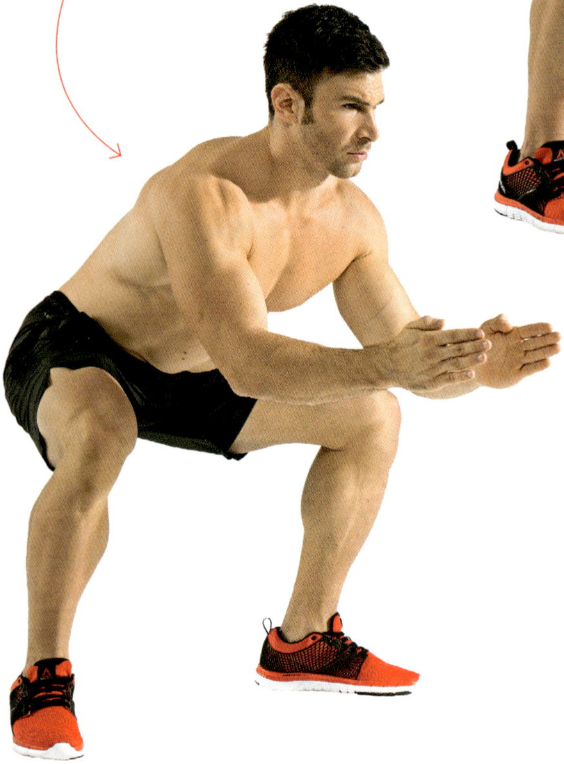

B

- Mit beiden Füßen abspringen und die Füße weiter außen wieder aufsetzen – wie beim Hampelmann, der übrige Körper bleibt jedoch unbewegt.

- Sofort wieder zurück und in der Folge zügig hin- und herspringen.

HILFE, DAS SCHAFFE ICH NICHT!
Neigen Sie den Körper etwas weniger weit vor – oder gehen Sie weniger tief in die Knie.

Liegestütze mit einarmigem Rudern

TRAINIEREN Brust, Schultern, Arme und Rücken.

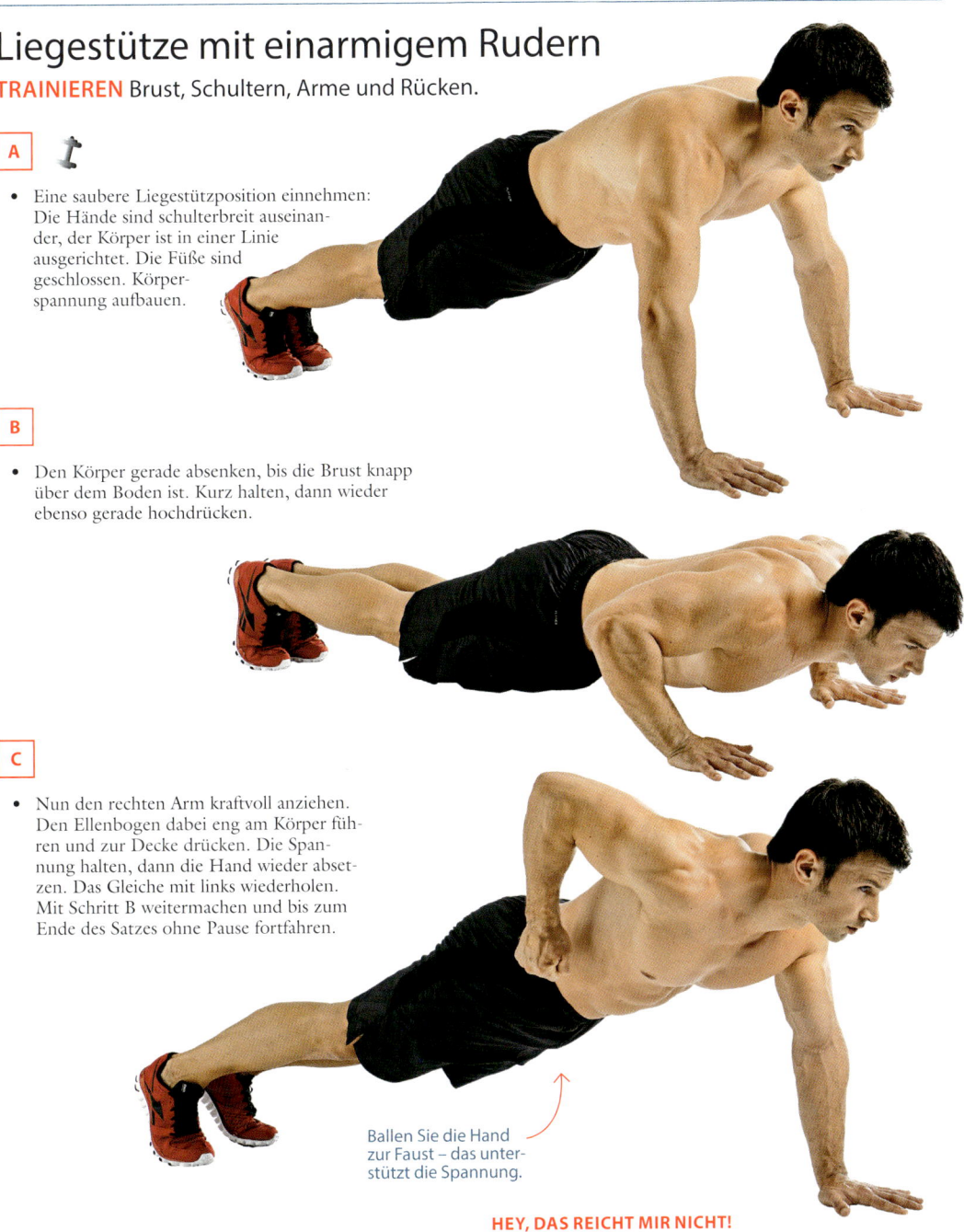

A

- Eine saubere Liegestützposition einnehmen:
  Die Hände sind schulterbreit auseinander, der Körper ist in einer Linie
  ausgerichtet. Die Füße sind
  geschlossen. Körper-
  spannung aufbauen.

B

- Den Körper gerade absenken, bis die Brust knapp
  über dem Boden ist. Kurz halten, dann wieder
  ebenso gerade hochdrücken.

C

- Nun den rechten Arm kraftvoll anziehen.
  Den Ellenbogen dabei eng am Körper führen und zur Decke drücken. Die Spannung halten, dann die Hand wieder absetzen. Das Gleiche mit links wiederholen.
  Mit Schritt B weitermachen und bis zum
  Ende des Satzes ohne Pause fortfahren.

Ballen Sie die Hand
zur Faust – das unter-
stützt die Spannung.

HEY, DAS REICHT MIR NICHT!
Zwei Möglichkeiten der Intensitätssteigerung: Nutzen Sie
zwei gefüllte Halbliter-Plastikflaschen als Gewichte, auf die
Sie sich auch stützen können. Heben Sie parallel zur Ruder-
bewegung abwechselnd ein Bein an und halten Sie es in der
Luft, bis Sie die Hand wieder absetzen.

HILFE, DAS SCHAFFE ICH NICHT!
Führen Sie die Übung ganz oder teilweise im Knien durch.

Umgekehrte Flys mit gedrehten Armen
TRAINIEREN Schultern und oberen Rücken.

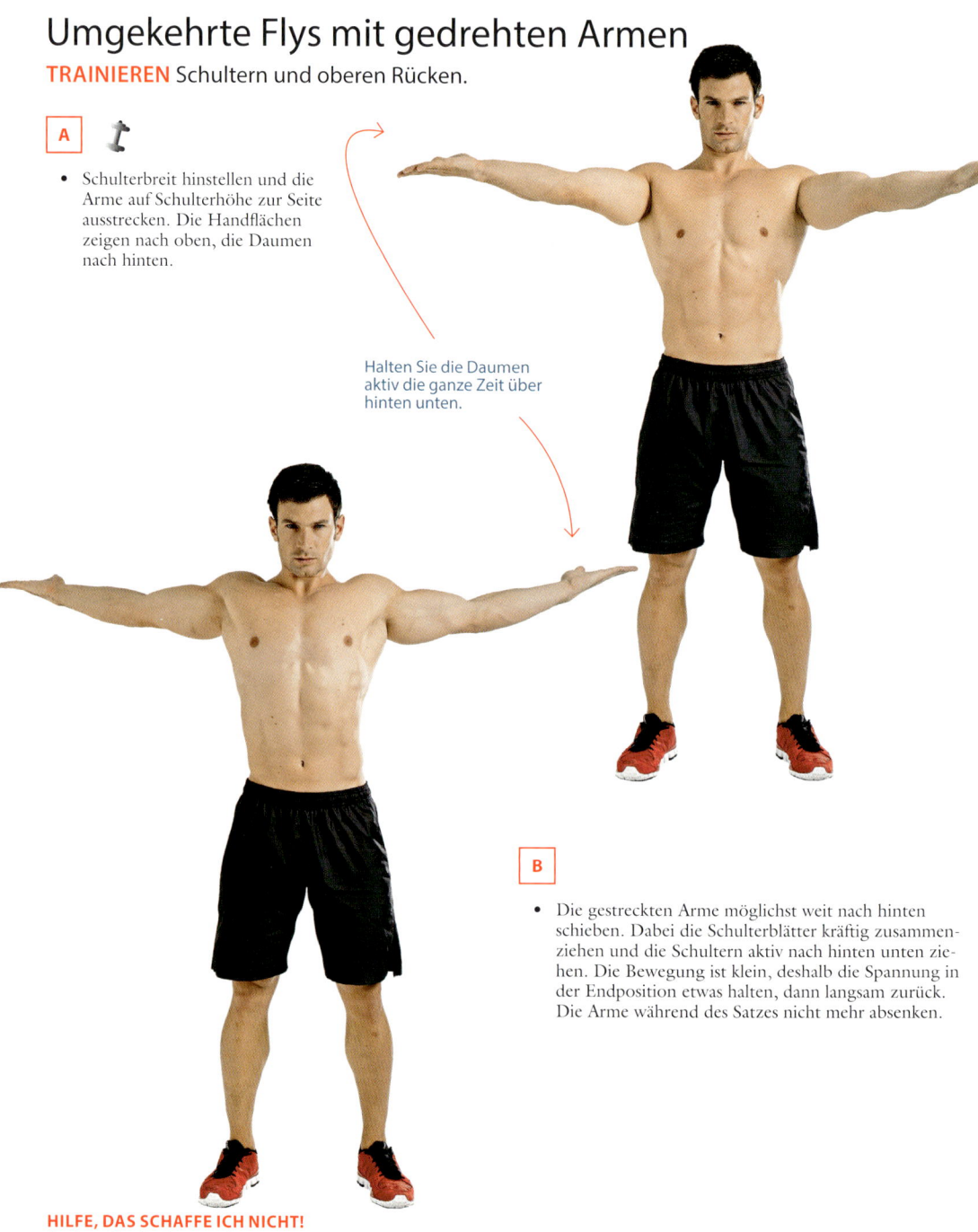

A

- Schulterbreit hinstellen und die Arme auf Schulterhöhe zur Seite ausstrecken. Die Handflächen zeigen nach oben, die Daumen nach hinten.

Halten Sie die Daumen aktiv die ganze Zeit über hinten unten.

B

- Die gestreckten Arme möglichst weit nach hinten schieben. Dabei die Schulterblätter kräftig zusammen-ziehen und die Schultern aktiv nach hinten unten zie-hen. Die Bewegung ist klein, deshalb die Spannung in der Endposition etwas halten, dann langsam zurück. Die Arme während des Satzes nicht mehr absenken.

HILFE, DAS SCHAFFE ICH NICHT!
Drehen Sie die Arme anfangs erst einmal so weit zurück, wie es geht, und erweitern Sie den Bewegungsspielraum nach und nach.

HEY, DAS REICHT MIR NICHT!
Auch bei dieser Übung können Sie zur Intensivierung zwei Gegenstände in den Händen halten.

Statische Crunches

TRAINIEREN Bauch, Schultern und Brust.

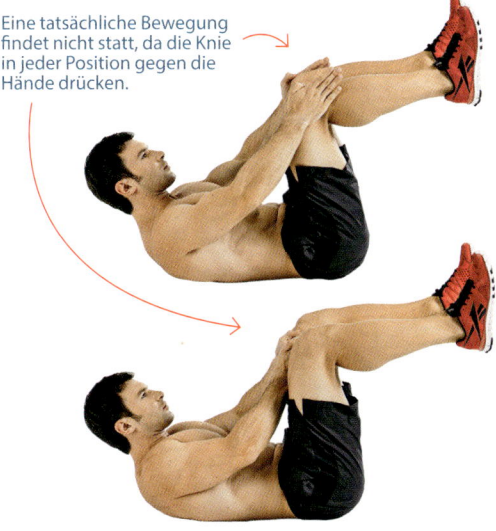

Eine tatsächliche Bewegung findet nicht statt, da die Knie in jeder Position gegen die Hände drücken.

 A

- Auf den Rücken legen, die Knie anziehen und rechtwinklig gebeugt in der Luft halten. Den Rumpf anspannen, Schultern und Kopf leicht anheben und die Handflächen bei gestreckten Armen von außen an die Knie legen.

- Mit den Händen für etwa fünf Sekunden fest gegen die Knie drücken.

B

- Die Spannung lösen, ohne den Schulterbereich abzusenken. Nun die Handaußenseiten von innen gegen die Knie legen und fünf Sekunden lang nach außen drücken.

- Abermals lösen, den Schulterbereich kurz absenken, aber nicht ablegen, dann sofort die nächste Wiederholung beginnen.

HILFE, DAS SCHAFFE ICH NICHT!
Legen Sie zwischendurch die Schulterpartie kurz ab.

HEY, DAS REICHT MIR NICHT!
Koordinativ anspruchsvoller wird die Übung, wenn Sie die Drückbewegungen mischen: Eine Hand drückt von innen, die andere von außen gegen die Knie. In der nächsten Wiederholung natürlich Seitenwechsel.

Froschhüpfen

TRAINIERT den ganzen Körper.

A

- Hüftbreit hinstellen, das Gesäß nach hinten schieben und die Knie beugen. Dabei den Oberkörper gerade nach vorn beugen und die Arme nach hinten strecken.

B

- Explosiv mit beiden Beinen abspringen und möglichst weit hüpfen. Die Landung abfedern, indem Sie die Knie beugen. Die Haltung gegebenenfalls korrigieren, dann sofort zum nächsten Sprung ansetzen. Bei sehr viel Übergewicht bitte vorsichtig an die Sprünge herantasten.

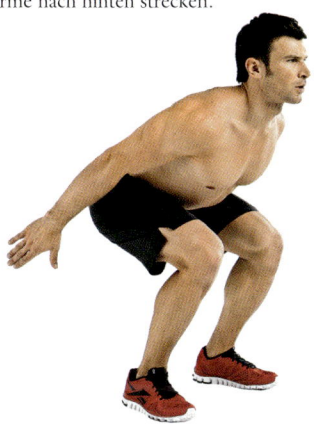

Reißen Sie die Arme mit nach vorn und oben, um maximalen Schwung für den Sprung zu bekommen.

Einbeiniges rückwärtiges Beinheben

TRAINIERT Gesäß und unteren Rücken.

| A |

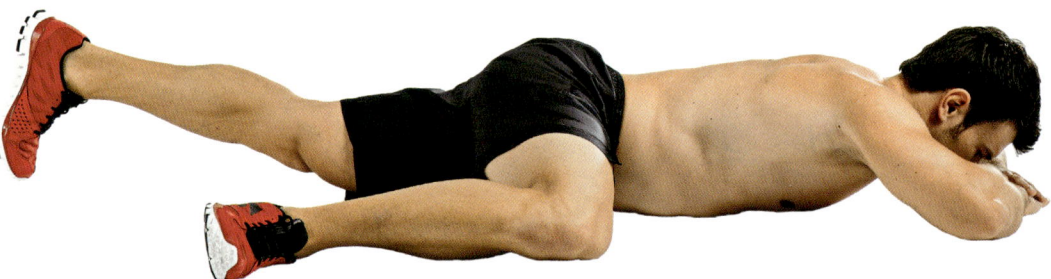

- Auf dem Bauch liegend die Unterarme unter dem Kopf ablegen. Das rechte Knie anziehen und rechtwinklig zur Seite ablegen. Das linke Bein gestreckt anheben und über dem Boden in der Luft halten. Die Zehen anziehen und die Ferse so weit es geht wegdrücken.

| B |

- Körperspannung aufbauen, den Oberkörper lang machen, dann das linke Bein weiter anheben. Oben die Spannung kurz halten, dann langsam zurück, ohne das Bein abzulegen. Ohne Schwung arbeiten, die Bewegung ist naturgemäß klein.
- Im nächsten Satz kommt das andere Bein an die Reihe.

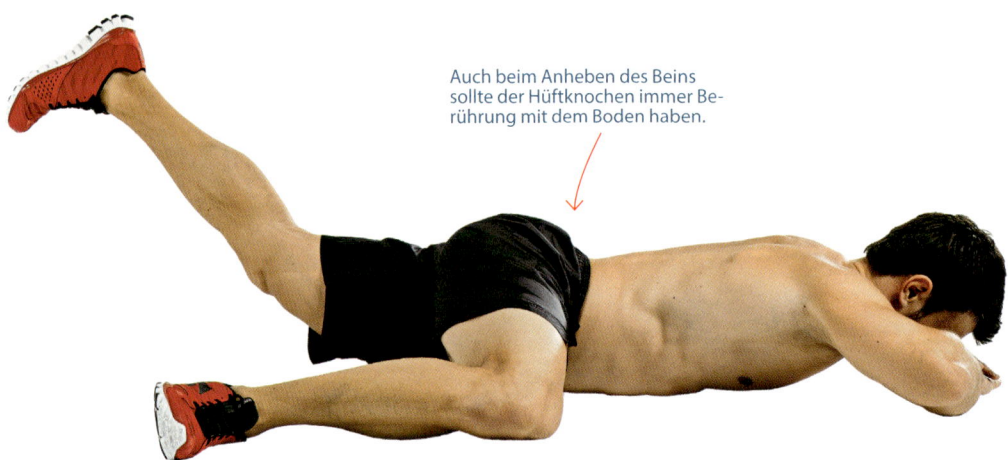

Auch beim Anheben des Beins sollte der Hüftknochen immer Berührung mit dem Boden haben.

HILFE, DAS SCHAFFE ICH NICHT!
Strecken Sie das linke Bein erst einmal betont durch, ohne es anzuheben.
Sie sollten aber eine Spannung vor allem im hinteren Oberschenkel spüren.

Das 60-Minuten-Einstiegssequenztraining für Halbschwergewichte

Herzlichen Glückwunsch. Sie haben zweimal sechs Richtige! Sechs feine Übungen im Tabata-Stil treiben den Puls in ungeahnte Höhen, sechs kurze Ausdauersequenzen mit jeweils sechs Minuten halten ihn hoch – das ist der Fettverbrennungs-Jackpot!

geeignet für	Superschwergewichte	Schwergewichte	Halbschwergewichte
Einsteiger			
Fortgeschrittene			

Ausführung

- Übung 1: 8 x 20 Sekunden Belastung, dazwischen je zehn Sekunden Pause
- Sechs Minuten joggen, Rad fahren oder schwimmen.
- Übung 2: 8 x 20 Sekunden Belastung, dazwischen je zehn Sekunden Pause
- Sechs Minuten joggen, Rad fahren oder schwimmen.
- Übung 3: 8 x 20 Sekunden Belastung, dazwischen je zehn Sekunden Pause
- Sechs Minuten joggen, Rad fahren oder schwimmen.
- Übung 4: 8 x 20 Sekunden Belastung, dazwischen je zehn Sekunden Pause
- Sechs Minuten joggen, Rad fahren oder schwimmen.
- Übung 5: 8 x 20 Sekunden Belastung, dazwischen je zehn Sekunden Pause
- Sechs Minuten joggen, Rad fahren oder schwimmen.
- Übung 6: 8 x 20 Sekunden Belastung, dazwischen je zehn Sekunden Pause
- Sechs Minuten joggen, Rad fahren oder schwimmen.

BEWEGUNGSTEMPO		
Einsteiger	niedrige Intensität	moderates Tempo (bei den Übungen: nach Belieben zwischen 2 und 5 Sekunden je Wiederholung, Ausnahme Übung 6 = Liegestützvariation: wenigstens 4 Sekunden je Wiederholung)
Einsteiger/Fortgeschrittene	mittlere Intensität	zügiges bis moderates Tempo (bei den Übungen: 1 bis 5 Sekunden je Wiederholung), Ausnahme Übung 6 = Liegestützvariation: wenigstens 4 Sekunden je Wiederholung)
Fortgeschrittene	hohe Intensität	hohes Tempo (bei den Übungen: so viele Wiederholungen wie in vorgegebener Zeit möglich, Ausnahme Übung 6 = Liegestützvariation: wenigstens 4 Sekunden je Wiederholung)

Die Sequenztrainingseinheiten

Seitliche Kniebeugen

TRAINIEREN Beine und Gesäß.

A

- Etwa doppelt hüftbreit hinstellen und die Arme auf Schulterhöhe nach vorn ausstrecken. Die Füße zeigen nach vorn, die Knie sind minimal gebeugt.

B

- Das Gewicht nach rechts verlagern, das Gesäß ein Stück nach hinten schieben und das rechte Knie beugen, bis der Oberschenkel waagerecht steht. Der gerade Oberkörper ist etwas vorgeneigt, das linke Bein gestreckt.
- Kurz halten, dann zurück in die Ausgangsposition und sofort zur anderen Seite bewegen. Wechselseitig fortfahren.

HILFE, DAS SCHAFFE ICH NICHT!
Stellen Sie sich nicht ganz so breitbeinig auf und/oder senken Sie sich nicht so tief ab.

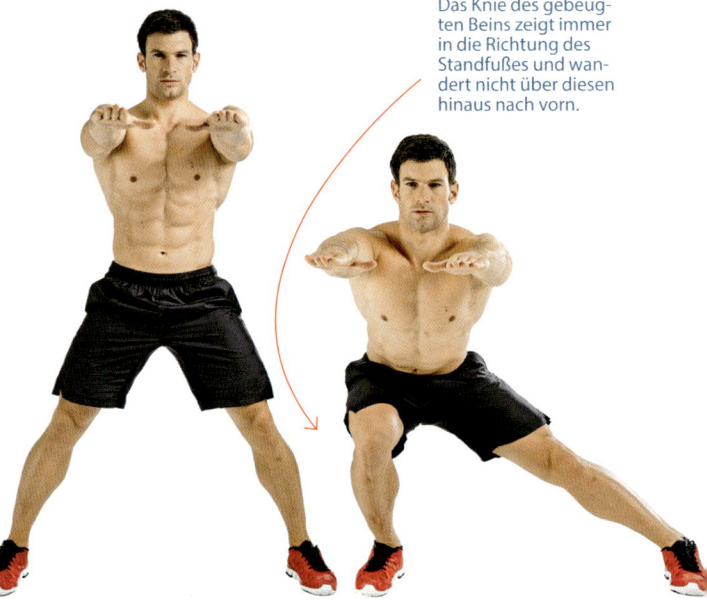

Das Knie des gebeugten Beins zeigt immer in die Richtung des Standfußes und wandert nicht über diesen hinaus nach vorn.

Spreizsprünge im Unterarmstütz

TRAINIEREN den ganzen Körper.

A

- Eine saubere Unterarmstütz-Haltung einnehmen: Dazu auf den Boden knien, vorbeugen, die Unterarme schulterbreit ablegen und die Beine strecken. Dann das Becken anheben, sodass der ganze Körper eine gerade Linie bildet. Die Oberarme stehen senkrecht unterhalb der Schultern.

B

- Kraftvoll mit beiden Füßen abstoßen und die Beine spreizen. Deutlich breiter wieder landen, dann sofort ebenso energisch zurückspringen. Der Rest des Körpers bleibt unbewegt. Zügig ohne Pause fortfahren.

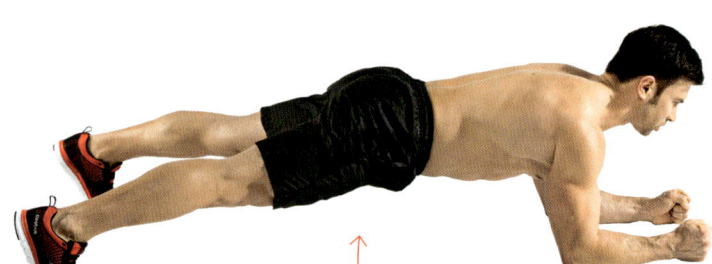

Halten Sie die Hüfte immer auf einer Ebene mit dem Rumpf. Schieben Sie in Gedanken das Gesäß zur Decke.

HILFE, DAS SCHAFFE ICH NICHT!
Setzen Sie zwischendurch bei Bedarf die Knie kurz ab.

Tritte nach vorn

TRAINIEREN Beine, Gesäß und Rumpf.

A

- Hüftbreit hinstellen, dann mit links einen kleinen Schritt nach vorn machen. Die Knie leicht beugen, Rumpfspannung aufbauen und die Hände zu Fäusten geballt vor der Brust halten.

B

- Dynamisch das rechte Knie zur Brust ziehen, sodass der Oberschenkel mindestens waagerecht steht.

C

- Ohne Pause ebenso dynamisch das rechte Bein strecken und nach vorn treten. Der Oberkörper bleibt aufrecht. Den Unterschenkel wieder beugen, dann den Fuß in die Ausgangstellung absetzen.

- Die Schrittstellung im nächsten Satz wechseln.

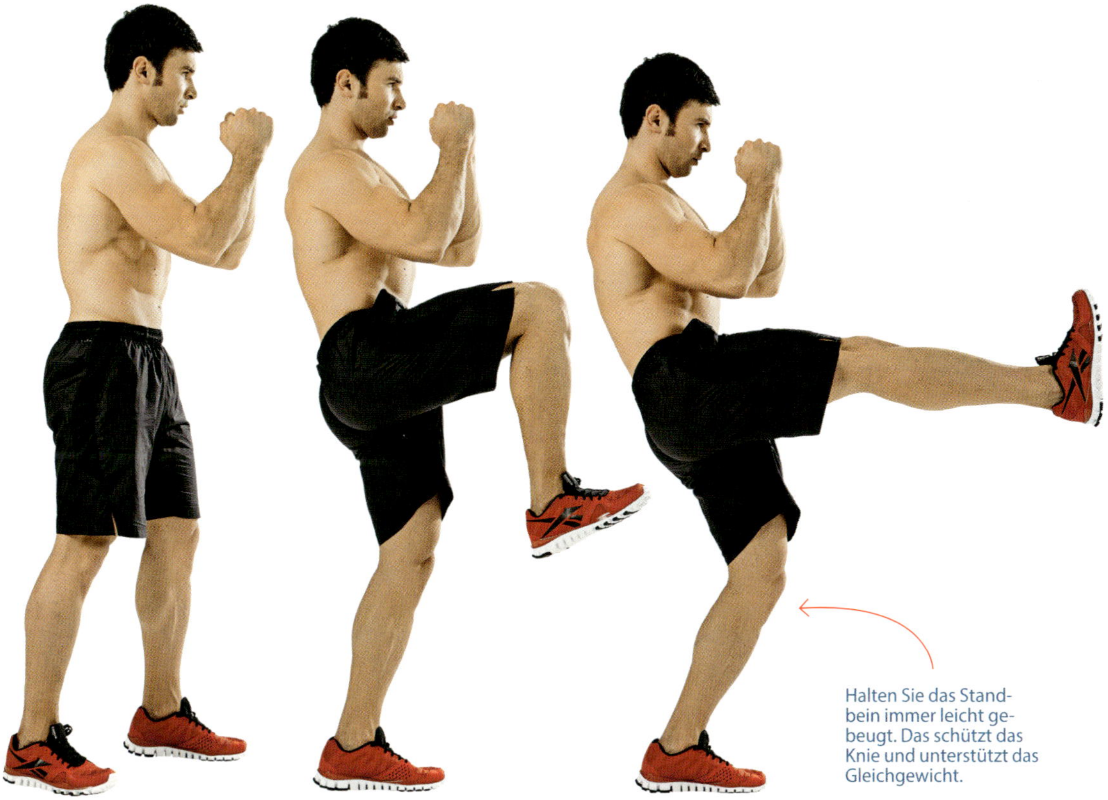

Halten Sie das Standbein immer leicht gebeugt. Das schützt das Knie und unterstützt das Gleichgewicht.

HILFE, DAS SCHAFFE ICH NICHT!
Schwingen Sie zunächst das Bein in einem Zug nach vorn oben. Probieren Sie dann nach und nach, in zwei Schritten erst das Knie zu heben und dann den Unterschenkel hochzustrecken.

Käfer

TRAINIERT Bauch und Schultern.

A

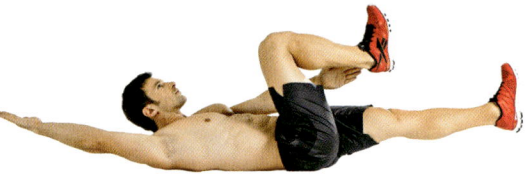

- Auf den Rücken legen, Arme und Beine in der Verlängerung zum Rumpf weit ausstrecken und so über dem Boden halten. Rumpfspannung aufbauen, Kopf und Schulterpartie vom Boden abheben und für den Rest der Übung oben halten. Das rechte Knie zur Brust ziehen und mit der linken Hand den rechten Fuß berühren.

B

- Zügig die Seiten wechseln: Den linken Arm nach hinten neben den Kopf schwingen. Das rechte Bein strecken, dafür das linke Knie anziehen und den linken Fuß mit der rechten Hand berühren.

- Ohne Pause schnell hin und her wechseln. Arme, Beine und den Schulterbereich nicht mehr ablegen.

Forcieren Sie die Crunch-Bewegung immer, wenn ein Knie angezogen ist, indem Sie den Bauch dann extra anspannen.

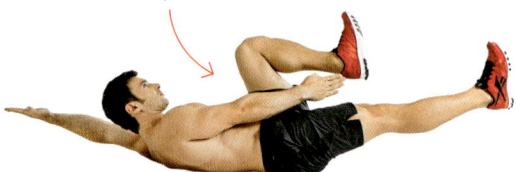

HILFE, DAS SCHAFFE ICH NICHT!
Berühren Sie zunächst erst mal das entgegenkommende Knie mit der Hand und arbeiten Sie sich dann nach und nach weiter in Richtung Fuß vor.

Einbeinige Sprünge in der Kauerstellung

TRAINIEREN Beine, Gesäß und Rumpf.

A

- Hüftbreit hinstellen, dann das rechte Knie angewinkelt in der Luft halten. Das linke Knie beugen, zur Unterstützung das Gesäß nach hinten schieben. Den geraden Oberkörper vorbeugen und mit den Händen unterhalb der Schultern abstützen.

HILFE, DAS SCHAFFE ICH NICHT!
Führen Sie die Übung beidbeinig durch. Alternativ zur Kauerposition können Sie auch einfach in eine Kniebeuge gehen und aus dieser heraus hochhüpfen.

B

- Körperspannung aufbauen, dann dynamisch aus dem linken Fuß nach oben abstoßen. Nicht zu hoch springen, da sonst beim Landen der Druck aufs Knie zu groß wird. In die Startposition abfedern und sofort wieder springen, anschließend zügig fortfahren.

- Im nächsten Satz (bei längeren über 40 Sekunden: nach der halben Zeit) das Standbein wechseln.

Versuchen Sie, den gesamten Körper unverändert in Position zu halten.

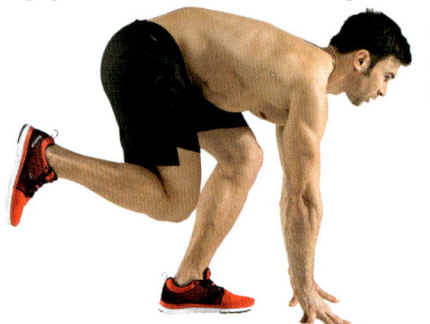

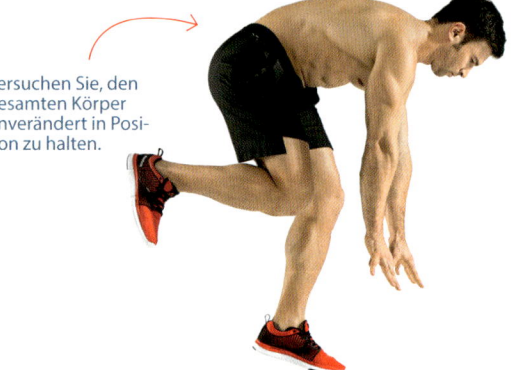

Liegestützvariation mit Rumpfstrecken

TRAINIEREN den ganzen Körper, vor allem den Oberkörper.

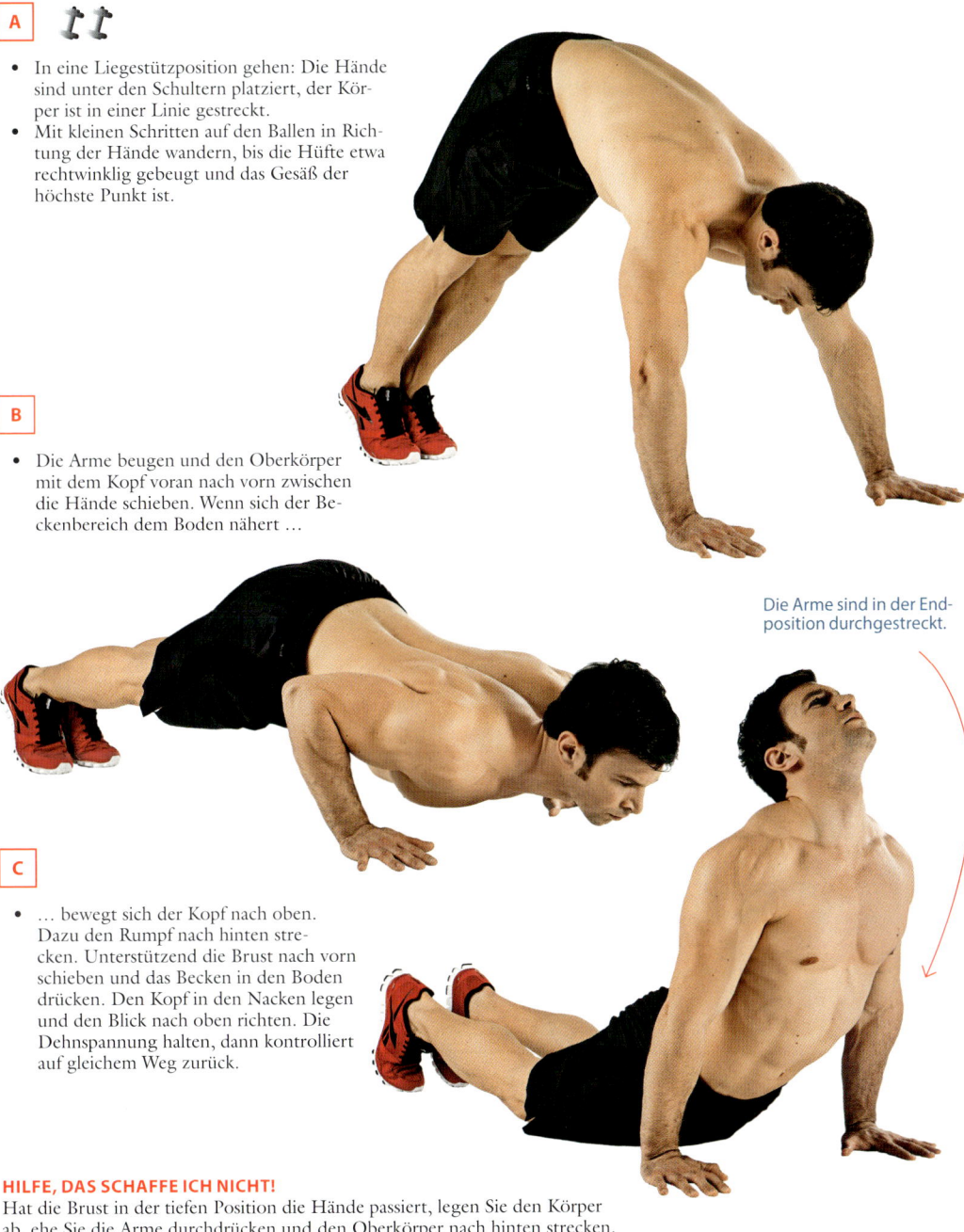

A

- In eine Liegestützposition gehen: Die Hände sind unter den Schultern platziert, der Körper ist in einer Linie gestreckt.
- Mit kleinen Schritten auf den Ballen in Richtung der Hände wandern, bis die Hüfte etwa rechtwinklig gebeugt und das Gesäß der höchste Punkt ist.

B

- Die Arme beugen und den Oberkörper mit dem Kopf voran nach vorn zwischen die Hände schieben. Wenn sich der Beckenbereich dem Boden nähert …

Die Arme sind in der Endposition durchgestreckt.

C

- … bewegt sich der Kopf nach oben. Dazu den Rumpf nach hinten strecken. Unterstützend die Brust nach vorn schieben und das Becken in den Boden drücken. Den Kopf in den Nacken legen und den Blick nach oben richten. Die Dehnspannung halten, dann kontrolliert auf gleichem Weg zurück.

HILFE, DAS SCHAFFE ICH NICHT!
Hat die Brust in der tiefen Position die Hände passiert, legen Sie den Körper ab, ehe Sie die Arme durchdrücken und den Oberkörper nach hinten strecken.

Die Sequenztrainingseinheiten

Das 90-Minuten-Vollgas-Sequenztraining für Halbschwergewichte

Die längste Einheit dieses Buches ist eine Demonstration der Stärke: Ihrer Stärke. Freuen Sie sich auf jede Menge Action, Spaß und

Emotionen – in voller Spielfilmlänge. Der unbestrittene Star dieses Speck-weg-Streifens: Sie. Film ab!

geeignet für	Superschwergewichte	Schwergewichte	Halbschwergewichte
Einsteiger			
Fortgeschrittene			

Ausführung

- Die ersten drei Übungen direkt nacheinander ohne Pause für jeweils 45 Sekunden ausführen; drei Durchgänge, zwischen den Durchgängen je 60 Sekunden Pause.
- Zehn Minuten joggen, Rad fahren oder schwimmen.
- Die zweiten drei Übungen direkt nacheinander ohne Pause für jeweils 45 Sekunden ausführen; drei Durchgänge, zwischen den Durchgängen je 60 Sekunden Pause.
- Zehn Minuten joggen, Rad fahren oder schwimmen.

- Alle sechs Übungen direkt nacheinander ohne Pause für jeweils 30 Sekunden absolvieren; drei Durchgänge, zwischen den Durchgängen je 60 Sekunden Pause.
- 15 Minuten joggen, Rad fahren oder schwimmen.
- Alle sechs Übungen direkt nacheinander ohne Pause für jeweils 40 Sekunden absolvieren; drei Durchgänge, zwischen den Durchgängen je 90 Sekunden Pause.
- 15 Minuten joggen, Rad fahren oder schwimmen.

BEWEGUNGSTEMPO		
Einsteiger	niedrige Intensität	moderates Tempo (bei den Übungen: nach Belieben zwischen 2 und 5 Sekunden je Wiederholung, Ausnahmen Übung 1 = Vorwärtsgehen und Übung 3 = Affengang: zügig durchführen)
Einsteiger/Fortgeschrittene	mittlere Intensität	zügiges bis moderates Tempo (bei den Übungen: 1 bis 5 Sekunden je Wiederholung)
Fortgeschrittene	hohe Intensität	hohes Tempo (bei den Übungen: so viele Wiederholungen wie in vorgegebener Zeit möglich)

Vorwärtsgehen in der Kniebeuge

TRAINIERT Beine, Gesäß und Rumpf.

A

- Hüftbreit hinstellen und die Finger locker an den Hinterkopf legen. Die Schulterblätter zusammenziehen und die Ellenbogen zu den Seiten aufklappen. Die Brust vorstrecken.

- Das Gesäß nach hinten drücken und die Knie beugen, bis die Oberschenkel etwa waagerecht sind. Im Oberkörper gerade bleiben.

B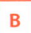

- Ohne die Körperhaltung zu verändern, einen Schritt mit dem rechten Fuß machen, dann als Nächstes den linken Fuß vorsetzen und in dieser Form ohne Pause durch den Raum bewegen.

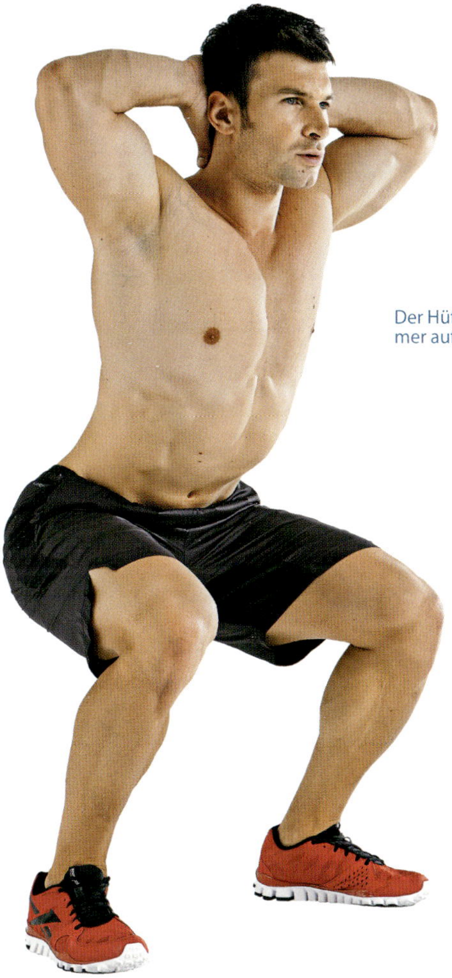

Der Hüftbereich bleibt immer auf derselben Höhe.

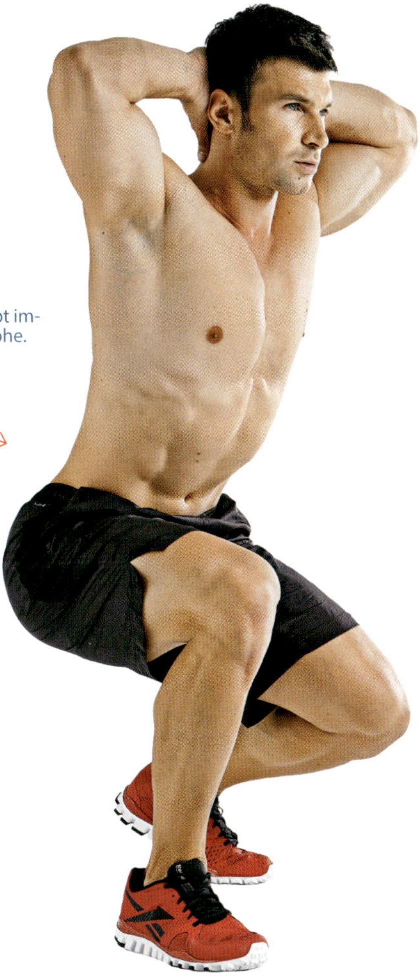

HILFE, DAS SCHAFFE ICH NICHT!
Beugen Sie die Knie nicht ganz so tief oder gehen Sie zwischendurch kurz in den aufrechten Stand, wenn Sie nicht mehr können.

Die Sequenztrainingseinheiten

Liegestütze mit Tritten zur Seite

TRAINIEREN den ganzen Körper.

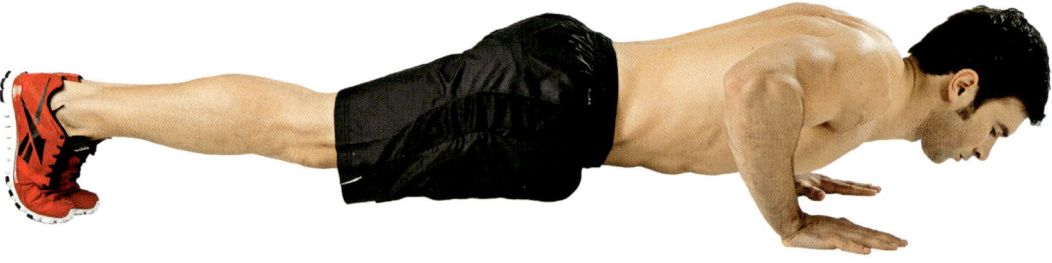

A

- Eine korrekte Liegestützposition einnehmen: Die Arme sind unterhalb der Schultern senkrecht gestreckt, der ganze Körper bildet von Kopf bis Fuß eine gerade Linie.

- Die Arme beugen und den Körper absenken, ohne ihn abzulegen.

B

- Dynamisch aus der tiefen Position hochdrücken und den Körper nach rechts drehen. Dabei den linken Fuß sowie die rechte Hand vom Boden lösen und mit dem linken Bein unter dem Körper hindurch energisch zur rechten Seite treten. Das Bein ist dabei ganz gestreckt.

- Schnell zurück in den hohen Liegestütz, dann den Körper wieder absenken, hochdrücken und zur linken Seite treten. Im Wechsel zügig fortfahren.

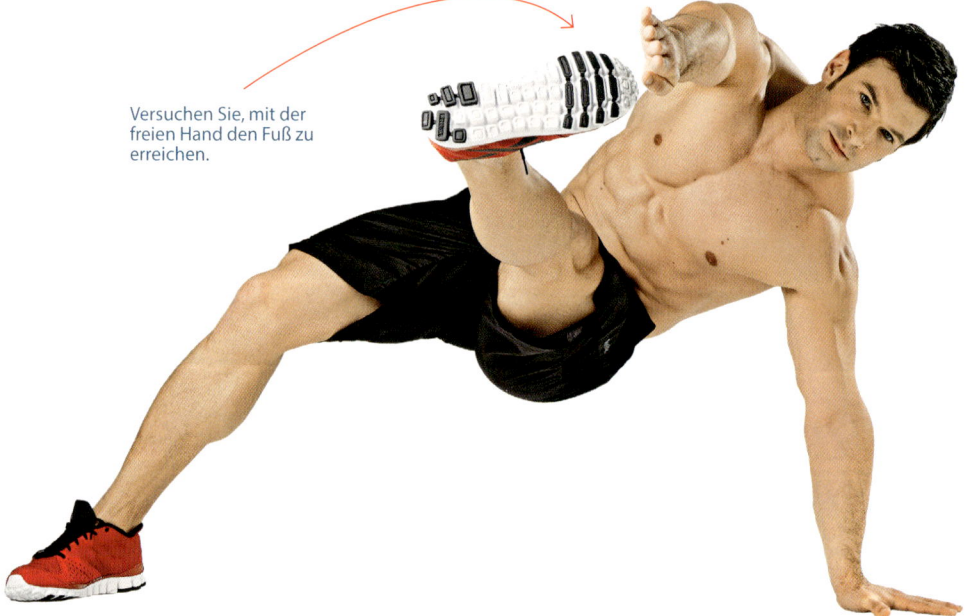

Versuchen Sie, mit der freien Hand den Fuß zu erreichen.

HILFE, DAS SCHAFFE ICH NICHT!
Führen Sie die Übung im Vierfüßlerstand aus: Zunächst absolvieren Sie den tiefen Liegestütz wie unter A im Knien, dann heben Sie die Knie leicht vom Boden ab und kicken aus dieser Position zur Seite.

Seitlicher Affengang

TRAINIERT den ganzen Körper.

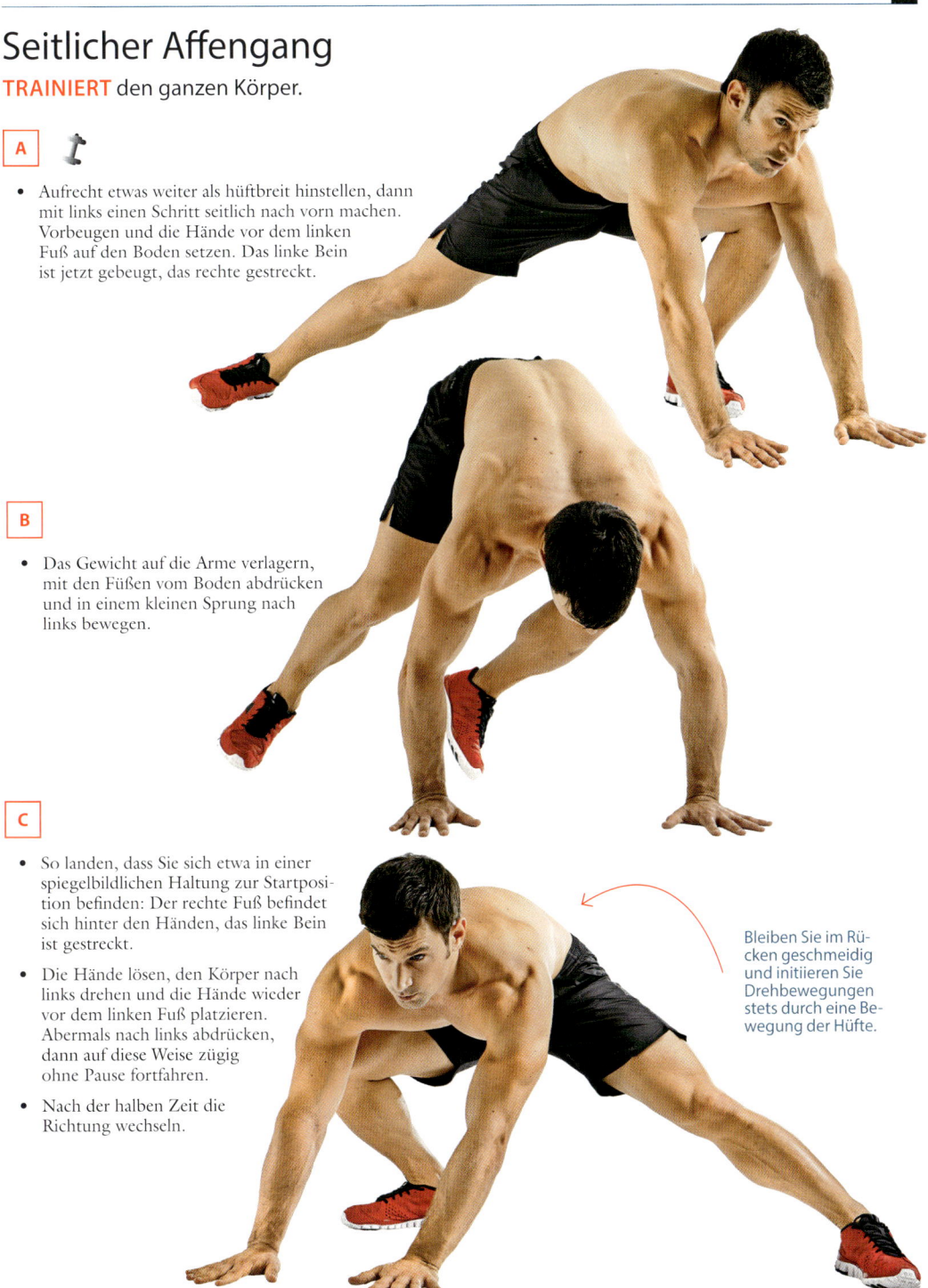

A

- Aufrecht etwas weiter als hüftbreit hinstellen, dann mit links einen Schritt seitlich nach vorn machen. Vorbeugen und die Hände vor dem linken Fuß auf den Boden setzen. Das linke Bein ist jetzt gebeugt, das rechte gestreckt.

B

- Das Gewicht auf die Arme verlagern, mit den Füßen vom Boden abdrücken und in einem kleinen Sprung nach links bewegen.

C

- So landen, dass Sie sich etwa in einer spiegelbildlichen Haltung zur Startposition befinden: Der rechte Fuß befindet sich hinter den Händen, das linke Bein ist gestreckt.
- Die Hände lösen, den Körper nach links drehen und die Hände wieder vor dem linken Fuß platzieren. Abermals nach links abdrücken, dann auf diese Weise zügig ohne Pause fortfahren.
- Nach der halben Zeit die Richtung wechseln.

Bleiben Sie im Rücken geschmeidig und initiieren Sie Drehbewegungen stets durch eine Bewegung der Hüfte.

187

Die Sequenztrainingseinheiten

Strecksprünge mit 180-Grad-Rotation

TRAINIEREN den ganzen Körper.

A

- Hüftbreit hinstellen, das Gesäß nach hinten schieben und die Knie beugen, dabei den Oberkörper mit geradem Rücken nach vorn neigen. Die Arme nach hinten strecken.

B

- Explosiv beidbeinig hochspringen und den Körper gestreckt im Uhrzeigersinn um die Längsachse drehen.

- Nach einer Drehung von etwa 180 Grad in einer Hocke wie in der Ausgangsposition landen. Zur Ruhe kommen, konzentrieren, dann in die entgegengesetzte Richtung zurückspringen. In der Folge abwechselnd wiederholen.

HILFE, DAS SCHAFFE ICH NICHT!
Drehen Sie sich im Sprung zunächst nur so weit es geht.

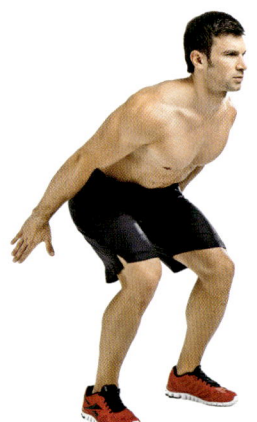

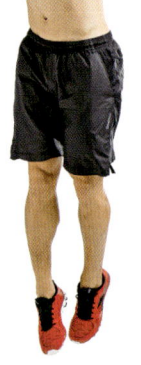

Landen Sie in jedem Fall abfedernd mit gebeugten Knien. Drehen Sie sich lieber ein bisschen weniger weit und landen Sie dafür sicher.

HEY, DAS REICHT MIR NICHT!
Sie können sich natürlich auch noch weiter drehen – aber bitte immer sauber landen. Schaffen Sie 360 Grad?

Umgekehrtes Schulterdrücken

TRAINIERT Schultern, Brust, Arme, Rücken und Rumpf.

A

- Hüftbreit hinstellen, dann in die Hocke gehen und die Hände vor dem Körper schulterbreit auf den Boden setzen.

- Arme und Beine strecken und auf die Zehenspitzen gehen, sodass das Gesäß zur Decke zeigt und der Oberkörper fast senkrecht über den Armen steht.

B

- Die Arme kontrolliert beugen und den Kopf in Richtung Boden absinken lassen, bis die Arme etwa rechtwinklig gebeugt sind. Kurz halten, dann wieder hochdrücken.

HILFE, DAS SCHAFFE ICH NICHT!
Zwei Erleichterungsmöglichkeiten: Beugen Sie die Beine und/oder setzen Sie die Füße etwas weiter entfernt auf, damit der Bewegungswinkel flacher ausfällt.

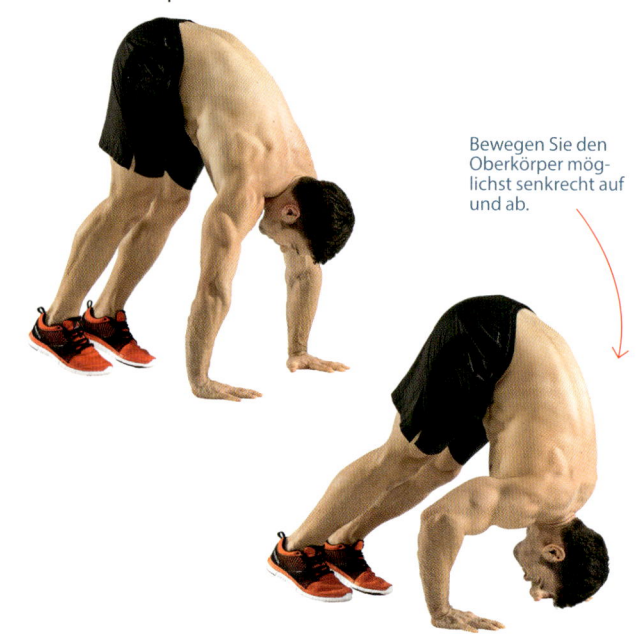

Bewegen Sie den Oberkörper möglichst senkrecht auf und ab.

Crunches mit Beinstreckung

TRAINIEREN Bauch und Beine.

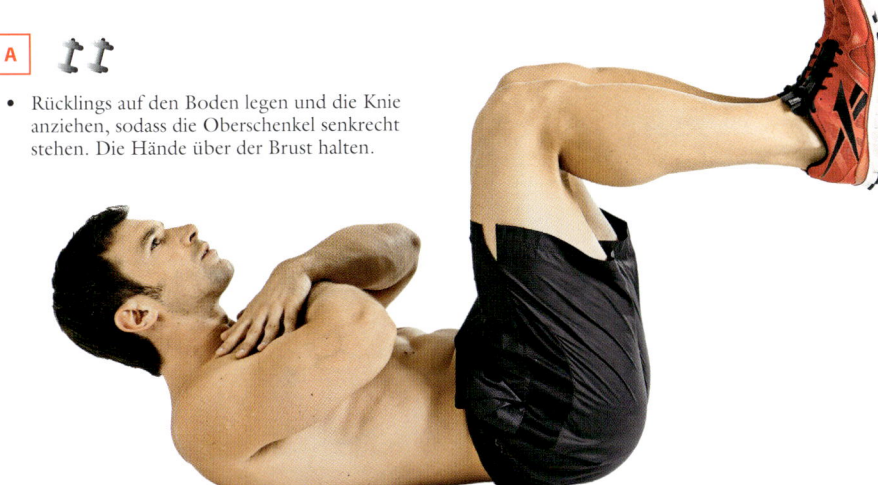

A

- Rücklings auf den Boden legen und die Knie anziehen, sodass die Oberschenkel senkrecht stehen. Die Hände über der Brust halten.

B

- Rumpfspannung aufbauen, dann den Oberkörper anheben und ein wenig nach rechts drehen. Dabei die Arme nach rechts strecken und gleichzeitig die Beine schräg nach oben durchdrücken.

- Die Spannung kurz halten, langsam zurück und die Übung sofort zur linken Seite ausführen. Danach ohne Pause im Wechsel fortfahren.

Legen Sie Kopf und Schultergürtel während des gesamten Satzes nicht mehr ab.

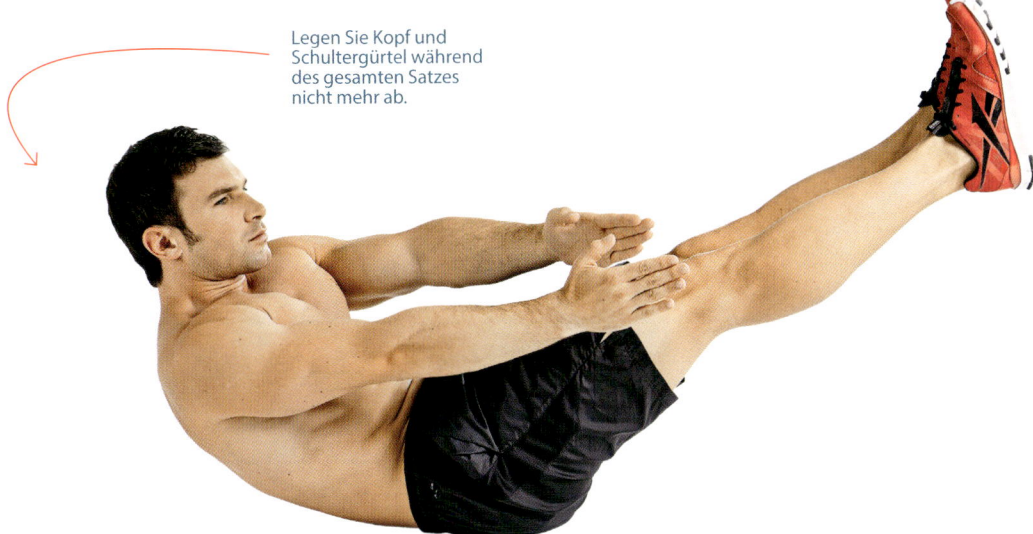

HILFE, DAS SCHAFFE ICH NICHT!
Lassen Sie die Beinstreckung in jeder zweiten Wiederholung oder bei Bedarf weg.

HEY, DAS REICHT MIR NICHT!
Anstatt die Beine in der Luft auszustrecken, spreizen Sie sie weit auseinander – aber ebenfalls mit maximaler Streckung.

Kapitel 4

Die 22 besten Trainingspläne zum Abnehmen

Dieses Kapitel ist der ultimative Speck-Schreck: Hier sind sie, die fertigen Abnehm-Trainingspläne! Alle zusammengenommen decken einen Trainingszeitraum von über drei Jahren ab! Das Ganze mal drei, wenn Sie die verschieden intensiven Ausführungsmöglichkeiten hinzurechnen – mehr Training braucht kein Mensch, um Fettdepots zu sprengen und in Form zu kommen.

Denn schon nach zwölf, acht oder vier Wochen (die Zeitspannen der hier vorgestellten Workouts) können Sie sichtbare Ergebnisse erwarten. Damit der Erfolg Ihres Abnehmprojekts nachhaltig ist, sollten Sie sich wenigstens drei Monate, besser vier bis sechs Monate Zeit geben. Wie einfach das gehen kann, sehen Sie auf der gegenüberliegenden Seite.

Jeder Plan ist einfach umsetzbar: Im Schnitt müssen Sie nur etwa zwei bis drei Stunden Trainingszeit pro Woche investieren. Dabei steigen die Anforderungen allmählich: Die Einheiten werden anspruchsvoller, die Trainingszeit nimmt zu. Bei längeren Einsteigerplänen können nach der Hälfte Workouts vorkommen, die für Fortgeschrittene gekennzeichnet sind. Sehen Sie das als Auszeichnung: Sie sind zu diesem Zeitpunkt schließlich schon fortgeschritten und können auf einige Wochen Trainingserfahrung zurückblicken. Manchmal tauchen auch Einsteiger-Workouts in Fortgeschrittenenplänen auf – in der Regel dann in der Funktion einer „aktiven Regeneration" nach einer harten Einheit.

So legen Sie sofort los

Ordnen Sie sich einer „Gewichtsklasse" und einem Leistungslevel zu, falls Sie es nicht schon in der Einleitung (Seite 7) gemacht haben. Dann wählen Sie einen passenden Plan über vier, acht oder zwölf Wochen. Grundsätzlich gilt:

• Wer sich unsicher ist, wählt lieber einen leichteren Plan.
• Wem die Zeitspanne egal ist, entscheidet sich besser für einen längeren Plan (etwa zwölf statt acht Wochen) – damit steigt die Chance, dass Ihre Abnehmbemühungen nachhaltig erfolgreich sind.

- Superschwergewichte sollten nur so gekennzeichnete Pläne absolvieren. Schwergewichte dürfen auch die Superschwergewichtspläne absolvieren, Halbschwergewichte alle Pläne. Ideal sind immer Pläne für die eigene Gewichtsklasse.

So gehen Sie vor, wenn der Plan Sie überfordert

Wenn Sie mit den Anforderungen (noch) nicht Schritt halten können, dann lassen Sie entweder einen Teil des Trainings weg oder wählen den nächstleichteren Plan, das nächstleichtere Workout, eine geringere Intensität oder die Einstiegsvarianten bei den Übungen. In jedem Fall gilt: am Ball bleiben!

So schöpfen Sie alle Trainingsmöglichkeiten aus

Umgekehrt dürfen Sie gern mehr machen, wenn Sie das Training nicht fordert: Wählen Sie dann die nächstintensivere Ausführung eines Workouts, ein anspruchsvolleres Workout oder sogar einen anderen Plan. Beschleunigen Sie Ihr Abnehmprojekt, indem Sie zusätzlich die (Ausdauer-)Einheit durchführen, die an vielen Sonntagen als optionale Trainingserweiterung angegeben ist.

So verhalten Sie sich, wenn eine Einheit ausgefallen ist

Ein grippaler Infekt, ein zeitlich aus dem Ruder gelaufener Geschäftstermin: Es kann durchaus mal einen guten Grund für einen Trainingsausfall geben. Klar, zur Gewohnheit werden sollte es nicht. Aber ein verpasstes Training heißt auch nicht, dass alle anderen Anstrengungen vergebens waren. Also: Schwamm drüber, weitermachen – mit dem nächsten Training bei nächster Gelegenheit!

So planen Sie Ihr Abnehmtraining mittel- und langfristig

Ein Trainingsplan ist geschafft? Glückwunsch! Und nun? Denken Sie an die Nachhaltigkeit Ihres Abnehmerfolgs, bringen Sie längerfristig Bewegung in Ihr Leben und nehmen Sie sich bewusst mehrere Pläne nacheinander vor (siehe das Beispiel rechts). Der jeweils folgende Plan sollte auf dem vorherigen aufbauen, sodass Sie sich weiterentwickeln. Sie dürfen aber auch einen Trainingsplan zweimal hintereinander ausführen, wenn er Ihnen so gut gefällt.

So stellen Sie eigene Trainingspläne zusammen

Wer Erfahrung in Sachen Trainingsplanung hat, kann auch einen persönlichen Plan aus den Workouts in Kapitel 3 zusammenstellen. Halten Sie sich dabei aber in jedem Fall an die grundlegenden Trainingshinweise aus Kapitel 1.

Um die Intensität einer Einheit zu erhöhen, können Sie entweder die nächstintensivere Variante des Workouts durchführen oder das Workout selbst (nach etwa zwei bis vier Wochen) austauschen. Das könnte dann so aussehen:

Schema

30-Minuten-Workout 1 → 30-Minuten-Workout 2 → 30-Minuten-Workout 3 → 45-Minuten-Workout 2 → 45-Minuten-Workout 3 …

So klappt die Planung

Hier sind zwei einfache Beispiele für eine mittel- und eine langfristige Planung – selbstverständlich unter der Annahme, dass Sie im Laufe der Zeit Gewicht verlieren:

Die Trainingspläne

DER 4-WOCHEN-EINSTEIGER-FETT-WEG-PLAN FÜR SUPERSCHWERGEWICHTE

Zeitraum/ Trainingszeit	MO	DI	MI	DO	FR	SA	SO
Woche 1–2 **105 Minuten**	**15-Minuten-Workout 1** leichte Variante (Seite 53)	**15-Minuten-Workout mit Handtuch** leichte Variante (Seite 80)	**30-Minuten-Workout 1** leichte Variante (Seite 87)	Regeneration	**30-Minuten-Workout 1** leichte Variante (Seite 87)	**15-Minuten-Workout mit Handtuch** leichte Variante (Seite 80)	Optional: 60 Minuten spazieren gehen
Woche 3–4 **120 Minuten**	**15-Minuten-Workout 1** leichte Variante (Seite 53)	**30-Minuten-Workout 1** leichte Variante (Seite 87)	**15-Minuten-Workout 1** leichte Variante (Seite 53)	**15-Minuten-Workout 2** leichte Variante (Seite 57)	Regeneration	**45-Minuten-Workout 1** leichte Variante (Seite 119)	Optional: 60 Minuten gemäßigt Rad fahren

DER 8-WOCHEN-EINSTEIGER-FETT-WEG-PLAN FÜR SUPERSCHWERGEWICHTE

Zeitraum/ Trainingszeit	MO	DI	MI	DO	FR	SA	SO
Woche 1–2 **105 Minuten**	**30-Minuten-Workout 1** leichte Variante (Seite 87)	Regeneration	**30-Minuten-Workout 1** leichte Variante (Seite 87)	**15-Minuten-Workout 1** leichte Variante (Seite 53)	Regeneration	**30-Minuten-Workout 1** leichte Variante (Seite 87)	Optional: 60 Minuten spazieren gehen
Woche 3–4 **105 Minuten**	**15-Minuten-Workout 3** leichte Variante (Seite 61)	**15-Minuten-Workout mit Handtuch** leichte Variante (Seite 80)	**15-Minuten-Workout 3** leichte Variante (Seite 61)	**15-Minuten-Workout 2** leichte Variante (Seite 57)	Regeneration	**45-Minuten-Workout 1** leichte Variante (Seite 119)	Optional: 60 Minuten gemäßigt walken
Woche 5–6 **120 Minuten**	**15-Minuten-Workout 3** leichte Variante (Seite 61)	**15-Minuten Workout mit Handtuch** mittlere Variante (Seite 80)	Regeneration	**30-Minuten-Workout 2** leichte Variante (Seite 92)	Regeneration	**60-Minuten-Sequenztraining für jede Gewichtsklasse** niedrige Intensität (Seite 155)	Optional: 60 Minuten inlineskaten, Schlittschuh laufen oder gemäßigt Rad fahren
Woche 7–8 **120 Minuten**	**15-Minuten-Workout 1** mittlere Variante (Seite 53)	**15-Minuten-Workout 2** leichte Variante (Seite 57)	**45-Minuten-Workout 1** leichte Variante (Seite 119)	Regeneration	**30-Minuten-Workout 1** mittlere Variante (Seite 87)	**15-Minuten-Workout 1** mittlere Variante (Seite 53)	Optional: 90 Minuten gemäßigt Rad fahren

DER 12-WOCHEN-EINSTEIGER-FETT-WEG-PLAN FÜR SUPERSCHWERGEWICHTE

Zeitraum/ Trainingszeit	MO	DI	MI	DO	FR	SA	SO
Woche 1–2 105 Minuten	**15-Minuten- Workout 1** leichte Variante (Seite 53)	**15-Minuten- Workout mit Handtuch** leichte Variante (Seite 80)	**30-Minuten- Workout 1** leichte Variante (Seite 87)	**15-Minuten- Workout mit Handtuch** leichte Variante (Seite 80)	**15-Minuten- Workout 1** leichte Variante (Seite 53)	**15-Minuten- Workout mit Handtuch** leichte Variante (Seite 80)	Optional: 60 Minuten spazieren gehen
Woche 3–4 105 Minuten	**30-Minuten- Workout 2** leichte Variante (Seite 92)	Regeneration	**45-Minuten- Workout 1** leichte Variante (Seite 119)	Regeneration	**30-Minuten- Workout 2** leichte Variante (Seite 92)	Regeneration	Optional: 60 Minuten gemäßigt Rad fahren
Woche 5–6 120 Minuten	**30-Minuten- Workout 3** leichte Variante (Seite 97)	Regeneration	**45-Minuten- Workout mit Handtuch** leichte Variante (Seite 143)	Regeneration	**45-Minuten- Workout 1** leichte Variante (Seite 119)	Regeneration	Optional: 60 Minuten gemäßigt walken
Woche 7–8 135 Minuten	**30-Minuten- Workout 1** leichte Variante (Seite 87)	**15-Minuten- Workout mit Handtuch** mittlere Variante (Seite 80)	**30-Minuten- Workout 2** leichte Variante (Seite 92)	Regeneration	**60-Minuten- Sequenztrai- ning für jede Gewichts- klasse** niedrige Intensität (Seite 155)	Regeneration	Optional: 90 Minuten gemäßigt Rad fahren
Woche 9–10 135 Minuten	**15-Minuten- Workout 3** mittlere Variante (Seite 61)	**30-Minuten- Workout 3** leichte Variante (Seite 97)	Regeneration	**30-Minuten- Workout 3** mittlere Variante (Seite 97)	Regeneration	**60-Minuten- Sequenztrai- ning für jede Gewichts- klasse** niedrige Intensität (Seite 155)	Optional: 40 Minuten spazieren gehen
Woche 11–12 155 Minuten	Regeneration	**45-Minuten- Workout 1** mittlere Variante (Seite 119)	**15-Minuten- Workout 2** leichte Variante (Seite 57)	**15-Minuten- Workout mit Handtuch** mittlere Variante (Seite 80)	Regeneration	**80-Minuten- Sequenztrai- ning für jede Gewichts- klasse** niedrige Intensität (Seite 161)	Optional: 40 Minuten spazieren gehen

Die Trainingspläne

DER 4-WOCHEN-FORTGESCHRITTENEN-FETT-WEG-PLAN FÜR SUPERSCHWERGEWICHTE

Zeitraum/ Trainingszeit	MO	DI	MI	DO	FR	SA	SO
Woche 1 – 2 120 Minuten	**15-Minuten-Workout 2** leichte Variante (Seite 57)	Regeneration	**30-Minuten-Workout 1** leichte Variante (Seite 87)	Regeneration	**45-Minuten-Workout 1** leichte Variante (Seite 119)	**30-Minuten-Workout 1** leichte Variante (Seite 87)	Optional: 60 Minuten gemäßigt Rad fahren
Woche 3 – 4 135 Minuten	**30-Minuten-Workout 2** leichte Variante (Seite 92)	**45-Minuten-Workout 1** mittlere Variante (Seite 119)	Regeneration	**30-Minuten-Workout 1** mittlere Variante (Seite 87)	Regeneration	**45-Minuten-Workout 1** leichte Variante (Seite 119)	Optional: 90 Minuten gemäßigt Rad fahren

DER 8-WOCHEN-FORTGESCHRITTENEN-FETT-WEG-PLAN FÜR SUPERSCHWERGEWICHTE

Zeitraum/ Trainingszeit	MO	DI	MI	DO	FR	SA	SO
Woche 1 – 2 120 Minuten	**30-Minuten-Workout 2** leichte Variante (Seite 92)	**15-Minuten-Workout 2** leichte Variante (Seite 57)	Regeneration	**45-Minuten-Workout 1** leichte Variante (Seite 119)	Regeneration	**30-Minuten-Workout 2** leichte Variante (Seite 92)	Optional: 60 Minuten gemäßigt Rad fahren
Woche 3 – 4 120 Minuten	**15-Minuten-Workout 3** leichte Variante (Seite 61)	**15-Minuten-Workout 1** mittlere Variante (Seite 53)	**15-Minuten-Workout mit Handtuch** mittlere Variante (Seite 80)	**15-Minuten-Workout 2** mittlere Variante (Seite 57)	**15-Minuten-Workout 1** leichte Variante (Seite 53)	**45-Minuten-Workout mit Handtuch** leichte Variante (Seite 143)	Optional: 40 Minuten spazieren gehen
Woche 5 – 6 150 Minuten	**15-Minuten-Workout mit Hilfsmitteln aus der Umgebung** leichte Variante (Seite 77)	**30-Minuten-Workout 1** mittlere Variante (Seite 97)	Regeneration	**45-Minuten-Workout 1** leichte Variante (Seite 119)	Regeneration	**60-Minuten-Sequenztraining für jede Gewichtsklasse** niedrige Intensität (Seite 155)	Optional: 40 Minuten spazieren gehen
Woche 7 – 8 150 Minuten	**15-Minuten-Workout mit Erhöhung** mittlere Variante (Seite 83)	**15-Minuten-Workout mit Handtuch** mittlere Variante (Seite 80)	**60-Minuten-Sequenztraining für jede Gewichtsklasse** niedrige Intensität (Seite 155)	Regeneration	**45-Minuten-Workout mit Handtuch** leichte Variante (Seite 143)	**15-Minuten-Workout 1** mittlere Variante (Seite 53)	Optional: 90 Minuten gemäßigt Rad fahren

DER 12-WOCHEN-FORTGESCHRITTENEN-FETT-WEG-PLAN FÜR SUPERSCHWERGEWICHTE

Zeitraum/ Trainingszeit	MO	DI	MI	DO	FR	SA	SO
Woche 1–2 120 Minuten	**30-Minuten-Workout 3** leichte Variante (Seite 97)	**15-Minuten-Workout mit Handtuch** leichte Variante (Seite 80)	**30-Minuten-Workout 1** leichte Variante (Seite 87)	Regeneration	**15-Minuten-Workout 1** leichte Variante (Seite 53)	**30-Minuten-Workout 1** leichte Variante (Seite 87)	Optional: 60 Minuten gemäßigt Rad fahren
Woche 3–4 120 Minuten	**15-Minuten-Workout 2** leichte Variante (Seite 57)	**15-Minuten-Workout mit Erhöhung** leichte Variante (Seite 83)	**30-Minuten-Workout 2** leichte Variante (Seite 92)	Regeneration	**15-Minuten-Workout 2** mittlere Variante (Seite 57)	**45-Minuten-Workout 1** leichte Variante (Seite 119)	Optional: 60 Minuten zügig Rad fahren
Woche 5–6 135 Minuten	**15-Minuten-Workout 3** leichte Variante (Seite 61)	**15-Minuten-Workout mit Handtuch** mittlere Variante (Seite 80)	**30-Minuten-Workout 1** leichte Variante (Seite 87)	Regeneration	**45-Minuten-Workout 1** leichte Variante (Seite 119)	**30-Minuten-Workout 1** mittlere Variante (Seite 87)	Optional: 60 Minuten zügig walken
Woche 7–8 135 Minuten	**15-Minuten-Workout 2** mittlere Variante (Seite 57)	Regeneration	**45-Minuten-Workout mit Handtuch** mittlere Variante (Seite 143)	Regeneration	**15-Minuten-Workout 4** leichte Variante (Seite 65)	**60-Minuten-Sequenztraining für jede Gewichtsklasse** niedrige Intensität (Seite 155)	Optional: 60 Minuten gemäßigt walken
Woche 9–10 150 Minuten	**15-Minuten-Workout 4** mittlere Variante (Seite 65)	**30-Minuten-Workout 2** leichte Variante (Seite 92)	Regeneration	**30-Minuten-Workout 1** leichte Variante (Seite 87)	**15-Minuten-Workout 4** leichte Variante (Seite 65)	**60-Minuten-Sequenztraining für jede Gewichtsklasse** mittlere Intensität (Seite 155)	Optional: 60 Minuten spazieren gehen
Woche 11–12 185 Minuten	**15-Minuten-Workout 2** anstrengende Variante (Seite 57)	**45-Minuten-Workout mit Handtuch** leichte Variante (Seite 143)	Regeneration	**45-Minuten-Workout 1** mittlere Variante (Seite 119)	Regeneration	**80-Minuten-Sequenztraining für jede Gewichtsklasse** niedrige Intensität (Seite 161)	Optional: 40 Minuten spazieren gehen

Die Trainingspläne

DER 4-WOCHEN-EINSTEIGER-FETT-WEG-PLAN FÜR SCHWERGEWICHTE

Zeitraum/ Trainingszeit	MO	DI	MI	DO	FR	SA	SO
Woche 1 – 2 **105 Minuten**	**15-Minuten-Workout 3** leichte Variante (Seite 61)	**15-Minuten-Workout mit Hilfsmitteln aus der Umgebung** leichte Variante (Seite 77)	**15-Minuten-Workout 3** leichte Variante (Seite 61)	**15-Minuten-Workout mit Handtuch** leichte Variante (Seite 80)	**30-Minuten-Workout 3** leichte Variante (Seite 97)	**15-Minuten-Workout 1** leichte Variante (Seite 53)	Optional: 60 Minuten gemäßigt Rad fahren
Woche 3 – 4 **120 Minuten**	**15-Minuten-Workout 3** leichte Variante (Seite 61)	**15-Minuten-Workout 4** leichte Variante (Seite 65)	**30-Minuten-Workout 3** leichte Variante (Seite 97)	**15-Minuten-Workout 4** leichte Variante (Seite 65)	Regeneration	**45-Minuten-Workout 2** leichte Variante (Seite 125)	Optional: 90 Minuten gemäßigt Rad fahren

DER 8-WOCHEN-EINSTEIGER-FETT-WEG-PLAN FÜR SCHWERGEWICHTE

Zeitraum/ Trainingszeit	MO	DI	MI	DO	FR	SA	SO
Woche 1 – 2 **105 Minuten**	**45-Minuten-Workout 2** leichte Variante (Seite 125)	Regeneration	**15-Minuten-Workout 3** leichte Variante (Seite 61)	**15-Minuten-Workout 4** leichte Variante (Seite 65)	Regeneration	**30-Minuten-Workout 3** leichte Variante (Seite 97)	Optional: 60 Minuten gemäßigt Rad fahren
Woche 3 – 4 **105 Minuten**	**15-Minuten-Workout 4** leichte Variante (Seite 65)	**15-Minuten-Workout 2** leichte Variante (Seite 57)	**15-Minuten-Workout mit Handtuch** mittlere Variante (Seite 80)	**15-Minuten-Workout 4** mittlere Variante (Seite 65)	Regeneration	**45-Minuten-Workout 2** leichte Variante (Seite 125)	Optional: 60 Minuten inlineskaten, Schlittschuh laufen oder gemäßigt Rad fahren
Woche 5 – 6 **120 Minuten**	**15-Minuten-Workout mit Hilfsmitteln aus der Umgebung** leichte Variante (Seite 77)	**15-Minuten-Workout 2** mittlere Variante (Seite 57)	Regeneration	**30-Minuten-Workout 2** leichte Variante (Seite 92)	Regeneration	**60-Minuten-Sequenztraining für Schwer- und Halbschwergewichte** niedrige Intensität (Seite 167)	Optional: 60 Minuten spazieren gehen
Woche 7 – 8 **135 Minuten**	**15-Minuten-Workout mit Hilfsmitteln aus der Umgebung** leichte Variante (Seite 77)	Regeneration	**45-Minuten-Workout 2** leichte Variante (Seite 125)	Regeneration	**15-Minuten-Workout 3** leichte Variante (Seite 61)	**60-Minuten-Sequenztraining für Schwer- und Halbschwergewichte** mittlere Intensität (Seite 167)	Optional: 60 Minuten gemäßigt Rad fahren

DER 12-WOCHEN-EINSTEIGER-FETT-WEG-PLAN FÜR SCHWERGEWICHTE

Zeitraum/ Trainingszeit	MO	DI	MI	DO	FR	SA	SO
Woche 1–2 105 Minuten	**15-Minuten-Workout 2** leichte Variante (Seite 57)	**15-Minuten-Workout mit Handtuch** leichte Variante (Seite 80)	**30-Minuten-Workout 1** leichte Variante (Seite 87)	Regeneration	**15-Minuten-Workout 3** leichte Variante (Seite 61)	**30-Minuten-Workout 3** leichte Variante (Seite 97)	Optional: 60 Minuten spazieren gehen
Woche 3–4 120 Minuten	**30-Minuten-Workout 2** leichte Variante (Seite 92)	Regeneration	**30-Minuten-Workout 3** leichte Variante (Seite 97)	Regeneration	**15-Minuten-Workout 2** mittlere Variante (Seite 57)	**45-Minuten-Workout 2** leichte Variante (Seite 125)	Optional: 60 Minuten gemäßigt Rad fahren
Woche 5–6 120 Minuten	**15-Minuten-Workout 4** leichte Variante (Seite 65)	**15-Minuten-Workout 3** mittlere Variante (Seite 61)	**45-Minuten-Workout mit Handtuch** leichte Variante (Seite 143)	Regeneration	**30-Minuten-Workout 2** mittlere Variante (Seite 92)	**15-Minuten-Workout 2** mittlere Variante (Seite 57)	Optional: 90 Minuten gemäßigt Rad fahren
Woche 7–8 150 Minuten	**30-Minuten-Workout 3** leichte Variante (Seite 97)	Regeneration	**45-Minuten-Workout 2** mittlere Variante (Seite 125)	**15-Minuten-Workout mit Erhöhung** leichte Variante (Seite 83)	Regeneration	**60-Minuten-Sequenztraining für Schwer- und Halbschwergewichte** niedrige Intensität (Seite 167)	Optional: 60 Minuten inlineskaten, Schlittschuh laufen oder gemäßigt Rad fahren
Woche 9–10 165 Minuten	**15-Minuten-Workout mit Erhöhung** leichte Variante (Seite 83)	**30-Minuten-Workout 3** mittlere Variante (Seite 97)	**15-Minuten-Workout 2** leichte Variante (Seite 57)	**30-Minuten-Workout 2** leichte Variante (Seite 92)	**15-Minuten-Workout mit Hilfsmitteln aus der Umgebung** leichte Variante (Seite 77)	**60-Minuten-Sequenztraining für Schwer- und Halbschwergewichte** mittlere Intensität (Seite 167)	Optional: 60 Minuten spazieren gehen
Woche 11–12 185 Minuten	**15-Minuten-Workout 3** leichte Variante (Seite 61)	**45-Minuten-Workout 2** mittlere Variante (Seite 125)	**30-Minuten-Workout 2** leichte Variante (Seite 92)	**15-Minuten-Workout mit Hilfsmitteln aus der Umgebung** mittlere Variante (Seite 77)	Regeneration	**80-Minuten-Sequenztraining für Schwer- und Halbschwergewichte** niedrige Intensität (Seite 173)	Optional: 60 Minuten gemäßigt Rad fahren

Die Trainingspläne

DER 4-WOCHEN-FORTGESCHRITTENEN-FETT-WEG-PLAN FÜR SCHWERGEWICHTE

Zeitraum/ Trainingszeit	MO	DI	MI	DO	FR	SA	SO
Woche 1–2 120 Minuten	15-Minuten-Workout 3 leichte Variante (Seite 61)	30-Minuten-Workout 3 leichte Variante (Seite 97)	15-Minuten-Workout 3 mittlere Variante (Seite 61)	15-Minuten-Workout mit Handtuch mittlere Variante (Seite 80)	30-Minuten-Workout 3 leichte Variante (Seite 97)	15-Minuten-Workout 4 leichte Variante (Seite 65)	Optional: 60 Minuten zügig Rad fahren
Woche 3–4 135 Minuten	30-Minuten-Workout 5 leichte Variante (Seite 108)	15-Minuten-Workout 4 mittlere Variante (Seite 65)	30-Minuten-Workout 3 mittlere Variante (Seite 97)	15-Minuten-Workout 4 leichte Variante (Seite 65)	Regeneration	45-Minuten-Workout mit Hilfsmitteln aus der Umgebung leichte Variante (Seite 138)	Optional: 90 Minuten gemäßigt Rad fahren

DER 8-WOCHEN-FORTGESCHRITTENEN-FETT-WEG-PLAN FÜR SCHWERGEWICHTE

Zeitraum/ Trainingszeit	MO	DI	MI	DO	FR	SA	SO
Woche 1–2 120 Minuten	30-Minuten-Workout 4 leichte Variante (Seite 102)	15-Minuten-Workout 1 mittlere Variante (Seite 53)	Regeneration	45-Minuten-Workout mit Handtuch leichte Variante (Seite 143)	Regeneration	30-Minuten-Workout 4 leichte Variante (Seite 102)	Optional: 60 Minuten walken
Woche 3–4 135 Minuten	30-Minuten-Workout 5 leichte Variante (Seite 108)	15-Minuten-Workout mit Hilfsmitteln aus der Umgebung leichte Variante (Seite 77)	30-Minuten-Workout 4 mittlere Variante (Seite 102)	15-Minuten-Workout mit Erhöhung leichte Variante (Seite 83)	Regeneration	45-Minuten-Workout 2 leichte Variante (Seite 125)	Optional: 90 Minuten gemäßigt Rad fahren
Woche 5–6 150 Minuten	30-Minuten-Workout 4 mittlere Variante (Seite 102)	15-Minuten-Workout mit Hilfsmitteln aus der Umgebung leichte Variante (Seite 77)	Regeneration	45-Minuten-Workout mit Handtuch mittlere Variante (Seite 143)	Regeneration	60-Minuten-Sequenztraining für Schwer- und Halbschwergewichte niedrige Intensität (Seite 167)	Optional: 60 Minuten spazieren gehen
Woche 7–8 170 Minuten	15-Minuten-Workout 1 mittlere Variante (Seite 53)	15-Minuten-Workout mit Erhöhung mittlere Variante (Seite 83)	45-Minuten-Workout mit Hilfsmitteln aus der Umgebung leichte Variante (Seite 138)	Regeneration	15-Minuten-Workout 3 mittlere Variante (Seite 61)	80-Minuten-Sequenztraining für Schwer- und Halbschwergewichte niedrige Intensität (Seite 173)	Optional: 60 Minuten inlineskaten Schlittschuh laufen oder gemäßigt Rad fahren

DER 12-WOCHEN-FORTGESCHRITTENEN-FETT-WEG-PLAN FÜR SCHWERGEWICHTE

Zeitraum/ Trainingszeit	MO	DI	MI	DO	FR	SA	SO
Woche 1 – 2 120 Minuten	**15-Minuten-Workout 6** leichte Variante (Seite 73)	**15-Minuten-Workout mit Hilfsmitteln aus der Umgebung** leichte Variante (Seite 77)	**30-Minuten-Workout 4** leichte Variante (Seite 102)	**15-Minuten-Workout mit Handtuch** mittlere Variante (Seite 80)	**15-Minuten-Workout 4** leichte Variante (Seite 65)	**30-Minuten-Workout 5** leichte Variante (Seite 108)	Optional: 60 Minuten spazieren gehen
Woche 3 – 4 135 Minuten	**30-Minuten-Workout 4** mittlere Variante (Seite 102)	**15-Minuten-Workout mit Hilfsmitteln aus der Umgebung** mittlere Variante (Seite 77)	**30-Minuten-Workout 5** leichte Variante (Seite 108)	Regeneration	**15-Minuten-Workout mit Erhöhung** leichte Variante (Seite 83)	**45-Minuten-Workout 2** leichte Variante (Seite 125)	Optional: 60 Minuten gemäßigt Rad fahren
Woche 5 – 6 135 Minuten	**15-Minuten-Workout 4** mittlere Variante (Seite 65)	**30-Minuten-Workout 5** mittlere Variante (Seite 108)	**45-Minuten-Workout mit Erhöhung** leichte Variante (Seite 148)	Regeneration	**30-Minuten-Workout 4** mittlere Variante (Seite 102)	**15-Minuten-Workout 3** leichte Variante (Seite 61)	Optional: 90 Minuten gemäßigt Rad fahren
Woche 7 – 8 150 Minuten	**30-Minuten-Workout 4** mittlere Variante (Seite 102)	Regeneration	**45-Minuten-Workout mit Hilfsmitteln aus der Umgebung** leichte Variante (Seite 138)	**15-Minuten-Workout mit Erhöhung** mittlere Variante (Seite 83)	Regeneration	**60-Minuten-Sequenztraining für Schwer- und Halbschwergewichte** mittlere Intensität (Seite 167)	Optional: 60 Minuten walken
Woche 9 – 10 185 Minuten	**15-Minuten-Workout 5** mittlere Variante (Seite 69)	**45-Minuten-Workout 2** mittlere Variante (Seite 125)	Regeneration	**45-Minuten-Workout mit Erhöhung** leichte Variante (Seite 148)	Regeneration	**80-Minuten-Sequenztraining für Schwer- und Halbschwergewichte** niedrige Intensität (Seite 173)	Optional: 60 Minuten spazieren gehen
Woche 11 – 12 200 Minuten	**15-Minuten-Workout 5** mittlere Variante (Seite 69)	**45-Minuten-Workout mit Handtuch** leichte Variante (Seite 143)	**45-Minuten-Workout 2** mittlere Variante (Seite 125)	Regeneration	**15-Minuten-Workout 6** leichte Variante (Seite 73)	**80-Minuten-Sequenztraining für Schwer- und Halbschwergewichte** mittlere Intensität (Seite 173)	Optional: 60 Minuten gemäßigt Rad fahren

Die Trainingspläne

DER 4-WOCHEN-EINSTEIGER-FETT-WEG-PLAN FÜR HALBSCHWERGEWICHTE

Zeitraum/ Trainingszeit	MO	DI	MI	DO	FR	SA	SO
Woche 1 – 2 120 Minuten	**15-Minuten-Workout 5** leichte Variante (Seite 69)	**15-Minuten-Workout 4** leichte Variante (Seite 65)	**15-Minuten-Workout 5** mittlere Variante (Seite 69)	**15-Minuten-Workout mit Erhöhung** leichte Variante (Seite 83)	Regeneration	**60-Minuten-Sequenztraining für Halbschwergewichte** niedrige Intensität (Seite 179)	Optional: 60 Minuten gemäßigt Rad fahren
Woche 3 – 4 150 Minuten	**30-Minuten-Workout 3** leichte Variante (Seite 97)	Regeneration	**45-Minuten-Workout 2** leichte Variante (Seite 125)	**15-Minuten-Workout 2** leichte Variante (Seite 57)	Regeneration	**60-Minuten-Sequenztraining für Halbschwergewichte** mittlere Intensität (Seite 179)	Optional: 30 Minuten gemäßigt joggen

DER 8-WOCHEN-EINSTEIGER-FETT-WEG-PLAN FÜR HALBSCHWERGEWICHTE

Zeitraum/ Trainingszeit	MO	DI	MI	DO	FR	SA	SO
Woche 1 – 2 120 Minuten	**30-Minuten-Workout 2** mittlere Variante (Seite 92)	Regeneration	**30-Minuten-Workout 3** leichte Variante (Seite 97)	Regeneration	Regeneration	**60-Minuten-Sequenztraining für Halbschwergewichte** niedrige Intensität (Seite 179)	Optional: 60 Minuten gemäßigt Rad fahren
Woche 3 – 4 135 Minuten	**15-Minuten-Workout 4** leichte Variante (Seite 65)	**30-Minuten-Workout 2** mittlere Variante (Seite 92)	**30-Minuten-Workout 3** leichte Variante (Seite 97)	Regeneration	**15-Minuten-Workout 4** mittlere Variante (Seite 65)	**45-Minuten-Workout 2** leichte Variante (Seite 125)	Optional: 90 Minuten gemäßigt Rad fahren
Woche 5 – 6 150 Minuten	**30-Minuten-Workout 3** mittlere Variante (Seite 97)	Regeneration	**45-Minuten-Workout 3** leichte Variante (Seite 131)	Regeneration	**15-Minuten-Workout 3** leichte Variante (Seite 61)	**60-Minuten-Sequenztraining für Halbschwergewichte** mittlere Intensität (Seite 179)	Optional: 30 Minuten gemäßigt joggen
Woche 7 – 8 170 Minuten	**30-Minuten-Workout 2** mittlere Variante (Seite 92)	Regeneration	**45-Minuten-Workout mit Erhöhung** mittlere Variante (Seite 148)	Regeneration	**15-Minuten-Workout 4** mittlere Variante (Seite 65)	**80-Minuten-Sequenztraining für jede Gewichtsklasse** niedrige Intensität (Seite 161)	Optional: 60 Minuten zügig Rad fahren

DER 12-WOCHEN-EINSTEIGER-FETT-WEG-PLAN FÜR HALBSCHWERGEWICHTE

Zeitraum/ Trainingszeit	MO	DI	MI	DO	FR	SA	SO
Woche 1 – 2 120 Minuten	**15-Minuten-Workout 4** leichte Variante (Seite 65)	**15-Minuten-Workout 3** leichte Variante (Seite 61)	**30-Minuten-Workout 1** mittlere Variante (Seite 87)	Regeneration	**15-Minuten-Workout 2** leichte Variante (Seite 57)	**45-Minuten-Workout 3** leichte Variante (Seite 131)	Optional: 60 Minuten gemäßigt Rad fahren
Woche 3 – 4 120 Minuten	**30-Minuten-Workout 3** leichte Variante (Seite 97)	Regeneration	**30-Minuten-Workout 1** mittlere Variante (Seite 87)	Regeneration	**15-Minuten-Workout 2** leichte Variante (Seite 57)	**45-Minuten-Workout 3** mittlere Variante (Seite 131)	Optional: 90 Minuten gemäßigt Rad fahren
Woche 5 – 6 150 Minuten	**15-Minuten-Workout 4** mittlere Variante (Seite 65)	**15-Minuten-Workout 2** mittlere Variante (Seite 57)	**45-Minuten-Workout mit Handtuch** leichte Variante (Seite 143)	Regeneration	**15-Minuten-Workout 3** mittlere Variante (Seite 61)	**60-Minuten-Sequenztraining für Halbschwergewichte** niedrige Intensität (Seite 179)	Optional: 60 Minuten walken
Woche 7 – 8 165 Minuten	**30-Minuten-Workout 2** leichte Variante (Seite 92)	**15-Minuten-Workout 4** mittlere Variante (Seite 65)	**45-Minuten-Workout mit Erhöhung** leichte Variante (Seite 148)	Regeneration	**15-Minuten-Workout 3** mittlere Variante (Seite 61)	**60-Minuten-Sequenztraining für Halbschwergewichte** mittlere Intensität (Seite 179)	Optional: 60 Minuten zügig Rad fahren
Woche 9 – 10 185 Minuten	**15-Minuten-Workout 4** mittlere Variante (Seite 65)	**30-Minuten-Workout 3** leichte Variante (Seite 97)	**15-Minuten-Workout 3** mittlere Variante (Seite 61)	**30-Minuten-Workout 1** anstrengende Variante (Seite 87)	**15-Minuten-Workout mit Handtuch** anstrengende Variante (Seite 80)	**80-Minuten-Sequenztraining für jede Gewichtsklasse** niedrige Intensität (Seite 161)	Optional: 40 Minuten gemäßigt joggen
Woche 11 – 12 195 Minuten	**15-Minuten-Workout 2** anstrengende Variante (Seite 57)	**30-Minuten-Workout 2** mittlere Variante (Seite 92)	**45-Minuten-Workout 2** leichte Variante (Seite 125)	**15-Minuten-Workout 3** anstrengende Variante (Seite 61)	Regeneration	**90-Minuten-Sequenztraining für Halbschwergewichte** niedrige Intensität (Seite 184)	Optional: 60 Minuten gemäßigt Rad fahren

Die Trainingspläne

DER 4-WOCHEN-FORTGESCHRITTENEN-FETT-WEG-PLAN FÜR HALBSCHWERGEWICHTE

Zeitraum/ Trainingszeit	MO	DI	MI	DO	FR	SA	SO
Woche 1–2 120 Minuten	**15-Minuten-Workout 5** leichte Variante (Seite 69)	**30-Minuten-Workout 5** leichte Variante (Seite 108)	**15-Minuten-Workout 6** leichte Variante (Seite 73)	**30-Minuten-Workout 5** mittlere Variante (Seite 108)	**45-Minuten-Workout mit Hilfsmitteln aus der Umgebung** leichte Variante (Seite 138)	**15-Minuten-Workout 5** mittlere Variante (Seite 69)	Optional: 90 Minuten gemäßigt Rad fahren
Woche 3–4 150 Minuten	**15-Minuten-Workout mit Erhöhung** leichte Variante (Seite 83)	**45-Minuten-Workout 3** leichte Variante (Seite 131)	**30-Minuten-Workout 5** mittlere Variante (Seite 108)	Regeneration	**45-Minuten-Workout 3** mittlere Variante (Seite 131)	**15-Minuten-Workout mit Erhöhung** mittlere Variante (Seite 83)	Optional: 40 Minuten gemäßigt joggen

DER 8-WOCHEN-FORTGESCHRITTENEN-FETT-WEG-PLAN FÜR HALBSCHWERGEWICHTE

Zeitraum/ Trainingszeit	MO	DI	MI	DO	FR	SA	SO
Woche 1–2 135 Minuten	**45-Minuten-Workout 3** leichte Variante (Seite 131)	Regeneration	**30-Minuten-Workout 5** leichte Variante (Seite 108)	**15-Minuten-Workout 5** mittlere Variante (Seite 69)	**15-Minuten-Workout mit Hilfsmitteln aus der Umgebung** leichte Variante (Seite 77)	**30-Minuten-Workout 6** leichte Variante (Seite 113)	Optional: 90 Minuten gemäßigt Rad fahren
Woche 3–4 150 Minuten	**30-Minuten-Workout 4** leichte Variante (Seite 102)	**30-Minuten-Workout 6** mittlere Variante (Seite 113)	**15-Minuten-Workout 5** mittlere Variante (Seite 69)	**15-Minuten-Workout mit Hilfsmitteln aus der Umgebung** mittlere Variante (Seite 77)	**15-Minuten-Workout 6** mittlere Variante (Seite 73)	**45-Minuten-Workout 3** leichte Variante (Seite 131)	Optional: 40 Minuten gemäßigt joggen
Woche 5–6 165 Minuten	**45-Minuten-Workout mit Hilfsmitteln aus der Umgebung** leichte Variante (Seite 138)	Regeneration	**45-Minuten-Workout 3** mittlere Variante (Seite 131)	Regeneration	**15-Minuten-Workout 6** anstrengende Variante (Seite 73)	**60-Minuten-Sequenztraining für Halbschwergewichte** niedrige Intensität (Seite 179)	Optional: 60 Minuten inlineskaten, Schlittschuh laufen oder gemäßigt Rad fahren
Woche 7–8 195 Minuten	**30-Minuten-Workout 6** mittlere Variante (Seite 113)	Regeneration	**60-Minuten-Sequenztraining für Halbschwergewichte** mittlere Intensität (Seite 179)	Regeneration	**15-Minuten-Workout 5** anstrengende Variante (Seite 69)	**90-Minuten-Sequenztraining für Halbschwergewichte** niedrige Intensität (Seite 184)	Optional: 60 Minuten gemäßigt Rad fahren

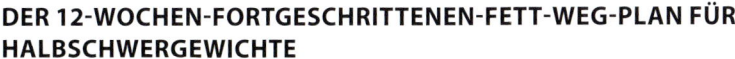

DER 12-WOCHEN-FORTGESCHRITTENEN-FETT-WEG-PLAN FÜR HALBSCHWERGEWICHTE

Zeitraum/ Trainingszeit	MO	DI	MI	DO	FR	SA	SO
Woche 1–2 120 Minuten	**15-Minuten-Workout mit Erhöhung** leichte Variante (Seite 83)	**15-Minuten-Workout 5** leichte Variante (Seite 69)	**30-Minuten-Workout 6** leichte Variante (Seite 113)	**15-Minuten-Workout mit Handtuch** mittlere Variante (Seite 80)	**15-Minuten-Workout 5** mittlere Variante (Seite 69)	**30-Minuten-Workout 6** mittlere Variante (Seite 113)	Optional: 90 Minuten gemäßigt Rad fahren
Woche 3–4 135 Minuten	**30-Minuten-Workout 4** mittlere Variante (Seite 102)	Regeneration	**45-Minuten-Workout 3** leichte Variante (Seite 131)	Regeneration	**15-Minuten-Workout 6** leichte Variante (Seite 73)	**45-Minuten-Workout 3** mittlere Variante (Seite 131)	Optional: 40 Minuten gemäßigt joggen
Woche 5–6 165 Minuten	**15-Minuten-Workout 5** anstrengende Variante (Seite 69)	**30-Minuten-Workout 6** mittlere Variante (Seite 113)	**45-Minuten-Workout mit Handtuch** mittlere Variante (Seite 143)	Regeneration	**15-Minuten-Workout 6** mittlere Variante (Seite 73)	**60-Minuten-Sequenztraining für Halbschwergewichte** niedrige Intensität (Seite 179)	Optional: 60 Minuten gemäßigt Rad fahren
Woche 7–8 180 Minuten	**45-Minuten-Workout mit Hilfsmitteln aus der Umgebung** leichte Variante (Seite 138)	Regeneration	**45-Minuten-Workout mit Erhöhung** leichte Variante (Seite 148)	**15-Minuten-Workout mit Handtuch** anstrengende Variante (Seite 80)	**15-Minuten-Workout 6** mittlere Variante (Seite 73)	**60-Minuten-Sequenztraining für Halbschwergewichte** mittlere Intensität (Seite 179)	Optional: 90 Minuten gemäßigt Rad fahren
Woche 9–10 210 Minuten	**30-Minuten-Workout 6** mittlere Variante (Seite 113)	**30-Minuten-Workout 5** leichte Variante (Seite 108)	**45-Minuten-Workout mit Hilfsmitteln aus der Umgebung** mittlere Variante (Seite 138)	Regeneration	**15-Minuten-Workout 6** anstrengende Variante (Seite 73)	**90-Minuten-Sequenztraining für Halbschwergewichte** niedrige Intensität (Seite 184)	Optional: 60 Minuten walken
Woche 11–12 210 Minuten	**15-Minuten-Workout 5** anstrengende Variante (Seite 69)	**30-Minuten-Workout 6** mittlere Variante (Seite 113)	**60-Minuten-Sequenztraining für Schwer- und Halbschwergewichte** mittlere Intensität (Seite 167)	Regeneration	**15-Minuten-Workout 6** anstrengende Variante (Seite 73)	**90-Minuten-Sequenztraining für Halbschwergewichte** mittlere Intensität (Seite 184)	Optional: 60 Minuten inlineskaten, Schlittschuh laufen oder gemäßigt Rad fahren

Die Trainingspläne

Bonus: vier einfache Pläne für verschiedene Wochenplanungen

Sie können nur am Wochenende? Nur an drei Wochentagen? Oder wollen jeden Tag nur kurz nach dem Aufstehen trainieren? Dafür sind diese Beispielpläne gedacht. Einfach durchführen oder den persönlichen Bedürfnissen anpassen und andere Workouts wählen.

DER 8-WOCHEN-FETT-WEG-PLAN „JEDEN TAG EIN BISSCHEN"

Hier am Beispiel für superschwergewichtige Einsteiger; intensivere Workouts und/oder längere Zeiten bis maximal 30 Minuten pro Tag sind möglich.							
Zeitraum/ Trainingszeit	MO	DI	MI	DO	FR	SA	SO
Woche 1–2 105 Minuten	15-Minuten-Workout 1 leichte Variante (Seite 53)	15-Minuten-Workout mit Handtuch leichte Variante (Seite 80)	15-Minuten-Workout 1 leichte Variante (Seite 53)	15-Minuten-Workout mit Handtuch mittlere Variante (Seite 80)	15-Minuten-Workout 1 leichte Variante (Seite 53)	15-Minuten-Workout mit Handtuch leichte Variante (Seite 80)	15-Minuten-Workout 1 mittlere Variante (Seite 53)
Woche 3–4 105 Minuten	15-Minuten-Workout 2 leichte Variante (Seite 57)	15-Minuten-Workout mit Handtuch leichte Variante (Seite 80)	15-Minuten-Workout 2 leichte Variante (Seite 57)	15-Minuten-Workout mit Handtuch mittlere Variante (Seite 80)	15-Minuten-Workout 2 leichte Variante (Seite 57)	15-Minuten-Workout mit Handtuch leichte Variante (Seite 80)	15-Minuten-Workout 2 mittlere Variante (Seite 57)
Woche 5–6 105 Minuten	15-Minuten-Workout 1 mittlere Variante (Seite 53)	15-Minuten-Workout mit Erhöhung leichte Variante (Seite 83)	15-Minuten-Workout 1 mittlere Variante (Seite 53)	15-Minuten-Workout mit Erhöhung leichte Variante (Seite 83)	15-Minuten-Workout 1 mittlere Variante (Seite 53)	15-Minuten-Workout mit Erhöhung leichte Variante (Seite 83)	15-Minuten-Workout 1 mittlere Variante (Seite 53)
Woche 7–8 135 Minuten	15-Minuten-Workout 2 mittlere Variante (Seite 57)	30-Minuten-Workout 1 leichte Variante (Seite 87)	15-Minuten-Workout 2 mittlere Variante (Seite 57)	15-Minuten-Workout mit Erhöhung leichte Variante (Seite 83)	15-Minuten-Workout 2 mittlere Variante (Seite 57)	30-Minuten-Workout 1 leichte Variante (Seite 87)	15-Minuten-Workout 2 mittlere Variante (Seite 57)

DER 8-WOCHEN-FETT-WEG-PLAN „SCHWERPUNKT WOCHENENDE"

Hier am Beispiel für schwergewichtige Einsteiger; intensivere oder weniger intensive Workouts und/oder längere oder kürzere Trainingszeiten sind möglich.							
Zeitraum/ Trainingszeit	MO	DI	MI	DO	FR	SA	SO
Woche 1–2 90 Minuten					15-Minuten-Workout 3 leichte Variante (Seite 61)	45-Minuten-Workout 2 leichte Variante (Seite 125)	30-Minuten-Workout 2 leichte Variante (Seite 92)
Woche 3–4 90 Minuten					15-Minuten-Workout 2 mittlere Variante (Seite 57)	60-Minuten-Sequenztraining für Schwer- und Halbschwergewichte niedrige Intensität (Seite 167)	15-Minuten-Workout mit Handtuch mittlere Variante (Seite 80)
Woche 5–6 105 Minuten					15-Minuten-Workout mit Hilfsmitteln aus der Umgebung leichte Variante (Seite 77	60-Minuten-Sequenztraining für Schwer- und Halbschwergewichte mittlere Intensität (Seite 167)	30-Minuten-Workout 2 leichte Variante (Seite 92
Woche 7–8 110 Minuten					15-Minuten-Workout mit Erhöhung leichte Variante (Seite 83)	80-Minuten-Sequenztraining für jede Gewichtsklasse leichte Variante (Seite 161)	15-Minuten-Workout mit Handtuch anstrengende Variante (Seite 80)

DER 8-WOCHEN-FETT-WEG-PLAN „DREI FESTE TAGE PRO WOCHE"

Hier am Beispiel für fortgeschrittene Schwergewichte; leichtere/intensivere Workouts und/oder längere/kürzere Trainingszeiten sind möglich; Sie können auch dienstags, donnerstags und samstags (oder sonntags) trainieren.							
Zeitraum/ Trainingszeit	**MO**	**DI**	**MI**	**DO**	**FR**	**SA**	**SO**
Woche 1–2 150 Minuten	**45-Minuten-Workout 1** leichte Variante (Seite 119)		**45-Minuten-Workout 1** mittlere Variante (Seite 119)		**60-Minuten-Sequenztraining für Schwer- und Halbschwergewichte** niedrige Intensität (Seite 167)		
Woche 3–4 150 Minuten	**45-Minuten-Workout 2** leichte Variante (Seite 125)		**45-Minuten-Workout 2** mittlere Variante (Seite 125)		**60-Minuten-Sequenztraining für Schwer- und Halbschwergewichte** mittlere Intensität (Seite 167)		
Woche 5–6 165 Minuten	**60-Minuten-Sequenztraining für Halbschwergewichte** niedrige Intensität (Seite 179)		**45-Minuten-Workout mit Erhöhung** leichte Variante (Seite 148)		**60-Minuten-Sequenztraining für Halbschwergewichte** mittlere Intensität (Seite 179)		
Woche 7–8 170 Minuten	**45-Minuten-Workout mit Hilfsmitteln aus der Umgebung** leichte Variante (Seite 138)		**45-Minuten-Workout mit Erhöhung** mittlere Variante (Seite 148)		**80-Minuten-Sequenztraining für Schwer- und Halbschwergewichte** niedrige Intensität (Seite 173)		

DER 8-WOCHEN-FETT-WEG-PLAN „VIER FESTE TAGE PRO WOCHE"

Hier am Beispiel für halbschwergewichtige Einsteiger; leichtere/intensivere Workouts und/oder längere/kürzere Trainingszeiten sind möglich; Sie können auch dienstags, donnerstags, samstags und sonntags trainieren.							
Zeitraum/ Trainingszeit	**MO**	**DI**	**MI**	**DO**	**FR**	**SA**	**SO**
Woche 1–2 135 Minuten	**30-Minuten-Workout 3** leichte Variante (Seite 97)		**45-Minuten-Workout 1** leichte Variante (Seite 119)		**30-Minuten-Workout 4** leichte Variante (Seite 102)	**30-Minuten-Workout 3** mittlere Variante (Seite 97)	
Woche 3–4 135 Minuten	**30-Minuten-Workout 4** leichte Variante (Seite 102)		**45-Minuten-Workout 2** leichte Variante (Seite 125)		**15-Minuten-Workout 1** mittlere Variante (Seite 53)	**45-Minuten-Workout 2** mittlere Variante (Seite 125)	
Woche 5–6 150 Minuten	**30-Minuten-Workout 5** leichte Variante (Seite 108)		**45-Minuten-Workout 3** leichte Variante (Seite 131)		**15-Minuten-Workout 1** anstrengende Variante (Seite 53)	**60-Minuten-Sequenztraining für Halbschwergewichte** mittlere Intensität (Seite 179)	
Woche 7–8 165 Minuten	**30-Minuten-Workout 6** leichte Variante (Seite 113)		**30-Minuten-Workout 5** mittlere Variante (Seite 108)		**15-Minuten-Workout 1** anstrengende Variante (Seite 53)	**90-Minuten-Sequenztraining für Halbschwergewichte** niedrige Intensität (Seite 184)	

Verzeichnis der Übungen

VERZEICHNIS DER ÜBUNGEN

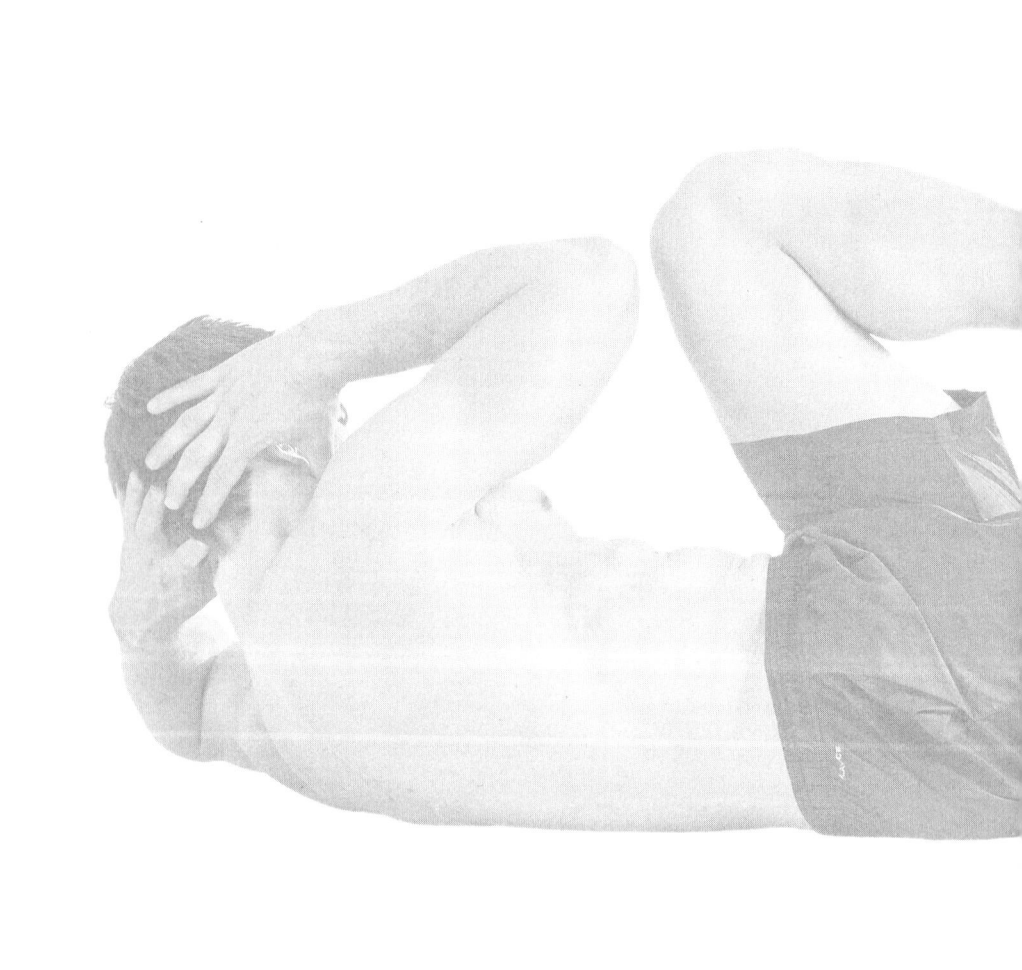